中分子創薬に資する
ペプチド・核酸・糖鎖の合成技術

Synthesis Technology of Peptides, Nucleic Acids and Sugar Chains for Medium Molecule Drug Discovery

監修：千葉一裕
Supervisor : Kazuhiro Chiba

シーエムシー出版

はじめに

　医薬品開発に対する大きな期待から，「中分子」が果たすべき役割について急速に関心が高まっている。中分子の主役となり得るものは多くの場合，ペプチド，核酸，糖鎖など，生体高分子を構成する重要なユニットを基軸としたものである。これら生体分子またはそのアナログに期待されるものは，生体系が本来持つ各種高分子の機能であり，低分子化合物では得られにくい，より高度な選択性や精密な作用機作が求められることになった。その背景には，生命科学分野で飛躍的に進展した研究の成果，大量データ処理技術やAIの発展，高分子や中分子の機能解析に必須となる分析装置技術の進歩，さらには実際に物質として手にするために必須となる化学合成技術，生物学的な生産技術や精製技術の進化によるところが大きい。その一方で，医薬品として中分子を位置づけた場合，実際にどのような機能をもった化合物が求められるのか，どのような実験系でこれを実証すべきか，さらには体内での分解や排出，細胞内への到達の予測をいかに確度の高いものとするかなど，課題点も多い。また，化学合成法によって標的物質を得る場合にも，安定した大量生産法の導入，異性体や副生成物の制御，分離方法，化合物としての安定性など，低分子よりもさらに高度な合成技術や分析技術も必要となる。しかし，こうした「ものづくり」を基盤とする高度な科学技術に支えられた産業育成こそ産業界と大学が一体となって取り組むべき課題であると考えている。特に中分子医薬開発において大事なことは，このような広範な先端技術基盤の積み上げだけに留まることなく，製造コストの大幅な低減や必要な設備の削減を想定した革新的な技術進化，さらには導入しようとしている技術の真の競合相手は何であるか，本当にその先に大きなニーズがあるか，あるいは新たなニーズを引き出すポテンシャルがあるものなのかなど，イノベーションに向けた俯瞰的かつ創造的活動が不可欠となる。次世代を担う若い人たちの挑戦意欲の醸成も，その本質的な力となり得ると思っている。

　本書は，中分子医薬開発において非常に重要な位置づけとなるペプチド，核酸，糖鎖に関連した先端研究に関わる研究者の最新の知見を集約したものであり，これから取り組むべき重要事項の発見に少しでも寄与することができれば幸いである。

2018年2月

東京農工大学

千葉一裕

執筆者一覧 （執筆順）

千葉一裕　東京農工大学　大学院農学研究院　農学研究院長／農学府長／農学部長

荒戸照世　北海道大学病院　臨床研究開発センター　教授

吉矢拓　㈱ペプチド研究所　研究室・企画開発室

木曽良明　長浜バイオ大学　ペプチド科学研究室　客員教授

北條裕信　大阪大学　蛋白質研究所　蛋白質有機化学研究室　教授

川上徹　大阪大学　蛋白質研究所　蛋白質有機化学研究室　准教授

小早川拓也　東京医科歯科大学　生体材料工学研究所　メディシナルケミストリー分野　助教

玉村啓和　東京医科歯科大学　生体材料工学研究所　メディシナルケミストリー分野　教授

布施新一郎　東京工業大学　科学技術創成研究院　化学生命科学研究所　准教授

北條恵子　神戸学院大学　薬学部　助教

木野邦器　早稲田大学　先進理工学部　応用化学科　教授

相沢智康　北海道大学　大学院先端生命科学研究院／国際連携研究教育局　准教授

木村寛之　東京大学　大学院理学系研究科　化学専攻

加藤敬行　東京大学　大学院理学系研究科　化学専攻　助教

菅裕明　東京大学　大学院理学系研究科　化学専攻　教授

岡田洋平　東京農工大学　大学院工学研究院　応用化学部門　助教

JITSUBO 株式会社

高橋大輔　味の素㈱　バイオ・ファイン研究所　素材開発研究室　上席研究員

関根光雄　㈱環境レジリエンス　顧問；東京工業大学　名誉教授

佐々木茂貴　九州大学　大学院薬学研究院　創薬科学専攻　教授

額賀陽平　東京理科大学　薬学部　生命創薬科学科

和田猛　東京理科大学　薬学部　生命創薬科学科　教授

萩原健太　群馬大学　大学院理工学府

尾崎広明　群馬大学　大学院理工学府　教授

粂原正靖　群馬大学　大学院理工学府　准教授

藤本健造　北陸先端科学技術大学院大学　先端科学技術研究科　教授

中村重孝　北陸先端科学技術大学院大学　先端科学技術研究科　助教

木村康明　名古屋大学　大学院理学研究科　物質理学専攻（化学系）　助教

阿 部		洋	名古屋大学　大学院理学研究科　物質理学専攻（化学系）　教授
若 松	秀	章	東北医科薬科大学　薬学部　分子薬化学教室　講師
名 取	良	浩	東北医科薬科大学　薬学部　分子薬化学教室　助教
斎 藤	有香	子	東北医科薬科大学　薬学部　分子薬化学教室　助教
吉 村	祐	一	東北医科薬科大学　薬学部　分子薬化学教室　教授
山 吉	麻	子	京都大学　白眉センター　特定准教授
新 貝	恭	広	近畿大学大学院　産業理工学研究科　産業理工学専攻
藤 井	政	幸	近畿大学　産業理工学部　生物環境化学科　教授
清 尾	康	志	東京工業大学　生命理工学院　准教授
大 窪	章	寛	東京工業大学　生命理工学院　准教授
石 田	秀	治	岐阜大学　応用生物科学部　教授／生命の鎖統合研究センター
			（G-CHAIN）　センター長
佐 野	加	苗	群馬大学　大学院理工学府　分子科学部門
松 尾	一	郎	群馬大学　大学院理工学府　分子科学部門　教授
佐 藤	智	典	慶應義塾大学　理工学部　教授
上 田	善	弘	京都大学　化学研究所　助教
川 端	猛	夫	京都大学　化学研究所　教授
田 中	浩	士	東京工業大学　物質理工学院　准教授
稲 津	敏	行	東海大学　工学部　応用化学科　教授；
			東海大学マイクロ・ナノ研究開発センター　所長
長 島		生	(国研)産業技術総合研究所　生物プロセス研究部門
清 水	弘	樹	(国研)産業技術総合研究所　生物プロセス研究部門　主任研究員
野 上	敏	材	鳥取大学　大学院工学研究科　准教授
伊 藤	敏	幸	鳥取大学　大学院工学研究科　教授
田 中	知	成	京都工芸繊維大学　大学院工芸科学研究科
			バイオベースマテリアル学専攻　准教授
加 藤	紀	彦	京都大学　大学院生命科学研究科　助教
山 本	憲	二	石川県立大学　生物資源工学研究所　特任教授
千 葉	靖	典	(国研)産業技術総合研究所　生命工学領域　創薬基盤研究部門
			糖鎖技術研究グループ　上級主任研究員

目　　次

【第Ⅰ編　総論】

第1章　中分子医薬品の開発・規制動向　荒戸照世

1　核酸医薬品の規制の動向と現状 ………3
　1.1　はじめに ………3
　1.2　国内外における核酸医薬品の規制に係わる動き ………3
　1.3　核酸医薬品の品質管理の考え方 ………5
　1.4　核酸医薬品の非臨床安全性評価の考え方 ………6
　1.5　まとめ ………9

2　ペプチド医薬品の規制の動向と現状 ……………… 10
　2.1　はじめに ……………… 10
　2.2　ペプチド医薬品の品質管理の考え方 ……………… 11
　2.3　ペプチド医薬品の非臨床安全性評価の考え方 ……………… 12
　2.4　まとめ ……………… 16

【第Ⅱ編　ペプチド】

第1章　ペプチド合成法の開発動向と展望　吉矢　拓, 木曽良明 ……21

第2章　ペプチドチオエステルの合成とタンパク質合成への利用
北條裕信, 川上　徹

1　ペプチドチオエステルとタンパク質合成 ……………… 28
2　t-Butoxycarbonyl（Boc）法によるペプチドチオエステルの合成 ……………… 29
3　9-fluorenylmethoxycarbonyl（Fmoc）法によるペプチドチオエステルの調製 ……………… 30
　3.1　*N*-アルキルシステイン（NAC）を*N-S*アシル転位素子として用いるチオエステル調製法 ……………… 30
　3.2　NAC構造の最適化によるチオエステ

ル化効率の向上 ……………… 31
　3.3　システイニルプロリルエステル（CPE）をチオエステル前駆体として用いる方法 ……………… 31
4　ペプチドチオエステルのタンパク質合成への応用 ……………… 32
　4.1　ワンポット合成法によるTIM-3 Igドメインの合成 ……………… 32
　4.2　ワンポット法によるヒトsuperoxide dismutaseの合成 ……………… 33
5　おわりに ……………… 34

第3章　ペプチドミメティック（ジペプチドイソスター）の合成と応用
小早川拓也，玉村啓和

1　はじめに—ペプチドミメティック—
　……………………………… 36
2　これまでのペプチドミメティック ……36
　2.1　遷移状態模倣型ミメティック …… 37
　2.2　基底状態模倣型ミメティック …… 37
3　クロロアルケン型ジペプチドイソスター
　（CADI）………………………………… 39

3.1　CADI の分子設計 ……………… 39
3.2　クロロアルケン骨格の構築法…… 39
3.3　CADI の立体選択的合成法とペプチ
　　ド合成への適用化 ……………… 40
3.4　CADI の応用展開—RGD ペプチドへ
　　の適用を例に— ………………… 44
4　まとめと展望 ……………………… 47

第4章　マイクロフロー法によるペプチド合成　布施新一郎……49

第5章　マイクロ波を用いる水中ペプチド固相合成法　北條恵子

1　はじめに ……………………………… 59
2　水分散型保護アミノ酸ナノ粒子を用いる
　水中ペプチド固相合成 ……………… 60
3　マイクロ波水中迅速ペプチド固相合成法
　の開発 ………………………………… 61
　3.1　マイクロ波照射による水中固相合成
　　　迅速化 ………………………… 61
　3.2　マイクロ波水中固相合成による合成
　　　困難配列ペプチドの合成 ……… 62

4　マイクロ波照射下水中反応におけるラセ
　ミ化の検証 …………………………… 62
　4.1　マイクロ波照射下 Cys 残基のラセミ
　　　化と Cys 含有ペプチドの水中合成
　　　………………………………… 63
　4.2　マイクロ波照射下 His 残基のラセミ
　　　化と His 含有ペプチドの水中合成
　　　………………………………… 63
5　おわりに ……………………………… 65

第6章　ペプチド合成酵素を利用した触媒的アミド合成　木野邦器

1　はじめに ……………………………… 67
2　アミノ酸リガーゼ（ATP-grasp-ligase）
　によるペプチド合成 ………………… 68
　2.1　アミノ酸リガーゼの探索とジペプチ
　　　ド合成 ………………………… 68
　2.2　オリゴペプチド合成 …………… 70
　2.3　ポリアミノ酸合成 ……………… 71

3　アデニル化酵素（acyl-AMP-ligase）に
　よるアミド結合形成 ………………… 72
　3.1　アデニル化ドメインによるペプチド
　　　合成 …………………………… 72
　3.2　脂肪酸アミド合成 ……………… 74
　3.3　芳香族カルボン酸アミド合成…… 74
4　アシル CoA 合成酵素によるアミド結合形

II

成 ……………………………… 75 | 5 おわりに ……………………………… 76

第7章 ペプチドの遺伝子組換え微生物を用いた高効率生産技術

相沢智康

1 はじめに …………………………… 79
2 大腸菌を宿主とした組換えペプチドの生
　産 …………………………………… 80
　2.1 可溶型でのペプチドの生産 ……… 80
　2.2 不溶型でのペプチドの生産 ……… 81

3 酵母を宿主とした組換えペプチドの生産
　………………………………………… 83
4 組換えペプチドの NMR 解析への応用
　………………………………………… 85
5 おわりに …………………………… 86

第8章 遺伝暗号リプログラミングを用いた特殊ペプチド翻訳合成と高速探索技術

木村寛之，加藤敬行，菅　裕明

1 はじめに …………………………… 89
2 FIT システム ……………………… 90
3 特殊環状ペプチドスクリーニング技術
　「RaPID システム」………………… 92
4 RaPID システムによる特殊ペプチド探索
　の事例 ……………………………… 94
　4.1 KDM4 阻害ペプチドの探索 ……… 94

4.2 iPGM 阻害ペプチドの探索 ……… 96
4.3 MET に対する人工アゴニストペプチ
　ドの探索 ………………………… 96
4.4 多剤輸送体 MATE 阻害ペプチドによ
　る結晶構造解析 ………………… 96
5 FIT システム，RaPID システムの今後の
　展望 ………………………………… 97

第9章 高効率ペプチド製造技術 Molecular Hiving™

岡田洋平，JITSUBO 株式会社……99

第10章 AJIPHASE®；ペプチドやオリゴ核酸の効率的大量合成法

高橋大輔

1 はじめに ……………………………107
2 AJIPHASE® 法によるペプチド合成
　………………………………………107
3 超効率的ペプチド合成法 第三世代
　AJIPHASE® ………………………109

4 AJIPHASE® によるオリゴ核酸合成
　………………………………………112
5 AJIPHASE® によるオリゴ核酸の大量製
　造 ……………………………………114
6 おわりに ……………………………115

【第Ⅲ編　核酸】

第1章　核酸合成法の開発動向と展望　関根光雄

1　はじめに……………………………119
2　核酸合成関連の副反応……………119
　2.1　固相合成におけるキャップ化反応の副反応……………………119
　2.2　UnyLinker 合成時の副反応………120
　2.3　ホスファイト中間体の硫化反応……………………………………120
3　大量合成を指向した研究…………121
4　核酸合成の保護基の開発動向………122

4.1　リン酸基の保護基………………122
4.2　5'-水酸基の保護基………………122
5　RNA 合成における最近の動向………123
　5.1　TBDMS 基の 2'-水酸基への導入法の改良…………………………123
　5.2　*O,O*-および *O,S*-アセタールを介した保護基の開発……………124
　5.3　2'-*O*-修飾 RNA の合成…………124
6　おわりに……………………………127

第2章　インテリジェント人工核酸―クロスリンク核酸・官能基転移核酸の合成―　佐々木茂貴

1　はじめに……………………………130
2　クロスリンク核酸…………………130
3　クロスリンク剤（T-ビニル）の合成……………………………………131
4　RNA 標的クロスリンク反応…………132

5　RNA の部位および塩基選択的化学修飾……………………………………134
6　官能基転移核酸の創成………………134
7　今後の展望…………………………137

第3章　リン原子修飾核酸医薬の立体制御　額賀陽平，和田　猛

1　はじめに……………………………139
2　オキサザホスホリジン法によるホスホロチオエート DNA の立体選択的合成……………………………………141
3　オキサザホスホリジン法によるホスホロチオエート RNA の立体選択的合成……………………………………142

4　オキサザホスホリジン法によるボラノホスフェート DNA の立体選択的合成……………………………………144
5　オキサザホスホリジン法によるボラノホスフェート RNA の立体選択的合成……………………………………145
6　今後の展望…………………………148

第4章 ゼノ核酸アプタマーの開発 萩原健太，尾崎広明，粲原正靖

1 はじめに ……………………150
2 ライブラリの構築 ……………150
3 RNA アプタマー ………………151
　3.1 RNA アプタマー ……………151
　3.2 修飾 RNA アプタマー …………151
4 DNA アプタマー ………………154

4.1 DNA アプタマー ………………154
4.2 修飾 DNA アプタマー …………154
5 核酸アプタマーの応用………………158
　5.1 バイオセンサ …………………158
　5.2 医薬品 …………………………158
6 総括 ………………………………159

第5章 光架橋性人工核酸の合成と応用 藤本健造，中村重孝

1 はじめに ……………………162
2 光クロスリンク法 ……………164

3 光ライゲーション法 ………………168
4 まとめ………………………………169

第6章 機能性核酸合成を指向した化学的核酸連結反応

木村康明，阿部 洋

1 求電子性ホスホロチオエステル基を用いた連結反応の開発 ……………172

2 細胞内での化学的連結反応による siRNA 分子の構築 …………………175

第7章 新規グリコシル化反応の開発—Pummerer 型チオグリコシル化反応の開発と展開— 若松秀章，名取良浩，斎藤有香子，吉村祐一

1 はじめに ……………………181
2 Pummerer 型チオグリコシル化反応の開発と 2'-置換 4'-チオヌクレオシドの合成 ……………………182
3 4'-チオリボヌクレオシドの合成 ……184

4 チオピラノースを用いた Pummerer 型チオグリコシル化反応 ………………185
5 超原子価ヨウ素を用いたグリコシル化反応の開発と展開 ………………186
6 おわりに ……………………………186

第8章 siRNA，miRNA-mimic および anti-miR 核酸の設計指針

山吉麻子

1 siRNA の設計法 ………………189
　1.1 siRNA の作用機序 …………189
　1.2 siRNA の配列選択法 …………190

1.3 siRNA の化学修飾法 ……………191
2 miRNA-mimic の設計法 ……………193
　2.1 miRNA の作用機序 ……………193

2.2 miRNA-mimic の配列選択法……194	3.1 anti-miR 核酸の作用機序………195
2.3 miRNA-mimic の化学修飾法……195	3.2 anti-miR 核酸の配列選択法……196
3 anti-miR 核酸の設計法……………195	3.3 anti-miR 核酸の化学修飾法……196

第9章　核酸コンジュゲートの合成　新貝恭広, 藤井政幸

1 液相合成法………………………199	……………………………………202
1.1 クリック反応………………199	2 固相合成法………………………202
1.2 二価性リンカーを用いるフラグメント縮合法 ……………………200	2.1 ホスホアミダイト法……………202
	2.2 タンデム合成法………………203
1.3 ネイティブライゲーション法……201	2.3 フラグメントカップリング法……205
1.4 オキシム, ヒドラゾン形成反応	

第10章　塩基部無保護ホスホロアミダイト法による核酸合成

清尾康志, 大窪章寛

1 塩基部無保護核酸合成法の有用性……210	選択的カップリング反応………212
2 塩基部無保護ホスホロアミダイト法の概略………………………210	4 STEP 2：P-N 結合切断反応………214
	5 STEP 5：脱 CE 反応と STEP 6：切り出し反応 ………………………216
3 STEP 1：5'-O-選択的カップリング………………………………212	6 塩基部無保護ホスホロアミダイト法による核酸合成例………………217
3.1 塩基部無保護ホスホロアミダイト試薬（2）の合成………………212	
	7 終わりに…………………………218
3.2 アルコール型活性化剤による 5'-O-	

【第Ⅳ編　糖鎖】

第1章　総論：糖鎖合成法の開発動向と展望　石田秀治…223

第2章　酵素化学法による糖鎖合成　佐野加苗, 松尾一郎

1 糖鎖の合成………………………231	3 糖加水分解酵素によるオリゴ糖合成
2 糖転移酵素を利用した酵素-化学法による糖鎖合成………………232	……………………………………234
	4 糖加水分解酵素を積極的に利用した酵素-

化学法による高マンノース型糖鎖の合成 ……………………235

4.1 分岐構造を有する高マンノース型糖鎖 8 糖の合成 ……………235

4.2 糖加水分解酵素の限定分解反応によ

るトップダウン型高マンノース型糖鎖ライブラリ構築 ……………236

4.3 改変型エンド α-マンノシダーゼを用いた高マンノース型糖鎖の合成 ……………………237

第 3 章　糖鎖プライマー法によるバイオコンビナトリアル合成　佐藤智典

1 はじめに ……………………241

2 糖鎖プライマー法とは ……………241

3 糖鎖プライマーによる細胞での糖鎖伸長 ……………………243

4 グライコミクスへの活用 ……………245

5 糖鎖ライブラリーとしての活用 ……246

6 おわりに ……………………247

第 4 章　触媒的位置選択的アシル化　上田善弘，川端猛夫

1 はじめに ……………………248

2 汎用型触媒による無保護グルコピラノシドのアシル化 ……………248

3 グルコピラノシドの位置選択的アシル化の先駆的研究 ……………248

4 グルコピラノシドの 4 位高選択的アシル化 ……………………250

5 触媒量の低減化 ……………………251

6 アシル化配糖体の位置選択的全合成 ……………………253

7 ポリオール系天然物の位置選択的誘導化 ……………………256

8 さいごに ……………………257

第 5 章　α(2,8)シアリル化反応の発展と高分子型 Siglec-7 リガンドの開発　田中浩士

1 はじめに ……………………259

2 α(2,8)シアリル化の課題と克服 ……260

3 糖鎖高分子型の Siglec-7 リガンド …264

4 まとめ ……………………267

第 6 章　フルオラス合成　稲津敏行

1 はじめに ……………………269

2 フルオラス化学とは ……………269

3 アシル型フルオラス保護基を用いたフルオラス糖鎖合成 ……………271

4 アシル型フルオラス担体の開発と糖鎖合成への応用 ……………………272

5 ベンジル型フルオラス担体の開発と糖鎖合成への応用 ……………………273

6 おわりに……………………275

第7章　マイクロ波を利用した糖鎖・糖ペプチド精密合成

長島　生，清水弘樹

1 マイクロ波の化学反応への利用……277
2 糖鎖合成……………………278

3 糖ペプチド合成………………280
4 結語…………………………283

第8章　液相電解自動合成法によるオリゴ糖合成　野上敏材，伊藤敏幸

1 はじめに……………………285
2 オリゴ糖自動合成法の原理…………285
3 液相電解自動合成法によるオリゴ糖合成

…………………………287
4 生物活性オリゴ糖合成への展開……288
5 まとめ………………………290

第9章　無保護糖アノマー位の直接活性化を基盤とする糖鎖高分子の 保護基フリー合成

田中知成

1 はじめに……………………292
2 無保護糖アノマー位の直接活性化……293
3 糖鎖高分子の保護基フリー合成……295
　3.1 グリコシルアジドを経由する糖鎖高分子の合成………………295
　3.2 チオグリコシドを経由する糖鎖高分子の合成……………297

4 糖鎖高分子の機能評価………………298
　4.1 金表面への固定化とレクチンとの結合評価…………………298
　4.2 インフルエンザウイルスとの結合評価……………………299
5 おわりに……………………299

第10章　Endo-M 酵素による糖鎖付加と均一化　加藤紀彦，山本憲二

1 はじめに……………………302
2 エンドグリコシダーゼの糖転移反応
…………………………302
3 Endo-M の糖転移活性とグリコシンターゼ化………………303
4 グリコシンターゼを利用したシアロ糖ペプチドの合成………………304

5 グリコシンターゼによる糖タンパク質糖鎖の均一化………………305
6 その他の改変エンドグリコシダーゼによる糖転移反応………………306
7 コアフコース含有糖鎖に作用する Endo-M の作出………………306
8 おわりに……………………307

第11章　酵母細胞および酵素法を組み合わせた糖タンパク質合成

千葉靖典

1　はじめに…………………………309

2　酵母を利用したヒト型糖タンパク質生産
　　…………………………………309

3　トランスグリコシレーションによる糖タ

ンパク質糖鎖の均一化 ………………312

4　糖転移酵素による糖鎖修飾…………314

5　まとめ…………………………………316

第Ⅰ編
総　論

第1章　中分子医薬品の開発・規制動向

荒戸照世[*]

　低分子化学合成品の長い開発経験の積み重ねにより，生活習慣病などの疾患において一定の満足度を有する薬剤が用いられるようになった。次いで，今まで治療効果が得られていなかったがんや関節リウマチなどの自己免疫を対象としたモノクローナル抗体の開発が進み，日本でも40を超える製品が承認を取得しているが，依然，アンメット・メディカル・ニーズの高い疾患がある。モノクローナル抗体は分子量が大きく，細胞外の分子のみを標的としているが，中分子医薬品である核酸医薬品は従来の低分子化学合成品やモノクローナル抗体が標的にできなかったRNAやDNAをターゲットにできるという利点を持つ。また，同じく中分子医薬品に分類されるペプチド医薬品は，抗体医薬品に比べ分子量が小さく（細胞内導入の可能性もあり），抗原性がないという特徴を有し，従来の生理活性物質や阻害剤以外の製品の開発も試みられている。このように抗体医薬品に次ぐ医薬品として，核酸医薬品やペプチド医薬品に注目が集まっていることから，本稿ではこれら医薬品の規制動向について述べることとする。

1　核酸医薬品の規制の動向と現状

1.1　はじめに

　核酸医薬品として，世界全体ですでに5製品が承認され，そのうちペガプタニブとヌシネルセンの2製品は日本でも承認を取得している（表1）。また，多くの核酸医薬品の候補物質が臨床開発段階にあり，そのなかには第III相試験を実施中のものある。このように核酸医薬品の時代の到来を予感させる動きがあるものの，EMA（当時EMEA）のアンチセンスオリゴヌクレオチドの遺伝毒性に関するreflection paper[1]以外，日米EUにおいて核酸医薬品に特化したガイドラインは発出されていない。そこで，核酸医薬品の規制に関する最近の動きについて解説したい。

1.2　国内外における核酸医薬品の規制に係わる動き

1.2.1　国内の動き

　日本国内における核酸医薬品の規制に係わる動きとして，厚生労働省による革新的医薬品・医療機器・再生医療製品実用化促進事業が挙げられる。当事業は平成24年度に開始され，目的の

---

　*　Teruyo Arato　北海道大学病院　臨床研究開発センター　教授

中分子創薬に資するペプチド・核酸・糖鎖の合成技術

表1 今までに承認を取得した核酸医薬品

| 一般名 | 販売名 | 種類 | 投与経路 | 効能・効果 | 承認年 | | | その他 |
					米国	EU	日本	
fomivirsen sodium	Vitravene	アンチセンス	硝子体内	HIV 感染による CMV 性網膜症	1998	1999	−	現在販売されていない
ペガプタニブナトリウム	マクジェン	アプタマー	硝子体内	加齢黄斑変性症	2004	2006	2008	
mipomersen sodium	Kynamro	アンチセンス	皮下	家族性高コレステロール血症	2013	不承認	−	
eteplirsen sodium	Exondys 51	アンチセンス	静脈内	デシェンヌ型筋ジストロフィー	2016	−	−	
ヌシネルセンナトリウム	スピンラザ	アンチセンス	髄腔内	乳児型脊髄性筋萎縮症	2016	2017	2017	

一つとして，ガイドライン作成が挙げられている。実施機関の一つとして大阪大学大学院薬学研究科の堤康央教授らのグループが選定されており，今後のガイドラインの策定を志向した検討を行い，2015 年 3 月には「核酸医薬の品質管理に関する課題と留意点」および「核酸医薬の安全性評価のための課題と留意点について」から成る「核酸医薬の開発における留意点と課題について」の中間報告書[2]が作成され，品質部分については「核酸医薬品の品質担保と評価における考慮事項（案）」[3]として 2017 年 7 月 12 日から 8 月 6 日にかけてパブリックコメントがとられている。

また，日本医療研究開発機構研究費（医薬品等規制調和・評価研究事業）「医薬品の安全性および品質確保のための医薬品規制に係る国際調和の推進に関する研究」の分担研究「S6：バイオ／核酸医薬品の安全性に関する研究」研究班（以下，ICH（医薬品規制調和国際会議）S6 対応研究班）では，日本での指針作成に寄与できるよう核酸医薬品全般に共通する非臨床安全性評価における課題について，既存ガイドライン（特に ICH S6 ガイドライン）を参考に考え方を整理し，これが「核酸医薬品の非臨床安全性を考える」シリーズとして医薬品医療機器レギュラトリーサイエンス誌に掲載されている[4~12]。

その他，国立医薬品食品衛生研究所が中心となり，産官学が一堂に会し，オープンな議論を行う場として核酸医薬レギュラトリーサイエンス勉強会が立ち上げられ，現在，核酸医薬レギュラトリーサイエンスシンポジウムとして活動している。

1. 2. 2 海外の動き

海外では，2008 年に欧米規制当局と製薬企業等により Oligonucleotide Safety Working Group（OSWG）が形成され[13]，トピックごとに設けられた分科会における議論の結果が公表されている[14~19]。なお，OSWG は，2013 年に Drug Information Association（DIA）に統合されているが，本文中では OSWG の名称を用いることとする。

第1章　中分子医薬品の開発・規制動向

1.3　核酸医薬品の品質管理の考え方

　核酸医薬品（オリゴヌクレオチド）は，ICH の品質に関するガイドラインのうち，不純物に関するガイドライン（ICH Q3A および Q3B）ならびに規格および試験方法の設定に関するガイドライン（ICH Q6A および Q6B）の対象とはされていない。

　一方，2017 年 7 月にパブリックコメントがとられた「核酸医薬の品質の担保と評価における考慮事項（案）」[3]の構成は表 2 のとおりであり，不純物の管理について随所で触れられている。

> 製造について，オリゴヌクレオチドの伸張反応が多段階の合成により行われることや二重鎖の場合アニーリングを行うことが多いこと等を踏まえ，重要中間体での類縁物質の管理も含め，適切な管理および監視が必要であることが述べられている。

> 特性の項は，＜構造特性＞と＜不純物＞から成り，＜構造特性＞として「組成及び配列」「リン酸骨格」「カウンターイオン」「高次構造及び複合体」が特に重要であること，＜不純物＞として「オリゴヌクレオチド類縁物質」「有機低分子不純物」「残留溶媒」「金属」について検討する必要があることが述べられている。

> 規格および試験方法に関しては，「ICH Q6A ガイドラインに示されている一般的な規格及び試験方法に関する考え方が核酸医薬にも適応されるが，例えば，薬理学的活性を発現するために高次構造の形成が必要な核酸医薬における物理化学的な手法の限界などを考慮すると必ずしも化学合成医薬品を対象とした既存のガイドラインは十分ではない」との考えのもと，原薬および製剤について，通常必要と考えられる項目と必要に応じて検討するべき項目が提示されている（表 3）。

> 安定性については，原薬・製剤ともに ICH Q1 ガイドラインを参照すべきとされている。

　なお，OSWG の Capaldi らのグループも，2012 年に，核酸医薬品の品質管理に関して，オリ

表 2　「核酸医薬の品質の担保と評価における考慮事項（案）」の構成

はじめに	
適用範囲	
用語・略号の定義	
1．原薬	2．製剤
1.1．製造	2.1．製造
＜製造方法及びプロセスコントロール＞	
＜出発物質の管理＞	
＜製造工程の開発の経緯＞	
1.2．特性	
＜構造特性＞	
＜不純物＞	
＜生物学的／生物学的特性＞	
＜その他の物理化学的特性＞	
1.3．原薬の管理	2.2．製剤の管理
＜規格及び試験方法＞	＜規格及び試験方法＞
1.4．原薬の安定性	2.3．製剤の安定性

中分子創薬に資するペプチド・核酸・糖鎖の合成技術

表3　核酸医薬品の規格および試験方法

| | 核酸医薬の品質の担保と評価における考慮事項 | | Capaldi らが提案している原薬の規格試験項目 | | | | |
| | | | 1本鎖オリゴヌクレオチド | 2本鎖オリゴヌクレオチド | | コンジュゲートオリゴヌクレオチド | |
	原薬	製剤		1本の段階で実施	2本鎖にしてから実施	コンジュゲート前	コンジュゲート後
名称	○	○					
構造式または示性式	△						
分子式および分子量	○						
性状	○	○	○		○		○
確認試験	○	○					
分子量				○		○	
配列				○		○	
平均分子量							○
single strands					○		
duplex					○		
polydispersity index							○
純度試験			○	○	○	○	○
オリゴヌクレオチド類縁物質	○	○					
有機低分子不純物	△	△					
残留溶媒	△		○		○		○
金属	△	△	○		○		○
その他	△	△					
示性値	△						
水分分量	△						
カウンターイオン	△		○		○		○
定量法（含量）	○	○	○		○		○
生物学的活性試験	△	△					
その他							
バイオバーデン	△		○		○		○
エンドトキシン試験	△		○		○		○
製剤試験		△					

△：必要に応じて検討するべき試験

ゴヌクレオチド原薬（1本鎖，2本鎖および抱合体）の品質確保に必要とされる規格試験項目についての提案を行っている[14]（表3）。

1. 4　核酸医薬品の非臨床安全性評価の考え方

　核酸医薬品の非臨床安全性については，ICH S6 ガイドラインの適用範囲に，「本ガイドラインに示される原則は，・・・オリゴヌクレオチド製剤にも適用されうる。」と記載されている。しかしながら，日本製薬工業協会医薬品評価委員会基礎研究部会では，オリゴヌクレオチド製剤の安全性評価において，本ガイドラインのケース・バイ・ケースという基本原則に沿った考え方は

第1章　中分子医薬品の開発・規制動向

役立つものの，具体的な試験デザイン等を検討する上では限界があるとの考えを示している[20]。

ICH S6 対応検討班は，核酸医薬品はバイオ医薬品と同様の高い種特異性や標的特異性を持つが，①標的分子に作用（ハイブリダイズ）すること（オン・ターゲット効果）に起因する毒性，②標的分子以外に作用（ハイブリダイズ）すること（狭義のオフ・ターゲット効果）に起因する毒性，③核酸分子そのものの物性（狭義以外のオフ・ターゲット効果）に起因する毒性に留意する必要がある（図1）[6~8]との考えに基づき，

① オン・ターゲット効果に起因する毒性については，標的配列を有し薬理作用を示す動物を用いる必要があり，適切な動物種が存在しない場合にはサロゲートを用いて毒性試験を行うことも考えられるが，臨床候補品とサロゲートとで異なった毒性変化が観察された場合，ヒトの副作用予測のために有用な結論を導き出すことが困難であることや，サロゲートを用いた毒性試験結果から臨床候補品の安全域を算出できないといった課題があること[5,9]

② 狭義のオフ・ターゲット効果に起因する毒性を回避する手段については，*in silico* 解析や *in vitro* マイクロアレイ解析により，毒性発現が懸念される配列を避けることが考えられること[7]

③ 核酸分子そのものの物性に起因する毒性，すなわちハイブリダイゼーションとは関連しない核酸分子に共通な作用（クラスエフェクト）は，従来型の実験動物を用いた毒性試験で評価することが可能であること

を述べている[7,8]。一方，大阪大学大学院薬学研究科により作成された「核酸医薬の安全性評価に関する課題と留意点（中間報告）」[2]では，表4に示した項目について留意点がまとめられているが，*in silico* 解析や *in vitro* 解析における留意点を含めたハイブリダイゼーション依存的オフ・ターゲット効果に係る考察が含まれているのみであり，ハイブリダイゼーション非依存的オ

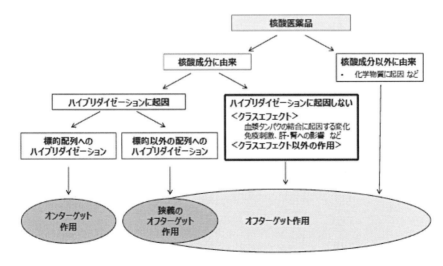

図1　ICH S6 対応班が考える核酸医薬品の作用分類
（医薬品医療機器レギュラトリーサイエンス，46（12），p.847 より）

中分子創薬に資するペプチド・核酸・糖鎖の合成技術

表 4　核酸医薬品の非臨床安全性評価に関する Publication

核酸医薬品の安全性評価のための課題と留意点について（中間報告）	核酸医薬の非臨床安全性を考えるシリーズ（ICH S6 対応研究班）	OSWG
用語の定義と略号表		
まえがき（作成方針の概要）	・連載の開始にあたって[4]	・The Oligonucleotide Safety Working Group（OSWG）[13]
1. はじめに		
2. 被験物質について	・サロゲートを用いた毒性試験[5] ・核酸医薬品に由来する代謝物の評価[6]	・Oligo safety working group exaggerated pharmacology subcommittee consensus document[15]
3. 試験のデザインについて	・核酸医薬品の非臨床安全性試験における動物種選択[9] ・試験デザインやその他の試験[12]	
4. 安全性薬理試験，副次的薬理試験及び動態に関する評価	・試験デザインやその他の試験[12]	・Recommendations for Safety Pharmacology Evaluations of Oligonucleotide-Based Therapeutics[16]
5. 一般毒性試験	・サロゲートを用いた毒性試験[5]	
6. 遺伝毒性試験	・核酸医薬品の遺伝毒性の評価[10]	
7. 生殖発生毒性試験	・生殖発生毒性[11] ・サロゲートを用いた毒性試験[5]	・Considerations for Assessment of Reproductive and Developmental Toxicity of Oligonucleotide-based Therapeutics[17]
8. がん原性試験	・試験デザインやその他の試験[12] ・サロゲートを用いた毒性試験[5]	
9. 局所刺激性に関する評価		
10. 免疫毒性試験		
11. ハイブリダイゼーション依存的オフターゲット効果に係る考察	・核酸医薬品のオフターゲット作用の評価[7] ・核酸医薬品のクラスエフェクトの評価[8]	・Assessing unintended hybridization induced biological effects of oligonucleotides[18]
12. 臨床試験に関する考察		
13. 早期探索的臨床試験		
14. 注釈		
15. 参考文献		
その他		・Clinical Expert Panel on Monitoring Potential Lung Toxicity of Inhaled Oligonucleotides: Consensus Points and Recommendations[19]

フ・ターゲット効果やクラスエフェクトについては触れられていない。OSWG でも現段階ではハイブリダイゼーション依存的オフ・ターゲット効果について議論の結果を公表しているのみである[18]。

8

第1章　中分子医薬品の開発・規制動向

　サロゲートの利用に関しては，ICH S6 対応研究班のみならず，大阪大学も OSWG も取り上げており[2, 15]，「ヒトへの外挿性を目的とする量的なリスク評価やオフ・ターゲット効果の評価には適さない」との考えは，大阪大学も ICH S6 対応研究班も同じである。一方，OSWG は，臨床候補品の複数用量に加えて，げっ歯類サロゲート1用量を設けることにより，げっ歯類を用いた生殖発生毒性試験を実施することを提唱している[17]。これに対し，ICH S6 対応研究班では，OSWG の提案は実際的であるものの，安全性上の懸念が認められた場合に，サロゲートによる過剰な薬理作用に起因する影響であるのか，あるいはサロゲートの化学構造に起因するオフ・ターゲット毒性による影響かを判断することが困難になる可能性があることを指摘している[11]。サロゲートを用いた毒性試験の要否は議論のあるところであるが，過剰な薬理作用による毒性変化を捕らえることができる可能性もあり，今後の経験の蓄積を踏まえ，将来ガイドラインに反映されることが望まれる。

　動物種に関しては，ICH S6 対応研究班は，薬理作用を示す動物種（オン・ターゲット効果による過剰な薬理作用を評価）が1種類しかいない場合でも，バイオ医薬品とは異なり，以下の理由により，核酸医薬品の毒性試験に用いる動物種は（長期毒性試験も含めて）原則2種類用いるべきとの考えを示している[9]。

> ➤ 核酸医薬品では低分子化学合成医薬品と同様にオフ・ターゲット作用により毒性が発現し，動物種によりその感受性に差があること
> ➤ 多くの核酸医薬品に用いられている化学修飾を施した人工核酸の薬物動態は動物種により異なる可能性があること

一方，「核酸医薬の安全性評価に関する課題と留意点（中間報告）」[2]では，①一般毒性試験では通常げっ歯類および非げっ歯類の2種類の動物種をもちいた比較的短期間の試験を実施すること，②（バイオ医薬品と同様）短期の毒性試験で2種類の動物種が同様の毒性所見を示し，それが予測されたものである場合は，より長期の毒性試験では2種類の動物種を用いる意義は低いと考えられること，③オン・ターゲット効果を示す動物種が選択できない場合には，オフ・ターゲット効果のみを評価するために2種の動物種を用いた一般毒性試験を実施する意義は乏しいと考えていることが示されている。②，③については ICH S6 対応研究班とは異なる見解となっており，ガイドライン作成に向けてさらなる調査・検討が必要になるであろう。

1.5　まとめ

　このように，国内では大阪大学大学院薬学研究科や ICH S6 対応研究班を中心に，海外では OSWG を中心に，核酸医薬品の規制（特に品質管理や非臨床安全性）について議論がなされているところである。化学合成医薬品やバイオ医薬品の開発経験を生かし，核酸医薬品の特徴を踏まえた検討がなされていることは言うまでもないが，承認に至った製品が少ない上，核酸医薬品には構造や作用機序の違いにより様々な種類があり，物性を踏まえた議論や経験の蓄積によりガイドライン作成に繋がることが望まれる。

なお，公益財団法人ヒューマンサイエンス振興財団規制基準委員会規制動向ワーキンググループにより，2014年に核酸医薬品の開発と規制の動向についての調査報告書が作成されているので併せて参照されたい[21]。

2　ペプチド医薬品の規制の動向と現状

2.1　はじめに

ペプチド医薬品として，日本では多くの生理活性物質やアンジオテンシン転換酵素（ACE）阻害剤等が承認されている。ペプチド医薬品は，化学合成により製造される場合と組換え DNA 技術を応用して製造される場合がある。医薬品の品質は，その製造方法と密接に関係することから，化学合成品およびバイオ医薬品それぞれについて ICH ガイドラインが作成されており，同じペプチド医薬品であっても製造方法により，参照するガイドラインが異なる。また，ペプチド医薬品の非臨床試験のガイドラインとして，ICH S6 ガイドラインが挙げられる。ICH S6 ガイドラインの適用範囲には，組換え DNA 技術を応用して製造されるペプチドのみならず，化学合成ペプチドも含まれており，本ガイドラインを参考に非臨床安全性試験が実施されることになる。そこで，2010年以降に日本で承認された主たるペプチド医薬品（表5）を事例に，製造方法の違いによる品質管理の違いや必要とされる非臨床安全性試験内容について考えてみたい。

また，がん治療用ペプチドワクチン（以下，がん治療用ワクチン）の開発も行われているが，がん治療用ワクチンは通常のペプチドとは全く異なる作用機序によるものであることや免疫を増強させる目的でアジュバントを用いる場合もあることから，ICH S6 ガイドラインのみでカバー

表5　2010年以降に日本で承認された主たるペプチド医薬品

販売名	ビクトーザ皮下注	フォルテオ皮下注	テリボン皮下注用*	バイエッタ皮下注	ソマチュリン皮下注	リクスミア皮下注
一般名	リラグルチド（遺伝子組換え）	テリパラチド（遺伝子組換え）	テリパラチド酢酸塩	エキセナチド	ランレオチド酢酸塩	リキシセナチド
製造販売業者	ノボ　ノルディスク　ファーマ	日本イーライリリー	旭化成ファーマ	日本イーライリリー	帝人ファーマ	サノフィ
承認年	2010	2010	2010	2010	2012	2013
効能・効果	2型糖尿病	骨粗鬆症	骨粗鬆症	2型糖尿病	先端巨人症・下垂体性巨人症	2型糖尿病
用法・用量	0.9 mg×1回/日	20 μg×1回/日	56.5 μg/週（～72週間）	5 μg×2回/日	90 mg/4週（3ヵ月間）	20 μg×1回/日
分子量	3751	4118	4418	4187	1096	4858
アミノ酸残基	31個	34個	34個	39個	14個	44個
修飾の有無	○	－	－	－	○	－

* 新投与経路医薬品

第1章　中分子医薬品の開発・規制動向

することに限界がある。そこで，2014年には厚生労働科学研究費補助金「ワクチン非臨床研究ガイドライン策定に関する調査研究」の活動として，松本らによりConsiderations for non-clinical safety studies of therapeutic peptide vaccines[23]がまとめられ，革新的医薬品・医療機器・再生医療製品実用化促進事業においても「がん免疫療法開発のガイダンス2016　がん治療用ワクチン・アジュバント非臨床試験ガイダンス」が作成されている。こうしたがん治療用ワクチンの非臨床安全性試験の要件についても紹介したい。

2.2　ペプチド医薬品の品質管理の考え方

　ペプチド医薬品を化学合成する場合には，ICHの品質に関するガイドラインQ1～Q4およびQ5～Q12を参照し，組換えDNA技術を応用して製造する場合には，バイオ医薬品の品質に特化したICH Q5A～Q5EおよびICH Q6Bガイドラインを参照する。表6に製造方法の異なる同じ構造のペプチド医薬品の規格および試験方法を示すが，DNA技術を応用して製造されたフォルテオ皮下注では，製造工程に宿主細胞として大腸菌が用いられることから，大腸菌由来ポリペプチドが純度試験に設定されており，製造方法を踏まえ規格が設定されていることがわかる。

　なお，ペプチド医薬品の不純物に関しては，核酸医薬品同様，不純物に関するガイドライン

表6　遺伝子組換えペプチドと化学合成ペプチドの規格及び試験方法

販売名		フォルテオ皮下注		テリボン皮下注用	
一般名		テリパラチド（遺伝子組換え）		テリパラチド酢酸塩	
		原薬	製剤	原薬	製剤
性状（外観）		○	○	○	○
確認試験	ペプチドマップ	○		○	
	ドットプロット法		○		
	SDS-PAGE			○	○
純度試験	塩化物（HPLC）	○			
	酢酸塩（HPLC）	○			
	類縁物質（HPLC）	○	○	○	○
	大腸菌由来ポリペプチド（ELISA）	○			
	溶状		○		
水分		○		○	○
pH			○	○	○
含量		○	○	○	○
製剤均一性試験					○
エンドトキシン試験			○	○	○
不溶性異物検査			○		○
不溶性微粒子試験			○		○
無菌試験			○		○
微生物限度試験				○	
m-クレゾール含量			○		
酢酸				○	

（ICH Q3A および Q3B）の対象外とされている。ICH Q3A および Q3B ガイドラインでは，例えば，1 日最大投与量が 2 g 以下の場合，構造決定の必要な閾値が 0.1%，安全確認の必要な閾値が 0.15% と設定されているが，ペプチド医薬品では目的物質関連不純物（すなわち目的とするペプチドに由来する不純物。表 6 では類縁物質として扱われている）については個別に設定しているのが実態と考えられる。2017 年 10 月には，FDA（米国医薬品食品局）が，組換え DNA 技術を応用して製造したペプチド医薬品の後発品として化学合成によりペプチド医薬品を製造する際のガイダンス案[22]を発出し，その中で新規のペプチド関連不純物が 0.5% を超えてはならないことが示されているが，今後，この閾値の取り扱いが注目されるところである。

2. 3　ペプチド医薬品の非臨床安全性評価の考え方

2. 3. 1　一般毒性試験（反復投与毒性試験）

（1）動物種

ペプチド医薬品の非臨床試験のガイドラインとして参照される ICH S6 ガイドラインには，一般毒性試験に用いる動物種に関しては，候補タンパク質／ペプチドがげっ歯類および非げっ歯類の 2 種類の動物種に薬理作用を示す場合は，両動物種を用いた一般毒性試験を実施し，1 種類の動物種のみに薬理作用を示す場合は，すべての一般毒性試験において当該動物種 1 種のみを使用することが適切と記載されている。今回の検討対象としたペプチド医薬品は，すべてげっ歯類および非げっ歯類に薬理作用が示されており，いずれの製品においても反復投与毒性試験にげっ歯類および非げっ歯類の 2 種類以上の動物が用いられていた（表 7）。

一方，がん治療用ワクチン・アジュバント非臨床試験ガイダンスでは，オン・ターゲット毒性を in vivo で評価することが原則として困難であることを踏まえた上で，ワクチン抗原に対する免疫応答の有無やアジュバントが作用するレセプターの発現や結合活性に関するヒトとの類似性を考慮し，妥当と考える 1 種類の動物を用いることとされている（表 8）。松本らの Considerations for non-clinical safety studies of therapeutic peptide vaccines[23]の中でも，基本的にヒトと同様の免疫反応を示す動物種が存在しないことから，がん治療用ワクチンの一般毒性試験は 1 種の動物でオフ・ターゲットの毒性を評価することにフォーカスされることが明確に述べられている。

（2）投与期間

バイオ医薬品の反復投与毒性試験の試験期間は 6 ヵ月で十分と考えられている。しかしながら，今回検討したペプチド医薬品 5 製品すべてにおいて，非げっ歯類で 9 ヵ月以上投与した試験が含まれており（表 7），試験期間については，むしろ通常の医薬品を対象とした ICH S4A ガイドライン等の考えに沿って設定されているように見受けられた。

がん治療用ワクチン・アジュバント非臨床試験ガイダンスでは，対象が進行がんの場合は ICH S9 ガイドラインを参考に，対象が早期がんの場合はワクチン抗原およびアジュバントの特性に応じて，ICH M3 ガイドラインまたは ICH S6 ガイドラインを参考に設定することとされて

第1章　中分子医薬品の開発・規制動向

表7　ペプチド医薬品の毒性試験の概要

販売名	ビクトーザ皮下注	フォルテオ皮下注	テリボン皮下注用	バイエッタ皮下注
一般名	リラグルチド （遺伝子組換え）	テリパラチド （遺伝子組換え）	テリパラチド酢酸塩	エキセナチド
単回投与毒性	マウス，ラット： 10 mg/kg サル：5 mg/kg （いずれも皮下 ＆静脈内）	ラット： 皮下，1000 μg/kg 静脈内，300 μg/kg	イヌ： 皮下，2000 単位/kg*	ラット： 皮下，30000 μg/kg サル： 皮下，5000 μg/kg
反復投与毒性	マウス： 1，3ヵ月，5 mg/kg ラット： 1，3，6ヵ月， 1 mg/kg サル： 1ヵ月，3ヵ月＋回， 12ヵ月，5 mg/kg	ラット： 6週間，300 μg/kg 6ヵ月，100 μg/kg サル： 3ヵ月，40 μg/kg 1年間，10 μg/kg	ラット： 3ヵ月，400 単位/kg 12ヵ月，80 単位/kg イヌ： 3ヵ月，40 単位/kg 9ヵ月，10 単位/kg ＆70 単位/kg/週 12ヵ月，10 単位/kg	マウス： 28 日，760 μg/kg（bid） 91 日，760 μg/kg（bid） ＆250 μg/kg 182 日，760 μg/kg（bid） ラット： 28 日，1000 μg/kg 91 日，250 μg/kg サル： 28 日，1000 μg/kg 91 日＆273 日， 150 μg/kg（bid）
遺伝毒性	○	○	○	○
がん原性	マウス，ラット	ラット，OVX サル	ラット	マウス，ラット
生殖発生毒性				
・受胎能	ラット	ラット	既承認時に静脈内投与 で実施 （ラット，ウサギ）	マウス
・胚・胎児発生	ラット，ウサギ	マウス，ラット， ウサギ		マウス，ウサギ
・母体	ラット	ラット		マウス
局所刺激性	ブタ	反復投与毒性試験において評価	反復投与毒性試験において評価	反復投与毒性試験において評価
その他	不純物に関する試験	腎病変に関する検討	血清カルシウム経時推移骨のX線写真撮影	類縁物質に関する試験

*：200 単位＝56.5 μg

いる（表8）。

　一方，松本らの論文では，一般的にはがん治療等ワクチンの毒性試験は1種類の動物を用いてオフ・ターゲット毒性を評価することであり，この場合の投与期間は2週間でよいこと，もしCTLを誘導する動物種でオン・ターゲットの毒性が評価できる場合にはICH S6 ガイドラインに準拠して投与期間を6ヵ月とし，進行がんを対象とした場合にはICH S9 ガイドラインに準拠して3ヵ月でよいといった考えが示されており[23]，投与期間に関してはがん治療用ワクチン・アジュバント非臨床試験ガイダンスと考え方が異なっている。

（3）　最大投与量の設定

　投与量の設定に当たっては，ICH S6 ガイドラインでは，最大薬理用量あるいは臨床での最大

中分子創薬に資するペプチド・核酸・糖鎖の合成技術

表7 ペプチド医薬品の毒性試験の概要（続）

販売名	ソマチュリン皮下注		リクスミア皮下注
一般名	ランレオチド酢酸塩		リキシセナチド
	フリー体	徐放性製剤	
単回投与毒性	マウス： 皮下，1200 mg/kg 静脈内，180 mg/kg ラット： 皮下，1500 mg/kg 静脈内，75 mg/kg	−	マウス： 500 μg/kg（皮下＆静脈内） ラット： 5000 μg/kg（皮下＆静脈内） イヌ： 皮下，200 μg/kg 静脈内，100 μg/kg
反復投与毒性	ラット： 14 日（静注），20 mg/kg 6 週間，200 μg/kg 26 週間，5000 μg/kg 24 ヵ月，120 μg/kg イヌ： 45 日，10 mg/kg 6 週間，200 μg/kg 24 ヵ月，120 μg/kg 26 週間（筋肉内）， 9.95 mg/kg/2 週	ラット： 26 週間，15 mg/2 週 イヌ： 26 週間，360 mg/2 週 39 週間，180 mg/2 週	マウス： 13 週間，2000 μg/kg ラット： 2 週間＋回，200 μg/kg 4 週間，30 μg/kg 13 週間＋回＆ 6 ヵ月＋回，2000 μg/kg イヌ： 4 週間，200 μg/kg 13 週間＋回＆ 12 ヵ月，1000 μg/kg 幼弱イヌ： 8 ヵ月，200 μg/kg（bid）
遺伝毒性	○	−	○
がん原性	マウス，ラット	−	マウス，ラット
生殖発生毒性 ・受胎能 ・胚・胎児発生 ・母体	 ラット ラット，ウサギ 	 ラット 	 ラット ラット，ウサギ ラット
局所刺激性	−	ウサギ，ミニブタ，サル	ウサギ
その他	−	免疫毒性 シリンジの生物学亭安全性試験	甲状腺 C 細胞の増殖作用 精巣で見られた所見 不純物等の安全性確認

曝露量の 10 倍程度の暴露量が得られる用量のうち高い用量を用いることとされている。表 7 に検討したペプチド医薬品の一般毒性試験の最高投与量を示したが，表 5 の臨床用法・用量と比較し，体重換算で数十倍〜数百倍が投与されていた（暴露量での用量比較ではない）。

　一方，がん治療用ワクチン・アジュバント非臨床試験ガイダンスでは，ワクチン抗原のオフ・ターゲット毒性のみを評価する場合は，ワクチン抗原について予定の臨床最高投与量（mg/body/ 回または mL/body/ 回）を含む 1 用量以上を設定することとされている（表 8）。アジュバントについても，予定の臨床最高投与量（mg/body/ 回または mL/body/ 回）を含む 1 用量以上とすることが望ましいとされているが，種差により過剰な毒性学的変化が生じて評価が困難な場合には，アジュバントの特性に基づいて ICH M3 ガイドラインまたは ICH S6 ガイドラインも

第1章　中分子医薬品の開発・規制動向

表8　がん治療用ワクチン・アジュバント非臨床試験ガイダンスにおける毒性試験内容

		進行がん		早期がん	
		ワクチン抗原	アジュバント	ワクチン抗原	アジュバント
一般毒性試験	動物種	1種類	1種類 新規性が高い場合： げっ歯類と非げっ歯類	1種類	1種類 新規性が高い場合： げっ歯類と非げっ歯類
	投与期間	ICH S9 参照*		ICH M3／ICH S6 参照*	
	最大投与量	臨床最高投与量	臨床最高投与量 新規性が高い場合： 3用量以上	臨床最高投与量	臨床最高投与量 新規性が高い場合： 3用量以上
遺伝毒性試験		不要	ICH S9 参照	不要	ICH M3／ICH S6 参照
がん原性試験		原則不要	原則不要	原則不要	原則不要 新規性が高い場合： ICH M3／ICH S6 参照
生殖発生毒性試験		胚・胎児発生毒性試験を製造販売承認申請までに実施		ICH M3／ICH S6 参照	
			新規性が高い場合： 試験実施		

*：松本らの論文では，オフターゲット毒性を評価する場合の投与期間は2週間でよいとされている

参照して用量設定を行うことが書かれている。なお，新規性の高いアジュバントの場合には，3用量以上を設けて無毒性量を求めることとされている。このようにがん治療用ワクチンの投与量設定の考え方は，ICH S6 ガイドラインよりも，むしろ感染症予防ワクチンの非臨床試験ガイドラインと同様の考え方であることが伺える。

2. 3. 2　遺伝毒性試験

ICH S6 ガイドラインでは，タンパク質やペプチドが DNA や染色体成分に直接作用することは考えにくいため，化学合成品において通常実施されている標準的な遺伝毒性試験は，通常のバイオ医薬品には適切でなく必要ないとされている。ただし，有機結合分子を有するバイオコンジュゲートや非天然アミノ酸を有するバイオ医薬品の場合は，遺伝毒性試験の実施を考慮すべきとされているが，有機分子による修飾の有無に関わらず，今回検討したペプチド医薬品5製品すべてにおいて遺伝毒性試験が実施されていた（表7）。

がん治療用ワクチンでも，ワクチン抗原については，遺伝試験は不要とされているが，アジュバントについては，対象疾患が早期がんの場合は，ICH M3 ガイダンスまたは ICH S6 ガイドラインを参考に，進行がんの場合は ICH S9 ガイドラインを参考に，実施を検討することとされている（表8）。

2. 3. 3　がん原性試験

バイオ医薬品においては，標準的ながん原性試験は一般的に不適当であると ICH S6 ガイドラインに記載されているが，今回検討したペプチド医薬品5製品すべてにおいてがん原性試験が実施されていた（表7）。

がん治療用ワクチン・アジュバント非臨床試験ガイダンスでも，がん原性試験は，原則として

15

ワクチン抗原およびアジュバントのいずれについても不要とされている（表8）。しかしながら，早期がんを対象疾患とし新規性の高いアジュバントを用いる場合は，ICH M3 ガイダンスまたは ICH S6 ガイドラインを参考に実施を検討する必要があることが述べられている。

2.3.4 生殖発生毒性試験

ICH S6 ガイドラインでは，妊婦，妊娠の可能性のある女性に適用されるバイオ医薬品については，生殖発生毒性を評価する必要があるとされており，今回検討したペプチド医薬品でもすべてにおいて実施されていた（表7）。

一方，がん治療用ワクチン・アジュバント非臨床試験ガイダンスでは，①対象が進行がんの場合は，ICH S9 ガイドラインを参考に胚・胎児発生毒性試験の実施を検討すること（ただし，製造販売承認申請までに実施すればよい），②新規性の高いアジュバントについては，その特性を踏まえ適切と考えられるガイドラインを参考に試験を実施すること，③対象疾患が早期がんの場合は，ワクチン抗原およびアジュバントそれぞれの特性を考慮し，ICH M3 ガイダンスまたは ICH S6 ガイドラインを参考に実施を検討する必要があることが述べられている（表8）。

2.3.5 安全性薬理試験

ICH S6 ガイドラインでは，バイオ医薬品の安全性薬理試験は，独立した試験もしくは毒性試験に組み込まれた形で，主要な生理的機能に及ぼす機能的な影響を明らかにするために実施することとされている。今回検討したペプチド医薬品5製品すべてにおいても，標準的なコアバッテリー試験が実施されていた。

一方，がん治療用ワクチン・アジュバント非臨床試験ガイダンスでは，コアバッテリー試験は必ずしも必要とせず，一般に，生命維持に重要な器官に対する影響の評価を一般毒性試験の中で実施することが可能であることが記載されている。

2.4 まとめ

ペプチド医薬品の品質管理は，その製造方法を踏まえ，ICH ガイドラインを参照して行うが，ペプチド由来不純物については，ガイドラインの対象外とされており，個別に閾値を定めて管理する必要がある。

ペプチド医薬品の非臨床安全性評価は，基本的に ICH S6 ガイドラインを参照して行うが，特に化学修得がある場合など，化学合成品に近い考え方で評価を行う方が適切なケースもある。がん治療用ワクチンの非臨床安全性評価は，免疫の種差により，ワクチン抗原が誘導する特異的免疫応答に基づく毒性を *in vivo* で評価することが困難であることから，オフ・ターゲット毒性を中心に評価せざるを得ないといった特徴を有する。また，アジュバントの有無や，対象が「進行がん」か「早期がん」かによって規制が異なることを踏まえ，ケース・バイ・ケースで対応する必要があることに留意する必要がある。

なお，がん治療用ワクチンの臨床試験に関しては，革新的医薬品・医療機器・実用化促進事業により，「がん免疫療法開発のガイダンス 2015 早期臨床試験の考え方」および「がん免疫療法

第 1 章　中分子医薬品の開発・規制動向

開発のガイダンス 2016 後期臨床試験の考え方」が作成されているので，併せて参照されたい。

文　　献

1) EMA, CHMP SWP Reflection paper Assessment of the genotoxic potential of antisense oligodeoxynucleotides, EMEA/CHMP/SWP/199726/2004, 20 January 2005
http://www.ema.europa.eu/docs/en_GB/document_library/Scientific_guideline/2009/09/WC500003149.pdf

2) 大阪大学大学院薬学研究科，核酸医薬の開発における留意点と課題について（中間報告），2015 年 3 月 31 日
https://www.pmda.go.jp/files/000206317.pdf

3) 厚生労働省，「核酸医薬品の品質の担保と評価における考慮事項（案）」に係る意見の募集について
http://search.e-gov.go.jp/servlet/Public?CLASSNAME=PCMMSTDETAIL&id=495170101&Mode=0

4) ICH S6 対応研究班，医薬品医療機器レギュラトリーサイエンス，**46**（5），286（2015）

5) ICH S6 対応研究班，医薬品医療機器レギュラトリーサイエンス，**46**（6），374（2015）

6) ICH S6 対応研究班，医薬品医療機器レギュラトリーサイエンス，**46**（8），523（2015）

7) ICH S6 対応研究班，医薬品医療機器レギュラトリーサイエンス，**46**（10），681（2015）

8) ICH S6 対応研究班，医薬品医療機器レギュラトリーサイエンス，**46**（12），846（2015）

9) ICH S6 対応研究班，医薬品医療機器レギュラトリーサイエンス，**47**（2），101（2016）

10) ICH S6 対応研究班，医薬品医療機器レギュラトリーサイエンス，**47**（4），250（2016）

11) ICH S6 対応研究班，医薬品医療機器レギュラトリーサイエンス，**47**（8），568（2016）

12) ICH S6 対応研究班，医薬品医療機器レギュラトリーサイエンス，**47**（10），724（2016）

13) D. Schubert *et al.*, *Nucleic Acid Ther.*, **22**（4），211（2012）

14) D. Capaldi *et al.*, *Drug Inform. J.*, **46**（5），611（2012）

15) D. Kornbrust *et al.*, *Nucleic Acid Ther.*, **23**（1），21（2013）

16) C. L. Berman *et al.*, *Nucleic Acid Ther.*, **24**（4），291（2014）

17) J. Cavagnaro *et al.*, *Nucleic Acid Ther.*, **24**（5），313（2014）

18) M. Lindow *et al.*, *Nat. Biotechnol.*, **30**（10），920（2012）

19) E. W. Alton *et al.*, *Nucleic Acid Ther.*, **22**（4），246（2012）

20) 大谷章雄ほか，医薬品医療機器レギュラトリーサイエンス，**41**（2），158（2010）

21) 公益財団法人ヒューマンサイエンス振興財団，平成 25 年度規制動向調査報告書　核酸医薬品の開発と規制の動向，2014 年 6 月
http://www.jhsf.or.jp/paper/report/report_no82.pdf

22) FDA CDER, Guidance for Industry: ANDAs for Certain Highly Purified Synthetic Peptide Drug Products That Refer to Listed Drugs of rDNA Origin, October 2017

中分子創薬に資するペプチド・核酸・糖鎖の合成技術

https://www.fda.gov/downloads/Drugs/GuidanceComplianceRegulatoryInformation/
Guidances/UCM578365.pdf

23) M. Matsumoto *et al.*, *Regul. Toxicol. Pharmacol.*, **70**, 254（2014）

第Ⅱ編
ペプチド

第1章　ペプチド合成法の開発動向と展望

吉矢　拓[*1]，木曽良明[*2]

　ペプチドの化学合成法は今も昔もほとんど変わっていない。すなわち，保護アミノ酸を順次脱水縮合させて得られた保護ペプチドを脱保護して粗ペプチドとし，最終精製を経て目的ペプチドを得るというものである。黎明期には液相反応で実施されていたが，固相合成法[1)]はこのような繰り返し反応の手間を省くという点で非常に有利であり，ペプチド合成を一気に身近なものとした。また，近年はフルオラスタグや脂溶性タグなどを用いた，液相と固相の好いとこ取りをしたような合成も実施されている。一方で，中分子医薬として応用されうるような長鎖のペプチドあるいは蛋白を合成するためには，そのような段階的な手法にて合成したペプチドセグメント同士を縮合していく収斂的な手法が必要となってくる。そのために，保護アミノ酸の縮合に用いる縮合剤をそのまま用いて，保護ペプチドセグメント同士を連結させる手法が最初に報告された。その後，ペプチドチオエステルを用いて，部分保護ペプチドセグメントあるいはN末端システインペプチドを連結する手法が報告され，収斂的合成手法も一気に実用性が高まった。本稿では，そのようなペプチド化学と今後の展望について記載する。

　液相合成でも固相合成でも，例えば40残基のペプチドを合成する際には39回の縮合反応が必要となる。したがって，縮合反応は残基数の回数実施する反応であり最終物の純度・収率に与える影響は非常に大きなものとなるため，カルボキシル基とアミノ基を脱水縮合させるだけの基礎的な反応とはいえ精力的に研究がなされてきた。その際，縮合反応を完結させるだけの力があることは勿論必要であるが，如何にラセミ化を防ぐかということにも着目される。分析・精製技術が向上しているとはいえ，1残基の立体が反転したエピマーの絶対的な検出・排除は限界があるためである。なお，縮合反応におけるラセミ化は，カルボキシル基を活性エステルに導いた際に分子内環化反応にてラセミ化しやすいオキサゾロン環を形成するためであると考えられている。現在も頻用される *N,N'*-diisopropylcarbodiimide（DIC）などのカルボジイミド系縮合剤を用いた縮合反応でもラセミ化を抑制するために，古くから 1-hydroxybenzotriazole（HOBt）などが添加剤として用いられてきた。しかしながら現在HOBtのような添加剤は爆発性の観点から輸送に制限が掛かっており，代替試薬への切り替えが進んでいる。今のところ，縮合反応の成績もそれらの試薬に勝るとも劣らない ethyl cyano(hydroxyimino)acetate（oxyma）[2)] が広く使われ始めている（図1）。Oxyma自体は古くから添加剤として知られていたが[3)]，近年リバイバ

＊1　Taku Yoshiya　㈱ペプチド研究所　研究室・企画開発室
＊2　Yoshiaki Kiso　長浜バイオ大学　ペプチド科学研究室　客員教授

中分子創薬に資するペプチド・核酸・糖鎖の合成技術

ルされた点は興味深い。一方，ラセミ化抑制という観点では，側鎖の保護基も非常に重要である（図2）。具体的には，近年頻用されるFmoc固相合成法にて，ヒスチジンの保護アミノ酸として用いられているFmoc-His(Trt)をFmoc-His(MBom)に置き換えることで，4％→0.2％（室温反応時），17％→0.5％（80℃反応時）とエピマーの副生を大幅に抑えることが報告された[4]。また，同様に，システインはエピマーをより多く生成することが知られており，Fmoc-Cys(Trt)を用いてFmoc固相合成を実施すると，室温縮合にて8％，50℃反応時では11％ものエピマーを生成することがある。ここでも，Fmoc-Cys(Ddm)を用いれば室温で0.8％に，また，Fmoc-Cys(MBom)を用いれば室温で0.4％まで抑えられることが報告された[5]。また，Fmoc固相合成法で避けられない副反応として，アスパラギン酸残基のスクシンイミド形成とその後の副反応が知られているが，この点に関しては通常用いられるFmoc-Asp(OtBu)をより嵩高いFmoc-Asp(OBno)に変更することで，大幅に抑制できることが近年報告されている（図3）[6]。これは，古くからスクシンイミド形成抑制能が知られているFmoc-Asp(OMpe)[7]の延長の研究である。長い時間を経てこのような研究がリバイバルしてきたのは，ペプチドの医薬応用が進み，スクシンイミド形成のような観測しづらい副反応に注目が集まっているためであろうと考えられる。これ

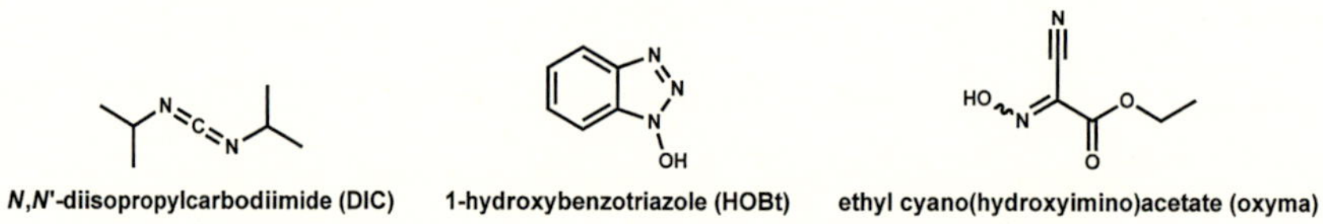

N,N'-diisopropylcarbodiimide (DIC)　　1-hydroxybenzotriazole (HOBt)　　ethyl cyano(hydroxyimino)acetate (oxyma)

図1　代表的なカルボジイミド系縮合剤と，添加剤の構造

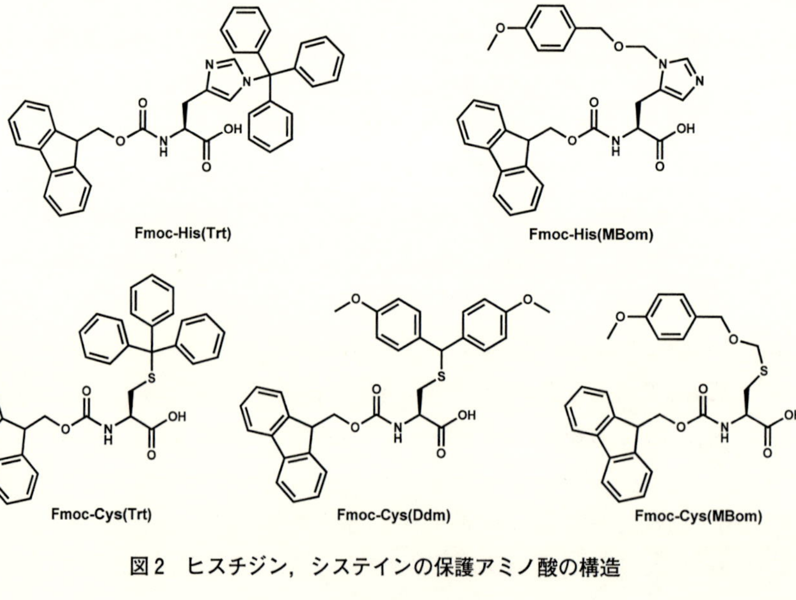

Fmoc-His(Trt)　　　　　　　　　Fmoc-His(MBom)

Fmoc-Cys(Trt)　　　　　Fmoc-Cys(Ddm)　　　　　Fmoc-Cys(MBom)

図2　ヒスチジン，システインの保護アミノ酸の構造

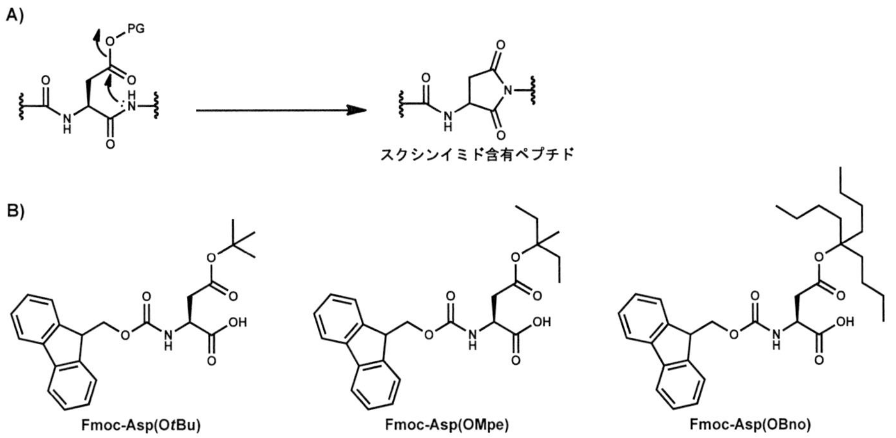

第1章　ペプチド合成法の開発動向と展望

図3　（A）スクシンイミド形成反応，（B）アスパラギン酸の保護アミノ酸の構造

らのように，ペプチド合成技術は日々進化し続けているが，いずれもその源は古くから知られている化学にあり，黎明期の偉業には驚くばかりである。

　次に，長鎖ペプチドや蛋白合成に欠かせない収斂的な合成手法について記載する（図4）。蛋白質化学合成の古い例として，完全保護ペプチド同士のセグメント縮合法にて緑色蛍光タンパク質（GFP）が化学合成されたことが良く知られている[8]。本化学合成が達成されたことでGFPの蛍光に蛋白以外の成分が必要でないことが証明されており，その貢献度は高いと言える。しかし，その際用いられた保護ペプチド同士を順次結合させていくセグメント縮合法は，保護ペプチドの溶解性に難があり，クロロホルム–フェノール混合溶媒などの特殊な溶媒[9]が開発された。その後，収斂的化学合成はペプチドチオエステルの巧妙な利用によって花開いた。すなわち，有機溶媒中で銀塩存在下，部分保護ペプチドチオエステルと部分保護チオエステルとを縮合するチオエステル法[10]と，中性緩衝液中で無保護ペプチドチオエステルと無保護N末端システインペプチドとを縮合させるネイティブケミカルライゲーション法（NCL法）[11]の登場である。チオエステル法は，チオエステルとアミノ基との官能基選択的な縮合であり，ペプチドチオエステルを銀イオンにより活性化しHOOBt存在下で，もう一方のペプチドのN末端アミノ基と反応させる。この際，保護基は反応に関与しないアミノ基とスルフヒドリル基にのみ必要である。すなわち，リシンとシステインの側鎖にのみ保護基が必要で，他のアミノ酸残基に保護基は必要ない。チオエステル法は収斂的合成にペプチドチオエステルを導入したという点でエポックメイキングな手法であった。現在でもこのチオエステル法は進化し続けており，さらなる応用が期待される。一方，アミノ酸のチオエステルとシステインとの間での，側鎖スルフヒドリル基を活用したアミド結合形成反応は，実はかなり古くから知られていた[12]。そこで，その反応をペプチドチオエステルとN末端システインペプチドとの結合へと応用したものが，ネイティブケミカルライゲーション（NCL）法である。NCL法は，縮合点以外のシステインを含めて完全無保護のペプチド同士の結合が可能となる強力な手法である。縮合点にシステインが必要という制約があるに

中分子創薬に資するペプチド・核酸・糖鎖の合成技術

もかかわらず，その強力さゆえ，NCL法は長鎖ペプチド・蛋白の化学合成に欠かせないものとなっている。また，システインをアラニンに変換するラジカル型脱硫反応が確立されたことにより[13]，NCL法はさらに大きく進展した（図5）。すなわち，脱硫反応をNCL法と組み合わせる

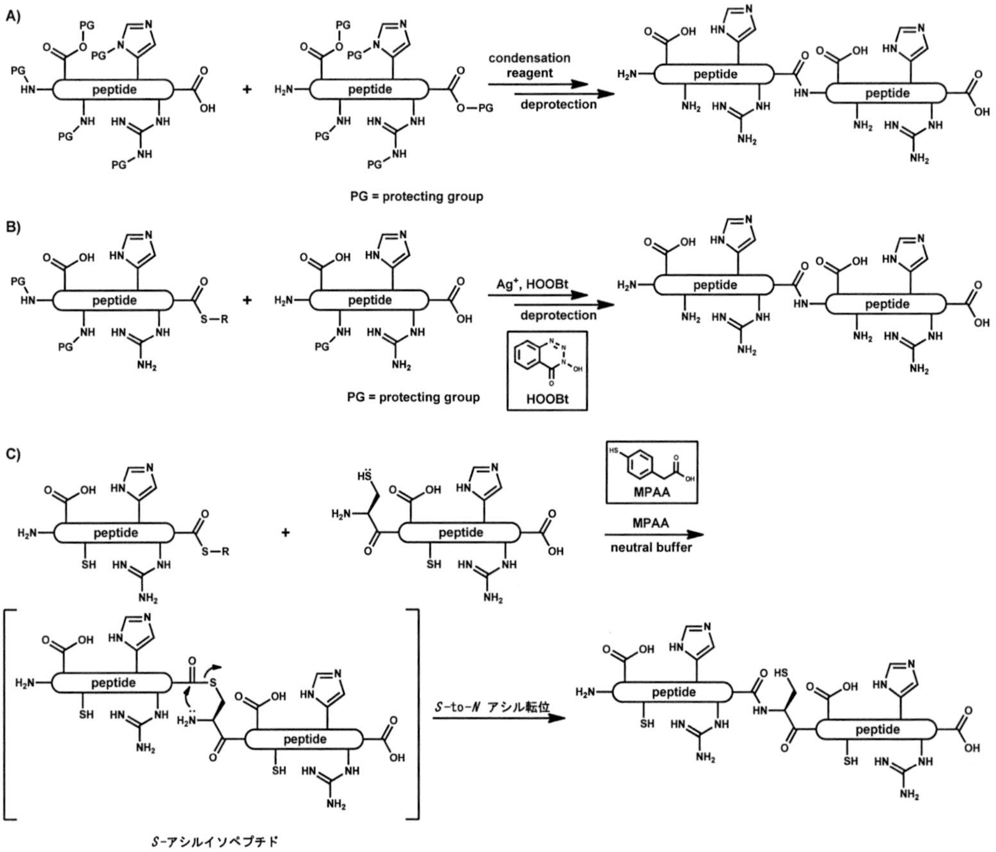

図4 （A）セグメント縮合法，（B）チオエステル法，（C）ネイティブケミカルライゲーション法のスキーム

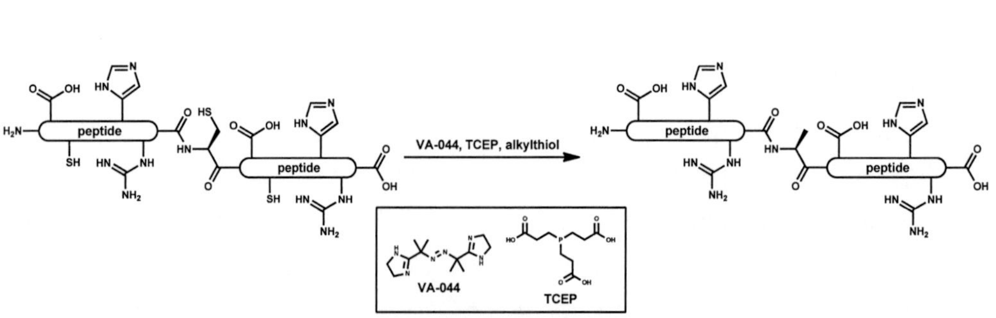

図5 脱硫反応のスキーム

第1章 ペプチド合成法の開発動向と展望

ことにより，結合部位にシステインを要求する NCL 法の制限が取り除かれ，アラニン部位での結合も可能となった。もちろん，人工的にチオールを導入したアミノ酸を合成し，NCL 反応の後に脱硫にて天然アミノ酸に戻す経路を取れば，システインの代わりに，バリン，イソロイシン，グルタミン酸，フェニルアラニンなどを結合点とすることができる。実際に，これまでにエリスロポエチン[14]やインターロイキン-2[15]など，数多くの長鎖ペプチド・蛋白が合成されている。

とはいえ，NCL 法にも弱点がないわけではない。一番の弱点は，ペプチドチオエステルの調製である。Fmoc 固相合成が頻用されていることは前述のとおりだが，残念ながらチオエステルは脱 Fmoc の際の塩基条件に耐えられず，分解やエピメリ化を招くことが知られている。そこで，チオエステル等価体あるいは前駆体を用いた合成を実施することになる。その目的のために，種々の方法が知られているが，今回は紙面の都合で汎用性が高いと思われる Dawson リンカーのみを紹介する（図6）。Dawson リンカーは 2008 年に第一世代[16]が開発され，その後 2015 年に改良された第二世代[17]が開発された。Fmoc 保護された市販のリンカーを用いて簡便に前駆体 Dawson ペプチドを樹脂上に構築でき，引き続きクロロぎ酸 4-ニトロフェニルなどの活性化剤での活性化，通常条件の脱樹脂・脱保護にて得られる Dawson ペプチドは，チオリシスによりチオエステルに変換することも，そのまま NCL 法に用いることも可能である。本手法は，溶解性を高める補助ペプチドを C 末端側に入れられるなど多くの利点を持っているため，今後ますます応用分野が広がっていくのではないかと考えられる。

また，NCL 法と脱硫反応との組み合わせにも，僅かながら問題点が知られている。NCL 法では，ペプチドチオエステルと，もう一方のペプチドの N 末端のシステイン残基側鎖チオールとでの分子間チオエステル交換反応によって，一旦中間体 S-アシルイソペプチドが生成し，その後，瞬時に分子内 S-to-N アシル転位反応が進行して目的物が得られる。この時，分子間チオエステル交換反応での S-アシルイソペプチドの生成が全体の律速段階となるため，通常チオフェノールやメルカプトフェニル酢酸（MPAA）のようなアリールチオールを大量に系内に加え，反応を加速させる。現状これらチオール添加剤は，一部の例外[18]を除き反応進行に必須であり，なかでも MPAA は低臭性・高溶解性・高い反応促進作用を持つため頻用されている。しかしながら，MPAA などのアリールチオールはラジカル種を補足するため，NCL からの one-pot 反応などアリールチオール存在下では，ラジカル型脱硫反応は実施できない。そこで，NCL 反応後の one-pot 脱硫反応を達成するため MPAA の代替添加剤が種々検討され，アルキルチオールで

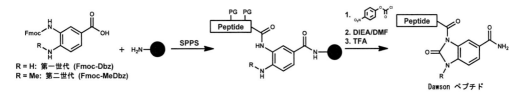

図6　Dawson リンカーを用いた Dawson ペプチドの合成

ある 2,2,2-trifluoroethanethiol[19]や methyl thioglycolate[20]が開発された。これらの添加剤は MPAA と同程度に反応を促進する一方で，アリール型ではなくアルキル型であるため脱硫反応を阻害しない。しかしながら，硫黄化合物であるために悪臭があり，さらに TFET は揮発性が高いため取り扱いが困難である。この点に関し，非チオールであるイミダゾールも，MPAA と同様に NCL 反応を促進することが報告された。イミダゾールは脱硫反応を阻害しないため，このイミダゾール NCL 法を用いることで，NCL 後の one-pot での脱硫反応が容易に実施可能となった（図 7）。リン酸化ユビキチンの合成にも応用されている[21]。また，先ほど記載した Dawson ペプチドをそのまま用いる NCL 法の場合，意外なことにイミダゾールよりトリアゾールが好ましい結果を与えることが報告された[22]。縮合点のエピメリ化の観点からは，チオエステルとイミダゾールの組み合わせよりも，Dawson ペプチドとトリアゾールの組み合わせが優れているようである。ここでもイミダゾールやトリアゾールはペプチド合成化学で古くから知られている触媒であることは興味深い点である。

　本稿では，段階的合成，収斂的合成それぞれの観点から，近年のペプチド化学の進化を取り上げた。熟考された段階的合成手法にてペプチド鎖を構築し，その後チオエステル法や NCL 法を用いて望む長鎖ペプチドや蛋白を収斂的に合成する技術は，今後の中分子医薬の開発に欠かせないものとなるであろう。もちろん，その合成経路は合成ターゲットの配列などに応じて適切に設計することが肝要である。先人たちの研究を引き継ぎ発展していく最先端のペプチド化学は，ペプチド医薬の開発に大いに貢献すると期待される。

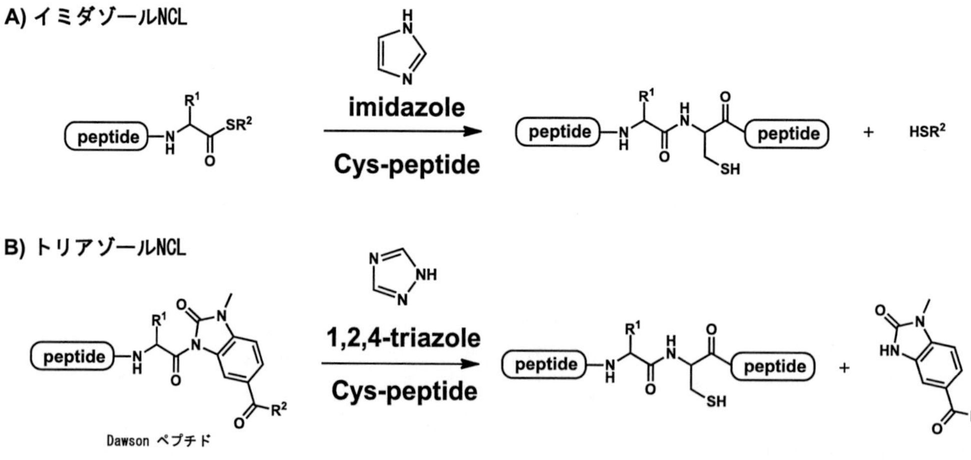

図 7　(A) チオエステルを用いるイミダゾール NCL 法と，(B) Dawson ペプチドを用いるトリアゾール NCL 法のスキーム

第 1 章　ペプチド合成法の開発動向と展望

文　　　献

1) R. B. Merrifield, *J. Am. Chem. Soc.*, **85**, 2149（1963）
2) R. Subirós-Funosas *et al.*, *Chem. Eur. J.*, **15**, 9394（2009）
3) M. Itoh, *Bull. Chem. Soc. Japan*, **46**, 2219（1973）
4) H. Hibino *et al.*, *J. Pept. Sci.*, **18**, 763（2012）
5) H. Hibino *et al.*, *J. Pept. Sci.*, **20**, 30（2014）
6) R. Behrendt *et al.*, *J. Pept. Sci.*, **21**, 680（2015）
7) A. Karlström *et al.*, *Tetrahedron Lett.*, **37**, 4243（1996）
8) Y. Nishiuchi *et al.*, *Proc. Natl. Acad. Sci. U.S.A.*, **95**, 13549（1998）
9) Y. Nishiuchi *et al.*, *Int. J. Pept. Res. Ther.*, **13**, 119（2007）
10) H. Hojo & S. Aimoto, *Bull. Chem. Soc. Japan*, **65**, 3055（1992）
11) P. E. Dawson *et al.*, *Science*, **266**, 776（1994）
12) T. Wieland *et al.*, *Justus Liebigs Ann. Chem.*, **583**, 129（1953）
13) (i) L. Z. Yan & P. E. Dawson, *J. Am. Chem. Soc.*, **123**, 526（2001）; (ii) Q. Wan & S. J. Danishefsky, *Angew. Chem. Int. Ed.*, **46**, 9248（2007）
14) J. B. Blanco-Canosa & P. E. Dawson, *Angew. Chem. Int. Ed.*, **47**, 6851（2008）
15) J. B. Blanco-Canosa *et al.*, *J. Am. Chem. Soc.*, **137**, 7197（2015）
16) P. Wang *et al.*, *Science*, **342**, 1357（2013）
17) Y. Asahina *et al.*, *Angew. Chem. Int. Ed.*, **54**, 8226（2015）
18) S. Tsuda *et al.*, *Org. Lett.*, **17**, 1806（2015）
19) R. E. Thompson *et al.*, *J. Am. Chem. Soc.*, **136**, 8161（2014）
20) Y. C. Huang *et al.*, *Chem. Eur. J.*, **22**, 7623（2016）
21) K. Sakamoto *et al.*, *Chem. Eur. J.*, **22**, 17940（2016）
22) K. Sakamoto *et al.*, *Chem. Commun.*, **53**, 12236（2017）

第2章　ペプチドチオエステルの合成と
タンパク質合成への利用

北條裕信[*1]，川上　徹[*2]

1　ペプチドチオエステルとタンパク質合成

　ペプチドチオエステルは，チオエステル法によるポリペプチド合成の鍵中間体として，1991年に相本，我々のグループにより初めて固相合成された[1]。それ以降，タンパク質合成におけるペプチドチオエステルの重要性が広く認識されてきた。とりわけ，1994年にKentらにより開発されたNative chemical ligation（NCL）法[2]において鍵中間体として用いられて以降，世界中のグループでペプチドチオエステル調製法の開発が進められるようになってきた。

　チオエステル法やNCL法は，固相合成されたペプチドセグメント同士を化学選択的に縮合して，長鎖ペプチド，タンパク質を効率的に合成する手法で，ライゲーション法と呼ばれる（図1）。前者は固相合成により側鎖アミノ基とチオール基を保護したペプチドチオエステルを合成し，もう一方の末端アミノ基が遊離となったペプチドセグメントと縮合する。側鎖アミノ基，チオール基の保護が必要であるが，どのアミノ酸でも縮合することのできる効率的な方法である。初期の方法ではチオエステル基の活性化には銀イオンを用いているが，近年，反応性の高いペプチド芳香族チオエステルを用いた場合，銀イオン非存在下でも縮合反応が進行することが見出さ

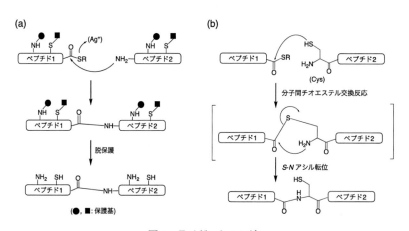

図1　ライゲーション法
（a）チオエステル法，（b）Native chemical ligation（NCL）法。

---

*1　Hironobu Hojo　大阪大学　蛋白質研究所　蛋白質有機化学研究室　教授
*2　Toru Kawakami　大阪大学　蛋白質研究所　蛋白質有機化学研究室　准教授

れた[3]。一方，NCL 法では，チオエステル基を持つペプチドと N 末端に Cys 残基を持つペプチドを分子間でのチオエステル交換，分子内 S-N 転位を経て縮合する。側鎖保護基を必要としない優れた方法であり，タンパク質合成のスタンダードとして用いられている。ただし，この方法では縮合部位に Cys 残基が必要である。Cys は天然での存在比率が低いため縮合部位の選択が大きく制約される問題点がある。最近では，チオール基を補助基として持つアミノ酸をペプチドに導入して，このアミノ酸残基でのライゲーションを行った後，脱硫反応を用いて天然のアミノ酸残基に変換する方法が種々開発され，この問題が解決されつつある。

2　t-Butoxycarbonyl（Boc）法によるペプチドチオエステルの合成

チオエステル法が開発された当初は，Boc 固相法が主流であり，ペプチドチオエステルもこの方法により合成された。まず，4-methylbenzhydrylamine（MBHA）樹脂上にスペーサーとして Boc-Leu-OH を導入した後，Boc-Gly-SCH$_2$CH$_2$COOH を導入し，通常の Boc 法によるペプチド鎖の伸長を行う。その後，無水フッ化水素による最終脱保護を行い，目的物を得る（図 2）。あるいは，Boc-Leu-OH 導入後に Trt-SCH$_2$CH$_2$COOH を結合し，Trt 基を除去して C 末端アミノ酸を縮合することにより，樹脂上でチオエステル結合を形成させることも可能である[4]。MBHA 樹脂に直接チオエステルリンカーを導入すると，TFA による脱 Boc の際に硫黄原子が隣接基関与を示すためかペプチド鎖が徐々に樹脂から脱落し，収率が大きく低下する。このため，チオエステルリンカーと樹脂との間に Leu 等のスペーサーアミノ酸を導入することは，チオエステルの収率向上に極めて重要である[5]。チオエステル結合は無水フッ化水素処理による最終脱保護の際も安定である。

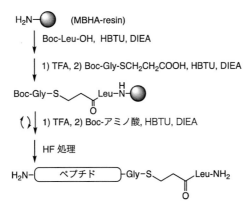

図 2　Boc 法によるペプチドチオエステルの調製
　　　Gly が C 末端アミノ酸の場合を示す。

3 9-fluorenylmethoxycarbonyl（Fmoc）法によるペプチドチオエステルの調製

近年，リン酸化，グリコシル化等のタンパク質の翻訳後修飾の機能に対する注目が集まっている。これらの修飾部位は酸に対する安定性が低いため，Boc 法による翻訳後修飾ペプチドの調製は困難である。また Boc 法では最終脱保護に無水フッ化水素を用いる。その危険性と，ガラスを用いない特殊な反応装置が必要になることから，Boc 法は次第に敬遠されるようになってきている。

このため，固相法の主流は，強酸を用いない Fmoc 法となりつつある。この方法では，α-アミノ基の保護基として，弱塩基であるピペリジンにより除去できる Fmoc 基を用いる。ペプチド鎖伸長後の脱樹脂，および脱保護は，Trifluoroacetic acid（TFA）で行うことができるため，酸に対する安定性の低い翻訳後修飾を持つペプチドの合成には好適である。

その一方，チオエステル結合はピペリジンにより容易にアミノリシスを受けて分解するため，Fmoc 法によるペプチドチオエステルの合成は困難である。そこで，多くのグループが Fmoc 法によるペプチドチオエステル合成法の開発を行っている。初期には，酢酸等の弱酸によりペプチド鎖の脱離が可能な Cl-Trt 樹脂を用いて保護ペプチドを得た後，遊離になった末端カルボキシ基を活性化してチオエステルへと導く方法が開発された[6]。また，ピペリジンよりも弱い求核性を持つ Fmoc 除去試薬を用いて直接ペプチドチオエステルを得る方法も開発された[7]。しかし，これらの方法では，合成途上の C 末端アミノ酸のラセミ化やペプチドチオエステルの低収率等の問題があり，より一般的な合成法の開発が望まれていた。2000 年代中盤から，我々を含め主に日本の研究グループによって N-S アシル転位を経て固相合成後にペプチドをチオエステルへと変換する方法が次々と開発され，現在のペプチドチオエステル合成法の主流となっている[8]。

3.1 *N*-アルキルシステイン（NAC）を *N*-*S* アシル転位素子として用いるチオエステル調製法

筆者らは，チオール基を持つプロリン誘導体の N 末端側では，弱酸性条件下で N-S アシル転位が起こることを見出した[9]。同様のことはプロリンと同様にイミノ酸である N-アルキルシステイン（NAC）でも再現可能であると推定した。そこで，NAC を C 末端アミノ酸として Fmoc 法によりペプチド鎖を伸長した後，得られたペプチドを弱酸性条件下においたところ，予想通り N-S アシル転位が進行した。ここに適切なチオールを過剰に加えると，このチオールとのチオエステル交換反応が進行し，ほとんど副反応なくペプチドチオエステルが得られた（図3）[10]。イミノ酸とのアミド結合の酸に対する不安定性は，このアミド結合が立体障害により平面構造をとれず，二重結合性を消失しているためと推定される。実際に Fmoc-Leu-(Et)Cys(Trt)-OH の結晶を解析すると，アミド結合が歪んでいることが明らかとなった。NAC 法では，ピペリジン処理が繰り返されるペプチド鎖伸長時においては，ペプチド鎖は安定なアミド結合により樹脂に固定化され，脱保護後にチオエステル化が行われるため，ペプチド鎖伸長時のペプチド脱落の

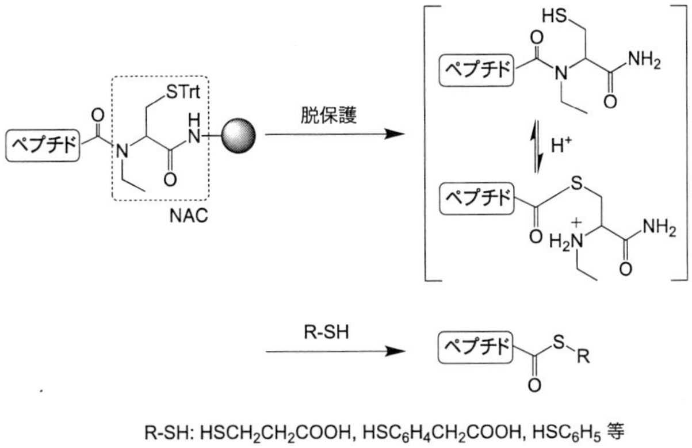

第 2 章　ペプチドチオエステルの合成とタンパク質合成への利用

R-SH: HSCH$_2$CH$_2$COOH, HSC$_6$H$_4$CH$_2$COOH, HSC$_6$H$_5$ 等

図 3　N-アルキルシステイン（NAC）を N-S 転位素子として用いるチオエステル合成法

可能性はなく高収率でペプチドチオエステルを与える。

　また，この方法では，加える外部チオールを変更することにより，アルキルチオエステル，より反応性の高い芳香族チオエステル等を自在に合成することができる。最近，我々は，チオールの代わりにセレノールを加えることにより，極めて反応性の高いペプチドセレノエステルの合成にも成功している[11]。

3. 2　NAC 構造の最適化によるチオエステル化効率の向上

　図 3 のようにアミド樹脂上で合成すると NAC の C 末端がアミド（以下 NAC アミド）として合成される。NAC アミドを用いた場合，N-S 転位が中性付近ではあまり進行しない。一方 NAC の C 末端にカルボン酸を持つ NAC カルボン酸は，カルボン酸からのプロトン供与により脱離能が向上し，pH 6 付近でも有意に N-S 転位が進行する。このため，NAC カルボン酸を持つペプチドの場合，チオール存在下，pH 6 付近で直接 NCL 法に用いることができる[12]。

　C 末端が Pro 残基の場合，その反応性の低さから N-S アシル転位を利用してチオエステルへと変換することは困難である。これは，Pro の N 末端側に存在するアミノ酸のカルボニル酸素からの電子供与により Pro 残基カルボニル基の求電子性が低下するためと推定されている。そこで，NAC アミドより反応性の高い NAC カルボン酸を用いて C 末端に Pro を持つチオエステルの合成を試みたところ，効率的なチオエステル化を達成することができた。この方法を用いてチオエステル法によるコア 1 型糖鎖を持つヒトインターロイキン-2 の全合成を達成している[13]。

3. 3　システイニルプロリルエステル（CPE）をチオエステル前駆体として用いる方法

　プロリンを C 末端に持つペプチドを合成する際には，C 末端から 2 番目のアミノ酸を導入後，ジケトピペラジンを形成して樹脂から脱落する副反応が知られている。筆者らは，この副反応と G. Zanotti らのジケトピペラジン形成反応[14]に着目し，チオエステルを形成させるアミノ酸を結合させたシステイニルプロリルエステル（CPE）構造を樹脂に導入後，ペプチド鎖を Fmoc 法

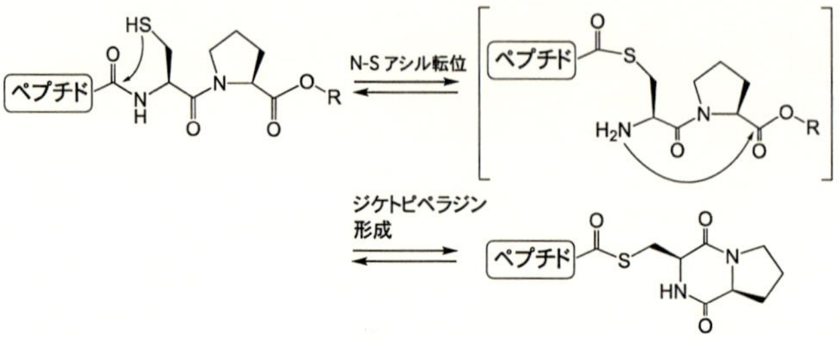

中分子創薬に資するペプチド・核酸・糖鎖の合成技術

図4　システイニルプロリルエステル（CPE）を用いたチオエステル合成法

により伸長してペプチド CPE をチオエステル前駆体として得る方法を開発した（図4）[15]。得られたペプチドは，中性条件下チオエステルへと変換されるため，そのまま Cys 残基を N 末端に持つペプチドと NCL 法による縮合を行うことが可能である。NAC 法では，酸性条件下でチオエステルへと変換されるのに対し，CPE 法では弱塩基性条件下でチオエステルを生成できることが一つの特長である。

4　ペプチドチオエステルのタンパク質合成への応用

　上記のような Fmoc 法による実用的なチオエステル合成法が開発されたことにより，タンパク質，糖タンパク質の化学合成が急速に進展しつつある。ここでは最近の我々の合成例を示す[16]。

4. 1　ワンポット合成法による TIM-3 Ig ドメインの合成[17]

　長鎖のポリペプチド，タンパク質を合成するためには，ペプチド鎖同士のライゲーションを繰り返す必要がある。今までのチオエステル法では，ライゲーション反応後，中間体の末端アミノ保護基 Fmoc 基をピペリジンにより除去して精製の後，次のライゲーションを行っていた。カラムへの非特異的な吸着が起こり回収率が低下すること，また凍結乾燥による溶媒の除去には時間がかかること等，精製段階は全体の合成効率を大きく低下させるステップになっている。

　上述のように，NAC 法が開発されたことにより，活性の高い芳香族チオエステル等も自在に合成できるようになった。芳香族チオエステルを用いると，チオエステル法条件下で銀イオンなしで縮合することができる。この方法とアルキルチオエステルの銀イオンによる活性化を組み合わせると，3つのセグメントを連続的にワンポットで縮合することができる。すなわち N 末端をペプチド芳香族チオエステル，真ん中のセグメントをアルキルチオエステルとして合成した後，2つのセグメントを銀イオン非存在下で混合すると，芳香族チオエステルが選択的に活性化して2つのセグメントが縮合し，中間体のアルキルチオエステルを生じる。ついで精製することなく C 末端のセグメントと銀イオンを加えると2回目の縮合が進行し3つのセグメントをワンポットで繋げることができる。

　ワンポット法の有用性を実証するため TIM-3 Ig ドメインの合成を行った。TIM-3 は T 細胞

第 2 章　ペプチドチオエステルの合成とタンパク質合成への利用

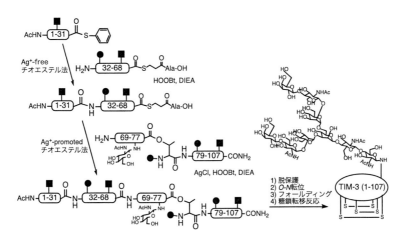

図 5　TIM-3 Ig ドメインの化学合成ルート
●と■はそれぞれアミノ基とチオール基の保護基を示す。

表面に存在する膜タンパク質である。TIM-3 の immunoglobulin（Ig）様ドメインには 1 ヵ所の N-結合型糖鎖が存在しており，ここにガレクチン 9 が結合すると T 細胞の細胞死を誘導する。そこで，Ig ドメインとガレクチン 9 との複合体を解析し，細胞死のメカニズム解明の一助とすべく，均一な糖鎖を持つ Ig ドメインを合成した。まず，縮合時のラセミ化の問題のない Gly の C 末端側でペプチド鎖を 3 つに分割し，固相法により合成した（図 5）。その際，N 末端，および真ん中のペプチドセグメントは NAC 法を用いてそれぞれ芳香族，アルキルチオエステルとして合成した。C 末端セグメントには溶解性向上のためイソペプチド構造[18]を導入した。ついで，N 末端と中間セグメントを Ag$^+$ 非存在下で縮合したところ副反応なく中間体のアルキルチオエステルを得た。精製することなく，C 末端セグメントと Ag$^+$ を加えて縮合したところ，この反応も効率よく進行し，目的とする Ig ドメインの全長ペプチドが得られた。脱保護，フォールディング，糖鎖転移を経て目的とする Ig ドメインを得た。イソペプチド結合はフォールディング開始後 1 時間程度で native なペプチド結合へと変換されることが明らかとなった。合成したタンパク質は Ig ドメインに特徴的な β-シート構造に富む CD スペクトルを与え，また，ジスルフィドの結合様式も報告されている通りであり，正しくフォールディングしたことが証明された。今後，ガレクチン 9 との複合体の結晶化を行い，その立体構造を解析する予定である。

4. 2　ワンポット法によるヒト superoxide dismutase の合成[11]

3. 1 項で述べたように NAC 法によりセレノエステルを得ることができる。ペプチドセレノエステルは，芳香族チオエステルよりもさらに反応性が高いことが明らかとなった。そこで，4. 1 項のワンポット法にセレノエステルを組み合わせることにより，ワンポットで 4 つのセグメントを合成する方法を開発した。例としてアミノ酸 153 残基からなるヒト superoxide dismutase（SOD）を用いた。まず，固相合成により図 6 に示す 4 つのセグメントを調製した。

中分子創薬に資するペプチド・核酸・糖鎖の合成技術

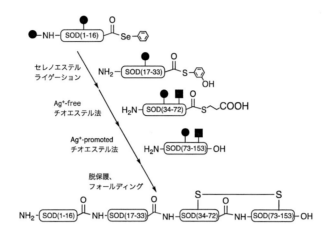

図6 ヒト superoxide dismutase（SOD）の化学合成ルート
●と■はそれぞれアミノ基とチオール基の保護基を示す。

C末端のセグメントは73-108と109-153の2つのセグメントをあらかじめチオエステル法により縮合し，73-153のセグメントとした。3つの縮合反応とも化学選択的に進行し，153残基の全長配列をワンポットで得ることに成功した。当初，N末端側の1-33のセグメントは，固相法で一気に合成したが，溶解性が悪く34-72のセグメントとの縮合反応が全く進行しなかった。このため，このセグメントは，1-16と17-33の2つのセグメントに分割し，ワンポット縮合反応途上，in situ で1-33チオエステルを合成し，速やかに34-72のセグメントと縮合することにより，溶解性の問題を回避することができた。このように，選択的な活性化法の種類が増えると，より合成ルートを柔軟にデザインできるようになる。脱保護，ジスルフィド結合の形成，亜鉛と銅イオンの導入後，組換えSODと同じ活性を持つ合成SODが得られた。

5　おわりに

Fmoc法によるペプチドチオエステル合成法が確立されたことにより，翻訳後修飾を持つタンパク質が効率的に合成できるようになってきた。またNAC法を用いて芳香族チオエステルやセレノエステルが自在に合成可能となり，ワンポットで4つのセグメントの縮合が可能となった。一般的な固相合成の適用限界を50残基程度とすると，アミノ酸200残基程度のタンパク質がワンポットで合成できることとなり，種々のタンパク質の機能解明に大きく貢献できるものと期待される。

第 2 章　ペプチドチオエステルの合成とタンパク質合成への利用

文　　献

1) H. Hojo & S. Aimoto, *Bull. Chem. Soc. Jpn.*, **64**, 111（1991）
2) P. E. Dawson *et al.*, *Science*, **266**, 776（1994）
3) H. Hojo *et al.*, *Org. Biomol. Chem.*, **6**, 1808（2008）
4) T. M. Hackeng *et al.*, *Proc. Natl. Acad. Sci. USA*, **96**, 10068（1999）
5) H. Hojo *et al.*, *Bull. Chem. Soc. Jpn.*, **66**, 2700（1993）
6) S. Futaki *et al.*, *Tetrahedron Lett.*, **38**, 6237（1997）
7) X. Li *et al.*, *Tetrahedron Lett.* **39**, 8669（1998）
8) T. Kawakami, *Top. Curr. Chem.*, **362**, 107（2015）
9) F. Nagaike *et al.*, *Org. Lett.*, **8**, 4465（2006）
10) H. Hojo *et al.*, *Tetrahedron Lett.*, **48**, 25（2007）
11) T. Takei *et al.*, *Angew. Chem. Int. Ed.*, **56**, 15708（2017）
12) Y. Asahina *et al.*, *Tetrahedron Lett.*, **56**, 1370（2015）
13) Y. Asahina *et al.*, *Angew. Chem. Int. Ed.*, **54**, 8226（2015）
14) G. Zanotti *et al.*, *Tetrahedron Lett.*, **26**, 5481（1985）
15) T. Kawakami & S. Aimoto, *Tetrahedron*, **65**, 3871（2009）
16) H. Hojo, *Org. Biomol. Chem.*, **14**, 6368（2016）
17) Y. Asahina *et al.*, *Angew. Chem. Int. Ed.*, **52**, 9733（2013）
18) Y. Sohma *et al.*, *Chem. Commun.*, 124（2004）

第3章　ペプチドミメティック（ジペプチドイソスター）の合成と応用

小早川拓也[*1]，玉村啓和[*2]

1　はじめに―ペプチドミメティック―

　有機化学の発展に伴い，低分子化合物群を基盤とした多様な医薬品が開発されている。また，近年では抗体に代表されるバイオ医薬品（高分子化合物群）も精力的に創出されている。しかし，低分子化合物群は特異性の低さや副作用の可能性，高分子化合物群は投与法が注射に限られることや免疫性が生じる可能性などについて問題点を抱えている。

　この状況下，低分子と高分子の中間領域の分子量を有するような"中分子化合物群"が着目されている。この中分子領域にはペプチド性化合物群が該当している。ペプチドは生体内構成分子の一つであるため，比較的安全性が高く，微量で強力な薬理活性を有するため，ペプチドを基にした医薬品の開発が期待される。一方でペプチドは，多様な立体配座を取りうることから，"標的とするレセプター以外との相互作用"（図1-a）や"加水分解酵素によるペプチド結合の切断に伴う生理活性の消失"（図1-b）などが障壁となり，ペプチドを基盤とした創薬展開は困難であるのが現状であるため，ペプチドの生理活性の発現に関与する構造を維持しつつ，構造変換・修飾する方法論が強く求められている（図1-c）[1]。

　そこで，上記の欠点を克服する方法論としてペプチド結合模倣体，"ペプチドミメティック"の概念に基づいた創薬研究が展開されている。本稿では，これまでに考案されてきたペプチドの一次構造に着目したペプチドミメティックおよび，著者らの考案した中分子ペプチドミメティックを目指したクロロアルケン骨格を基盤としたジペプチドイソスターの研究について概説する。

2　これまでのペプチドミメティック

　次世代型の創薬において，中分子領域に属するペプチドは魅力的な分子群である。しかし，上述したように，ペプチド分子が有する潜在的能力を最大限に活かしきれず，医薬品へ直結することが困難となっている。その克服を目的として，ペプチドの模倣分子としての"ペプチドミメ

[*1]　Takuya Kobayakawa　東京医科歯科大学　生体材料工学研究所
メディシナルケミストリー分野　助教
[*2]　Hirokazu Tamamura　東京医科歯科大学　生体材料工学研究所
メディシナルケミストリー分野　教授

第3章 ペプチドミメティック（ジペプチドイソスター）の合成と応用

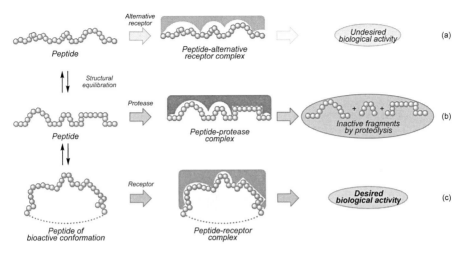

図1 （a）標的レセプター以外との相互作用，（b）加水分解酵素によるペプチド結合の切断，
（c）標的レセプターとの相互作用による目的とする生理活性の発現

ティック"の概念を基盤とした，有機化学的手法を活用した修飾方法論が開発されている。このミメティックは"遷移状態模倣型ミメティック"と"基底状態模倣型ミメティック"の2つに大別され，下記にその概要を述べる。また，著者らが精力的に展開しているクロロアルケン型ジペプチドイソスターの合成法および，その応用については第3節で紹介する。

2.1 遷移状態模倣型ミメティック

HIVプロテアーゼをはじめとするアスパルチルプロテアーゼは活性中心の2個のアスパラギン酸の側鎖のカルボン酸と水分子1個を介して，基質と水素結合するテトラヘドラルなオキシアミン中間体（酵素基質遷移状態）を経由することで，ペプチド結合を切断（加水分解反応）する（図2)[2]。この反応機構に着目し，酵素–基質遷移状態を模倣したペプチドミメティックが種々考案されており，"遷移状態模倣型ミメティック"として機能を示す[3]。すなわち，ペプチドミメティックとなる基質内には水素結合供与体となるヒドロキシ基を含有しており，アスパラギン酸プロテアーゼのカルボン酸と相互作用することでペプチド結合の切断を阻害する。この阻害機構に基づいて，種々のプロテアーゼ阻害剤が開発されている[4]。

2.2 基底状態模倣型ミメティック

基底状態におけるペプチド結合は電子の非局在化に伴う共鳴構造を形成しており，アミド窒素原子とカルボニル基との間に部分的な二重結合性が生じている（図3）。このペプチド結合が有する特徴的な構造に着目して設計されたペプチドミメティックが"基底状態模倣型ミメティック"であり，その代表的なものが"アルケン型ジペプチドイソスター（ADI）"である。ADIは天然のジペプチドの結合長や角度の観点から，構造的相同性が高いペプチドミメティックであ

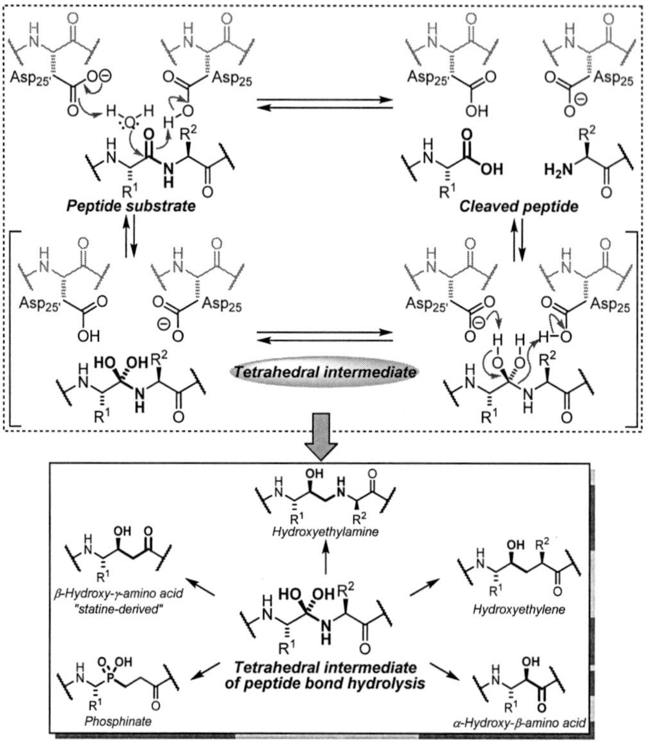

中分子創薬に資するペプチド・核酸・糖鎖の合成技術

図2 アスパルチルプロテアーゼ（HIV プロテアーゼ）の反応機構と遷移状態模倣型ミメティックの構造例

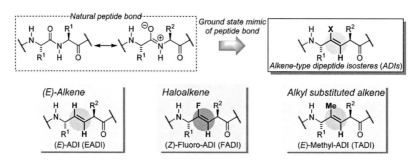

図3 基底状態のペプチド結合と種々のアルケン型ジペプチドイソスター

る[5]。また，炭素-炭素二重結合への置換に伴うオレフィン周囲の立体構造が高度に制限されているため，構造固定化能に優れている。そのため，機能発現しているペプチドの立体配置の同定や生理活性ペプチドの機能部位の詳細な解析のためのツールとしても注目されている[5]。さらに，酵素耐性の付与や，疎水性の向上による細胞膜透過能の向上も見込まれる。実際に，これまでに図3に示すようなアルケン型（EADI）[6]，フルオロアルケン型（FADI）[7]，メチルアルケン型（TADI）[8]，トリフルオロアルケン型（CF_3-ADI）[9]などのジペプチドイソスターが開発されて

第3章 ペプチドミメティック（ジペプチドイソスター）の合成と応用

おり，生理活性ペプチドへの応用も展開されている。

しかし，従来のADIは天然型のペプチド結合と比較して，双極子モーメントや，空間制御効果が乏しいことがペプチドミメティックとしての課題点として挙げられる[5]。また，これまでのADIの合成法は側鎖アルキル基の不斉点の構築が可能であるが，多段階合成・低総収率などの改善の余地を残しており，グラム単位での合成に成功した報告例は皆無に近い[10]。これらがペプチドミメティックとして多方面へ応用展開する上で妨げになっている。

3 クロロアルケン型ジペプチドイソスター（CADI）

3.1 CADIの分子設計

上述した背景のもと，著者らは新規のペプチドミメティック（ペプチド結合等価体）としてクロロアルケン型ジペプチドイソスター（CADI）に着目した（図4）。ペプチド結合は窒素原子上の孤立電子対とカルボニル基の共鳴効果の影響で，部分的な二重結合性を帯びている。また，塩素原子は酸素原子と電気陰性度やVan der Waals半径などの化学的相同性が高いため，電子的かつ立体的な原子置換体として有効であると考えられる。これら"アミドの二重結合性"と"塩素原子の酸素模倣性"の概念を融合したCADIは新規のジペプチドイソスターとして期待でき，これまでの"双極子モーメント"や"空間制御効果"に関する問題点を克服できると考え，その効率的な合成法およびペプチド合成化学への応用研究に着手した。下記がその詳細である。

3.2 クロロアルケン骨格の構築法

これまでに，クロロアルケン骨格構築法として，クロロビニリデンクロムカルベノイドを中間体とした合成法[11]やパラジウム触媒を活用した合成法[12]が報告されているが，不斉点の構築など種々官能基化された基質の合成への汎用性に課題を残している。

この状況において，著者らは高次有機銅試薬による一電子還元反応を鍵反応とする三置換Z型クロロアルケンの立体選択的合成法の開発に成功している（図5）[13]。分子内に不斉環境を有するγ,γ-ジクロロ-α,β-不飽和カルボニル化合物3.1に対し，高次有機銅試薬を作用させることで一電子移動による還元的脱クロロ化反応が進行し，ジエノラート中間体3.3の生成，スズジエノラートへのトランスメタル化を経て，種々の求電子剤を作用させることで，α位が立体選択的にアルキル化された三置換Z型クロロアルケン誘導体3.4が得られることに成功している。本

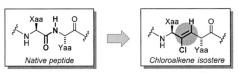

図4 クロロアルケン型ジペプチドイソスターの分子設計

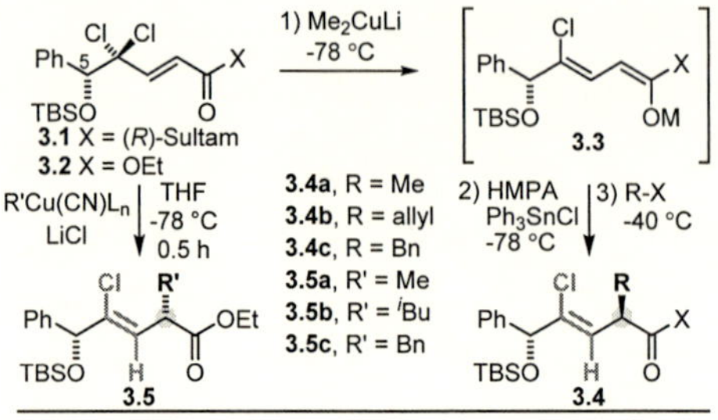

中分子創薬に資するペプチド・核酸・糖鎖の合成技術

entry	substrate	R or R'	Z/E^a	3.4 or 3.5, yield (%)^b	dr^c
1	**3.1**	Me	>97:3	**3.4a**, 58	97:3
2	**3.1**	allyl	>97:3	**3.4b**, 81	97:3
3	**3.1**	Bn	>97:3	**3.4c**, 83	99:1
4	**3.2**	Me	>97:3	**3.5a**, 98	74:26
5	**3.2**	^{i}Bu	>97:3	**3.5b**, 95	69:31
6	**3.2**	Bn	>97:3	**3.5c**, 70	77:23

^{a}Determined by ^{1}H NMR.^{b}Yields of isolated products.
^{c}Determined by HPLC.

図5　三置換 Z 型クロロアルケンの立体選択的合成

反応では熱力学的に安定な Z 型クロロアルケンがほぼ完全な選択性で得られることや，従来法では困難な隣接位の不斉点の構築が可能である。

また，著者らは処理する試薬を高次有機銅試薬から低次有機銅試薬へ変換することで還元的脱クロロ化反応ではなく，基質 **3.2** 内の C5 位不斉点に起因した 1,4-遠隔不斉誘起によるジアステレオ選択的な S_N2'型アリル位アルキル化反応が進行した種々の Z 型クロロアルケン誘導体 **3.5** が得られることも見出している[13]。

これらは形式の異なる 2 つの反応であるが，どちらも効率的にクロロアルケン骨格を構築し，従来法では困難な隣接位の不斉点の構築ができるため，多様な官能基を立体選択的に導入できることを見出した。

3. 3　CADI の立体選択的合成法とペプチド合成への適用化

続いて，これまでの有機銅試薬を用いたクロロアルケン類の骨格構築法を活用して，著者らは CADI の効率的合成法も確立している。

まず，鍵反応前駆体までの効率的な合成法について記述する。

3. 3. 1　CADI 前駆体の効率的合成

N 末端アミノ酸側鎖官能基に相当するアルデヒド **3.6** およびキラル (S)-tert-ブチルスルフィンアミド **3.7**[14] を出発原料として，短工程にて誘導可能な α,α-ジクロロ-β-アミノエステル **3.8** を合成した（図6）[13, 15]。さらに，エステル基の還元，Horner-Wadsworth-Emmons 反応により CADI 前駆体となる (E)-γ,γ-ジクロロ-α,β-不飽和エステル (E)-**3.9** を 5 工程にて誘導した。また，安藤試薬[16] を用いることで Z-選択的 Horner-Wadsworth-Emmons 反応が進行し，(Z)-γ,γ-ジクロロ-α,β-不飽和エステル (Z)-**3.9** も α,α-ジクロロ-β-アミノエステル **3.8** を共通中間体とすることで短工程にて効率的に合成した。

第3章 ペプチドミメティック（ジペプチドイソスター）の合成と応用

3.3.2 L-Xaa-Gly 型 CADI の効率的合成

γ,γ-ジクロロ-α,β-不飽和エステル (E)-**3.10a-e** に対して高次有機銅試薬を作用させることで，一電子還元反応が進行した三置換 Z 型クロロアルケン骨格を有する L-Xaa-Gly 型 CADI **3.11a-e** が高収率かつ Z 選択的に得られた（図7）[15]。

3.3.3 (L,D) および (L,L) 型 CADI の効率的合成

γ,γ-ジクロロ-α,β-不飽和エステル(E)-**3.10a** に対して，アミノ酸側鎖に相当するアルキル基を有する低次有機銅試薬を用いた場合では，C5 位不斉中心に起因する 1,4-遠隔不斉誘起によるジアステレオ選択的なアリル位アルキル化反応が進行し，対応する (L,D) 型の立体配座に相当する種々の CADI **3.12a-i** が高収率，高立体選択的に得られた（図8）[12]。

また，本反応の 1,4-遠隔不斉誘起の知見をもとに，基質の幾何異性体となる E 型 (E)-**10a** から Z 型 (Z)-**10a** へ切り換えることで，ジアステレオマーの (L,L) 型 CADI **3.13a-i** を高収率・高立体選択的に合成でき，E 型の基質と同様の収率，立体選択性，基質一般性を示すことも明ら

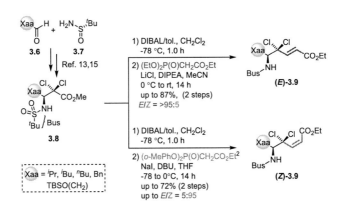

図6 γ,γ-ジクロロ-α,β-不飽和エステル（CADI 前駆体）の効率的合成

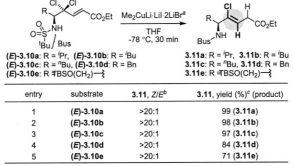

図7 L-Xaa-Gly 型 CADI の効率的合成

中分子創薬に資するペプチド・核酸・糖鎖の合成技術

かにしている（図9）[12]。

そして，γ,γ-ジクロロ-α,β-不飽和エステル（**E**）-**3.10a** を基質とする反応は使用する銅塩を触媒量である 30 mol%，（**Z**）-**3.10a** では 140 mol% まで減らしても高収率，高立体選択的に進行し，アトムエコノミーの改善に成功した（図10）[17]。

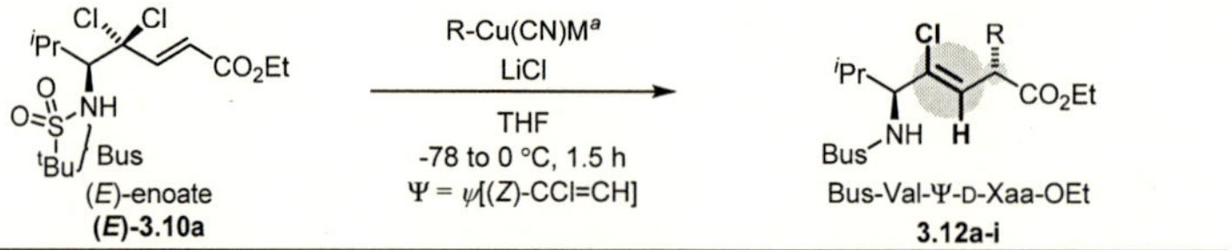

entry	RCu(CN)M[a]	Bus-Val-Ψ-D-Xaa-OEt	Z/E[b]	dr[b]	yield (%)[c]
1	MeCu(CN)ZnCl	Bus-Val-Ψ-D-Ala-OEt	>20:1	,>20:1	**3.12a**, 86
2	EtCu(CN)ZnCl	Bus-Val-Ψ-D-Abu(2)-OEt	>20:1	>20:1	**3.12b**, 99
3	nBuCu(CN)ZnCl	Bus-Val-Ψ-D-Nle-OEt	>20:1	>20:1	**3.12c**, 94
4	iBuCu(CN)ZnBr	Bus-Val-Ψ-D-Leu-OEt	>20:1	>20:1	**3.12d**, 99
5	BnCu(CN)ZnBr	Bus-Val-Ψ-D-Phe-OEt	>20:1	>20:1	**3.12e**, 98
6	(2-naphthyl)Cu(CN)ZnCl	Bus-Val-Ψ-D-Nal-OEt	>20:1	>20:1	**3.12f**, 94
7	EtO$_2$C(CH$_2$)$_2$Cu(CN)ZnCl	Bus-Val-Ψ-D-Glu(OEt)-OEt	>20:1	>20:1	**3.12g**, 98
8	AllylCu(CN)ZnCl	Bus-Val-Ψ-D-(Allyl)Gly-OEt	>20:1	>20:1	**3.12h**, 54
9	2,6-diMePhCu(CN)ZnCl	Bus-Val-Ψ-D-(2,6-diMePh)Gly-OEt	>20:1	>20:1	**3.12i**, 96

[a]All reactions were carried out at -78 °C for 1.5 h on a 0.3 mmol scale with 4 equiv of organocuprates in the presence of Li salts. [b]Determined by ^{1}H NMR with the unpurified reaction mixture. [c]Yields of isolated products.

図8 （L,D）型 CADI の効率的合成

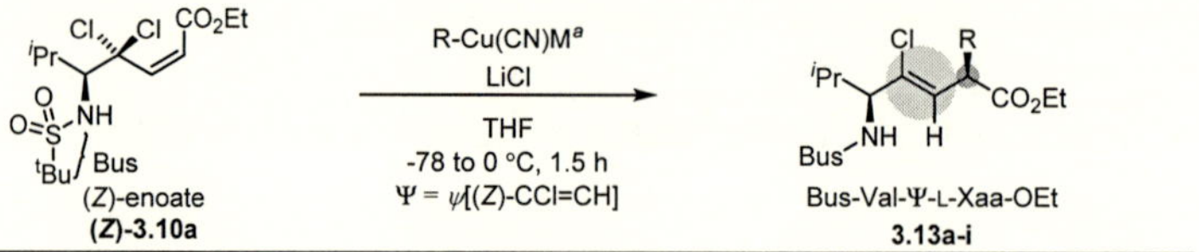

entry	RCu(CN)M[a]	Bus-Val-Ψ-L-Xaa-OEt	Z/E[b]	dr[b]	yield (%)[c]
1	MeCu(CN)ZnCl	Bus-Val-Ψ-Ala-OEt	>20:1	,>20:1	**3.13a**, 99
2	EtCu(CN)ZnCl	Bus-Val-Ψ-L-Abu(2)-OEt	>20:1	>20:1	**3.13b**, 95
3	nBuCu(CN)ZnCl	Bus-Val-Ψ-L-Nle-OEt	>20:1	>20:1	**3.13c**, 92
4	iBuCu(CN)ZnBr	Bus-Val-Ψ-Leu-OEt	>20:1	>20:1	**3.13d**, 92
5	BnCu(CN)ZnBr	Bus-Val-Ψ-Phe-OEt	>20:1	>20:1	**3.13e**, 99
6	(2-naphthyl)Cu(CN)ZnCl	Bus-Val-Ψ-L-Nal-OEt	>20:1	>20:1	**3.13f**, 99
7	EtO$_2$C(CH$_2$)$_2$Cu(CN)ZnCl	Bus-Val-Ψ-L-Glu(OEt)-OEt	>20:1	>20:1	**3.13g**, 93
8	AllylCu(CN)ZnCl	Bus-Val-Ψ-L-(Allyl)Gly-OEt	>20:1	>20:1	**3.13h**, 51
9	2,6-diMePhCu(CN)ZnCl	Bus-Val-Ψ-L-(2,6-diMePh)Gly-OEt	>20:1	>20:1	**3.13i**, 94

[a]All reactions were carried out at -78 °C for 1.5 h on a 0.3 mmol scale with 4 equiv of organocuprates in the presence of Li salts. [b]Determined by ^{1}H NMR with the unpurified reaction mixture. [c]Yields of isolated products.

図9 （L,L）型 CADI の効率的合成

さらに，本反応のN末端アミノ酸を変更することによる官能基許容性についても精査した（図11）。その結果，基質の立体的影響を受けることなく，良好な収率かつ立体選択性で目的のCADI **3.14a–d**，**3.15a–d**を得ることに成功した[17]。

3. 3. 4　ペプチド合成への適用化

これまでの合成戦略によって，(L,D)，(L,L) 型に相当する種々のジペプチドイソスターの合成が可能である。また，合成された本イソスターを液相または固相合成に利用可能な *N*-Boc-，

entry	substrate	copper salt (I)	RZnX	*Z*/*E*[b]	dr[b]	**3.12** or **3.13** yield[c] (%)
1	**(*E*)-3.10a**	30 mol% CuCl	MeZnCl	>20:1	>20:1	**3.12a**, 99
2	**(*E*)-3.10a**	30 mol% CuCl	^{i}BuZnBr	>20:1	>20:1	**3.12d**, 98
3	**(*E*)-3.10a**	30 mol% CuCl	BnZnBr	>20:1	>20:1	**3.12e**, 97
4	**(*E*)-3.10a**	30 mol% CuCl	$EtO_2(CH_2)_2ZnBr$	>20:1	>20:1	**3.12g**, 98
5	**(*E*)-3.10a**	30 mol% CuCl	AllylZnCl	>20:1	>20:1	**3.12h**, 70
6	**(*Z*)-3.10a**	140 mol% CuCl	MeZnCl	>20:1	>20:1	**3.13a**, 97
7	**(*Z*)-3.10a**	140 mol% CuCl	^{i}BuZnBr	>20:1	>20:1	**3.13d**, 95
8	**(*Z*)-3.10a**	140 mol% CuCl	BnZnBr	>20:1	>20:1	**3.13e**, 94
9	**(*Z*)-3.10a**	140 mol% CuCl	$EtO_2(CH_2)_2ZnBr$	>20:1	>20:1	**3.13g**, 96
10	**(*Z*)-3.10a**	140 mol% CuCl	AllylZnCl	>20:1	>20:1	**3.13h**, 66

[a]All reactions were carried out at -78 °C for 30 min on a 0.3 mmol scale with 30 or 140 mol% of CuCl and 2.4 equiv of organozinc reagents in the presence of Li salts. [b]Determined by ^{1}H NMR with an unpurified reaction mixture. [c]Yields of isolated products.

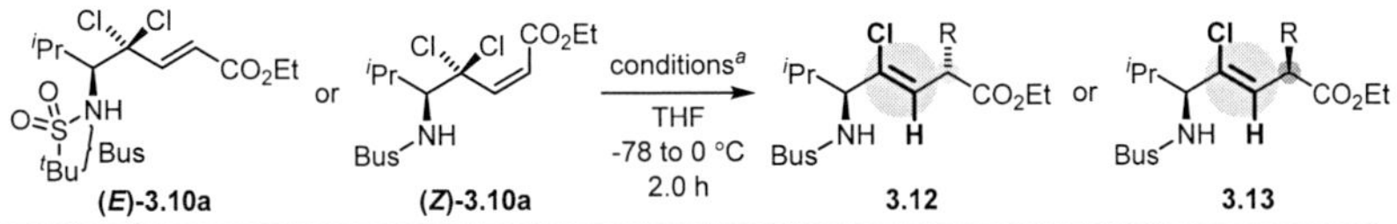

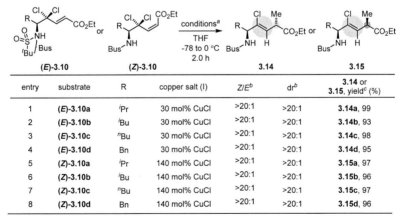

図10　ジアステレオ選択的アリル位アルキル化反応のアトムエコノミーの改善化

entry	substrate	R	copper salt (I)	*Z*/*E*[b]	dr[b]	**3.14** or **3.15**, yield[c] (%)
1	**(*E*)-3.10a**	^{i}Pr	30 mol% CuCl	>20:1	>20:1	**3.14a**, 99
2	**(*E*)-3.10b**	^{i}Bu	30 mol% CuCl	>20:1	>20:1	**3.14b**, 93
3	**(*E*)-3.10c**	^{n}Bu	30 mol% CuCl	>20:1	>20:1	**3.14c**, 98
4	**(*E*)-3.10d**	Bn	30 mol% CuCl	>20:1	>20:1	**3.14d**, 95
5	**(*Z*)-3.10a**	^{i}Pr	140 mol% CuCl	>20:1	>20:1	**3.15a**, 97
6	**(*Z*)-3.10b**	^{i}Bu	140 mol% CuCl	>20:1	>20:1	**3.15b**, 96
7	**(*Z*)-3.10c**	^{n}Bu	140 mol% CuCl	>20:1	>20:1	**3.15c**, 97
8	**(*Z*)-3.10d**	Bn	140 mol% CuCl	>20:1	>20:1	**3.15d**, 96

[a]All reactions were carried out at -78 °C for 30 min on a 0.3 mmol scale with 30 or 140 mol% of CuCl and 2.4 equiv of MeZnCl in the presence of Li salts. [b]Determined by ^{1}H NMR with an unpurified reaction mixture. [c]Yields of isolated products.

図11　ジアステレオ選択的アリル位アルキル化反応の官能基許容性

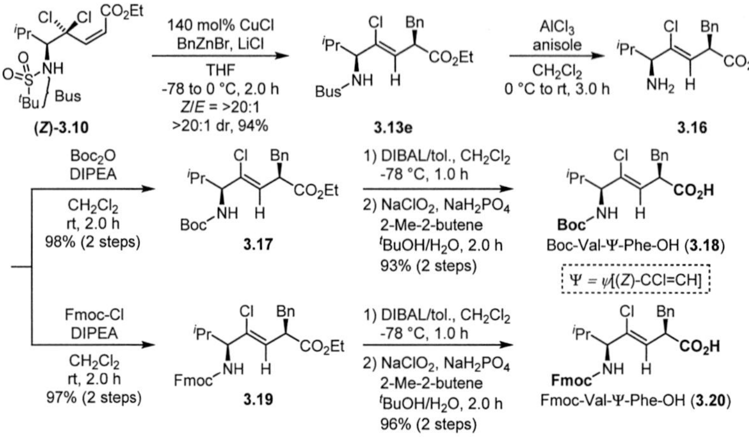

図12 *N*-Boc-, *N*-Fmoc- 保護カルボン酸体への誘導

N-Fmoc-保護カルボン酸体のジペプチドイソスターへ誘導可能であることも見出している。（図12）[17]。これまでに開発した合成法から得られるアルキル化体 **3.13e**（Bus-Val-Ψ-Phe-OEt）に対して，三塩化アルミニウム，アニソール条件下で Bus の脱保護[18]，さらに *N*-Boc-保護体 **3.17**（Boc-Val-Ψ-Phe-OEt）または *N*-Fmoc-保護体 **3.19**（Fmoc-Val-Ψ-Phe-OEt）への再保護が可能である。また，エステルは DIBAL 還元，ピニック酸化によって，エピマー化することなく *N*-Boc-保護または *N*-Fmoc-保護カルボン酸 **3.18**，**3.20**（Boc-Val-Ψ-Phe-OH，Fmoc-Val-Ψ-Phe-OH）へ誘導することに成功した。

3. 4 CADI の応用展開—RGD ペプチドへの適用を例に—

CADI の応用として，細胞接着因子である $\alpha_V\beta_3$ integrin と vitronectin との binding を阻害する環状 RGD ペプチド **3.21**（*cyclo*[-Arg-Gly-Asp-D-Phe-Val-]）[19]に対して，CADI の導入および活性評価を行った。

これまでに開発した合成戦略[13, 15, 17]を適用することによって，*N*-Fmoc-保護カルボン酸 **3.29** を 10 工程（グラムスケール）にて合成することに成功した（図 13）。

続いて，ここで得られた Fmoc-保護カルボン酸 CADI を用いて Fmoc-固相合成法への応用を行った（図 14）。

その結果，CADI の樹脂への導入および，その後のアミノ酸との縮合や脱樹脂，環化，脱保護が可能であり，Fmoc-固相合成法を活用することで CADI 型環状 RGD ペプチド **3.34** の合成を達成した。

合成した CADI 含有環状 RGD ペプチド **3.34** は $\alpha_V\beta_3$ integrin-vitronectin の結合の阻害実験にて評価を行ったところ，親ペプチド **3.21** よりも高い阻害能を有しているペプチドミメティックであることを見出した（図 15）[20]。

さらに，現在までに報告されているアルケン類含有の環状 RGD ペプチド（**3.35**，**3.36**）[21]と

第3章　ペプチドミメティック（ジペプチドイソスター）の合成と応用

比較をしても，CADI 含有ペプチドミメティック **3.34** が阻害剤として優位に機能していることも明らかとなった（図15）。

NMR 測定と分子動力学計算（MD 計算）[22, 23]による立体配座の解析を行った（図16）。

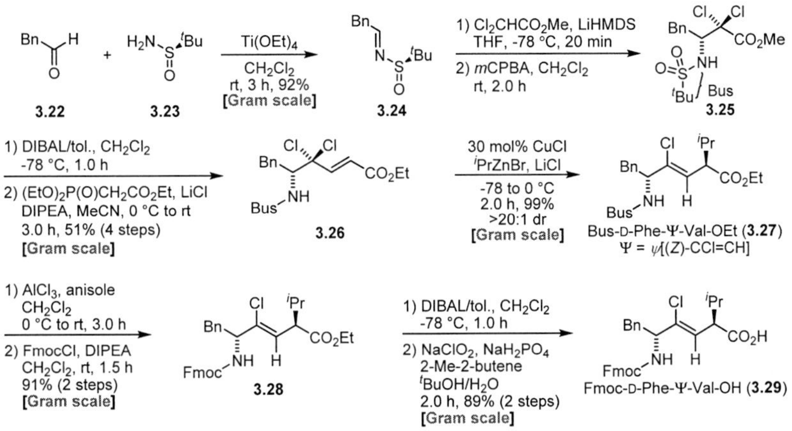

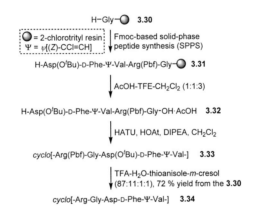

図13　Fmoc-D-Phe-Ψ[(Z)-CCl=CH]-Val-OH **3.29** のグラムスケール合成

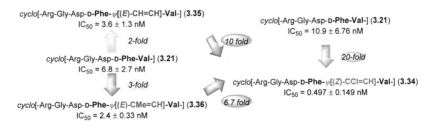

図14　Fmoc-固相合成法を活用した CADI 含有-環状 RGD ペプチドの合成

図15　環状 RGD ペプチドとそのペプチドミメティックにおける $\alpha_V\beta_3$ integrin-vitronectin の結合の阻害活性の比較

a) MD 計算に基づいた環状 RGD ペプチドと **3.21** と CADI 含有-ペプチドミメティック **3.34** の分子の重ね合わせ

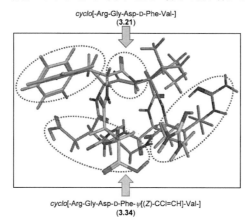

b) MD 計算に基づいた環状 RGD ペプチドと **3.21** と CADI 含有-ペプチドミメティック **3.34** の RMSD 値の算出

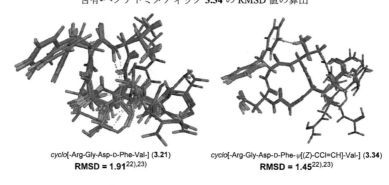

図 16　分子動力学計算（MD 計算）による立体配座の解析

　親ペプチドと今回合成したペプチドミメティックのアミノ酸側鎖の向きは同様であった（図 16-a）。その一方で，算出されてくるエネルギー構造が低い立体配座群について重ね合わせ，root mean square deviation（RMSD）値の算出を行った（図 16-b）。RMSD 値は分子の揺らぎの度合いの指標であり，その値が低いほど，分子の揺らぎ幅が小さいことを意味する。今回合成した CADI 含有-環状 RGD ペプチド **3.34** の RMSD 値は 1.45，親ペプチド **3.21** は 1.91 であったことから，CADI 含有ペプチドミメティックは環状の剛直性に優れていると示唆された。

　これは"アミド結合からオレフィンへ変換したことによる剛直化"と"酸素原子よりも原子半径の大きい塩素原子へ置換にしたことによって生じる 1,3-アリル歪み"，この 2 つが起因し，環状ペプチドの全体構造がより剛直になり，$\alpha_V\beta_3$ インテグリンとの相互作用が向上したために，阻害能も上がったものと考えられる（図 17）。

第3章　ペプチドミメティック（ジペプチドイソスター）の合成と応用

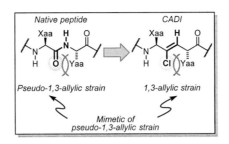

図17　1,3-アリル歪みによる分子構造の剛直化

4　まとめと展望

著者らは簡便に誘導可能な基質（γ,γ-ジクロロ-α,β-不飽和エステル）に対して，種々の有機銅試薬を作用させることで，多様なCADIの効率的合成法の開発に成功している。すなわち，不斉補助基を活用した基質の不斉環境を制御することで，L-Xaa-Gly型，D-Xaa-Gly型に加えて，全ての立体配座の組合せである（L,D），（L,L），（D,L），（D,D）型のCADIを短工程かつ高収率にて合成することができる。本合成戦略は多様な類縁体合成が可能になることから汎用性・応用性に優れた合成方法論である。また，液相・固相合成法に適用可能なBoc-Xaa-ψ[(Z)-CCl=CH]-Yaa-OHまたはFmoc-Xaa-ψ[(Z)-CCl=CH]-Yaa-OHへ誘導でき，生理活性ペプチドへの導入にも成功している。さらに，導入したCADI含有ペプチドは親ペプチドと比較して，高活性なペプチドミメティックとして機能することも明らかにしている。

生体反応の機能分子であるタンパク質構造の母核となるペプチド結合は，相互作用に関わる重要な官能基である。また，ペプチド分子の二次・三次構造にも大きな影響を与えることから，このペプチドミメティックを用いた研究は分子の機能部位や活性コンホメーションの同定，機能様式の解明，生理活性の向上など多岐に役立つものである。さらに，多くのペプチドミメティックはポストゲノム時代では，天然型リガンドからの効率的な非ペプチド性低分子医薬品のデザインを行う上で有益な化学修飾の手法を提供するものである。加えて，中分子ペプチドライブラリーが構築されつつある現在では，本稿で挙げたペプチドミメティックは次世代型創薬の一つを提供するものであり，今後本分野が広く利用されることを期待する。

謝辞

本稿に紹介した研究成果は，東京医科歯科大学・生体材料工学研究所・メディシナルケミストリー分野において行われたものであり，野村渉准教授（東京医科歯科大学・生体材料工学研究所），松崎祐大修士をはじめとする多くの共同研究者の皆様に感謝申し上げます。また，$\alpha_V\beta_3$ integrin-vitronectinの結合における競合的阻害実験は，野水基義教授（東京薬科大学・薬学部），保住建太郎講師（東京薬科大学・薬学部）の共同研究者の諸氏のご協力により，行われたものであり，厚く御礼申し上げます。そして，本研究の初期においてご指導頂きました鳴海哲夫准教授（静岡大学大学院・総合科学技術研究科），前任者である清家俊輔修士に感謝申し上げます。

文　　献

1) D. F. Veber, R. M. Freidinger, *Trends Neurosci.*, **8**, 392（1985）
2) A. Giannis, T. Kolter, *Angew. Chem., Int. Ed.*, **32**, 1244（1993）
3) M. G. Bursavich, D. H. Rich, *J. Med. Chem.*, **45**, 541（2002）
4) A. Brik, C.-H. Wong, *Org. Biomol. Chem.*, **1**, 5（2003）
5) 鳴海哲夫，玉村啓和，生化学，**82**, 515（2010）
6) H. Tamamura, K. Hiramatsu, *et al.*, *J. Med. Chem.*, **48**, 380（2005）
7) A. Otaka, H. Watanabe, *et al.*, *Tetrahedron Lett.*, **42**, 285（2001）
8) K. Kobayashi, S. Oishi, *et al.*, *J. Med. Chem.*, **55**, 2746（2012）
9) E. Inokuchi, T. Narumi, *et al.*, *J. Org. Chem.*, **73**, 3942（2008）
10) M.-C. Frantz, J. G. Pierce, *et al.*, *Org. Lett.*, **13**, 2318（2011）
11) R. Baati, D. K. Barma, *et al.*, *J. Am. Chem. Soc.*, **123**, 9196（2001）
12) Z. Tan, E. Negishi, *Angew. Chem., Int. Ed.*, **45**, 762（2006）
13) T. Narumi, T. Kobayakawa, *et al.*, *Org. Lett.*, **14**, 4490（2012）
14) M. T. Robak, M. A. Herbage, *Chem. Rev.*, **110**, 3600（2010）
15) T. Kobayakawa, H. Tamamura, *Tetrahedron*, **72**, 4968（2016）
16) K. Ando, T. Oishi, *et al.*, *J. Org. Chem.*, **65**, 4745（2000）
17) T. Kobayakawa, H. Tamamura, *Tetrahedron*, **73**, 4464（2017）
18) T. Mita, Y. Higuchi, *et al.*, *Chem. Eur. J.*, **19**, 1123（2013）
19) M. Aumailley, M. Gurrath, *et al.*, *FEBS Lett.*, **291**, 50（1991）
20) T. Kobayakawa, Y. Matsuzaki, *et al.*, *in preparation*
21) S. Oishi, K. Miyamoto, *et al.*, *Tetrahedron*, **62**, 1416（2006）
22) Molecular Operating Environment（MOE）, 2016.08; Chemical Computing Group Inc., 1010 Sherbooke St. West, Suite #910, Montreal, QC, Canada, H3A 2R7, 2016.
23) P. Labute, *J. Chem. Inf. Model.*, **50**, 792（2010）

第4章 マイクロフロー法によるペプチド合成

布施新一郎[*]

　かつてペプチドは，代謝安定性が低く，経口投与が困難なために薬剤としての魅力に乏しいとみなされてきた。しかしながら近年，抗体医薬品がその副作用リスクの低さから，経口投与が困難でも薬剤として有用と認識され，さらには，多くのブロックバスター抗体医薬品が登場するに至り，ひるがえってペプチド医薬品も注目を集めるようになった。これは，ペプチド医薬品が抗体医薬品のように副作用の軽減に効果があり，低分子医薬品のように低コストで生産可能で，さらには適切な分子デザインにより経口投与も可能になると期待されているためである。実際に60個以上のペプチド医薬品が既にFDAにより承認されている[1]。このため，ペプチド医薬品の低コスト生産法の開発は非常に重要となっている。

　ペプチドの合成は長い歴史をもち，ともすると，あらゆるペプチドを，いかなる目的であっても何ら問題なく合成できると誤解されがちである。確かに探索研究における少量多品種のペプチド合成においては，Merrifieldにより開発された固相合成法などにより多くの問題が解決されている[2]。一方で，樹脂が高価であることから，依然として大量のペプチドを安価に迅速に合成する手法はない。とりわけ，ラセミ化しやすいアミノ酸や求核性の低い嵩高いアミノ酸の連結は現在でも難度が高い。実際に2016年の報告で，過去40年間米国の製薬会社から出願された特許文献中の有機合成反応をビックデータ解析した論文によると，驚くべきことに縮合剤を用いるアミド化反応の平均収率が年々低下していることがわかっている[3]。近年多くの有用な新しい縮合剤が開発されているにも関わらず，平均収率が低下し続けている背景には，医薬品開発の現場で，副反応を起こしやすい，もしくは反応性の低いアミノ酸を連結するアミド化反応の需要が高まっていることを反映していると考えられる。

　本章ではペプチドのマイクロフロー合成について紹介するが，この際にペプチド合成の難度についてあらかじめ説明しておきたい。本説での紹介対象とはしないが，これまでにアミノ酸ではないカルボン酸とアミンによるアミド化反応や，アミノ酸と脂肪族アミンのアミド化反応が数多くマイクロフロー法を用いて行われている。通常，アミノ酸においては，カルボニル基の電子求引性や側鎖の立体障害によりアミノ基の求核性が低下していることが多く，また，カルボニル基のα位のエピメリ化のおそれがあるため，α-アミノ酸同士のアミド化は比較的難度が高い（図1）。α-アミノ酸でも側鎖のないグリシンや，α位に側鎖をもたないβ-アミノ酸の連結は比較的容易である。

　＊　Shinichiro Fuse　東京工業大学　科学技術創成研究院　化学生命科学研究所　准教授

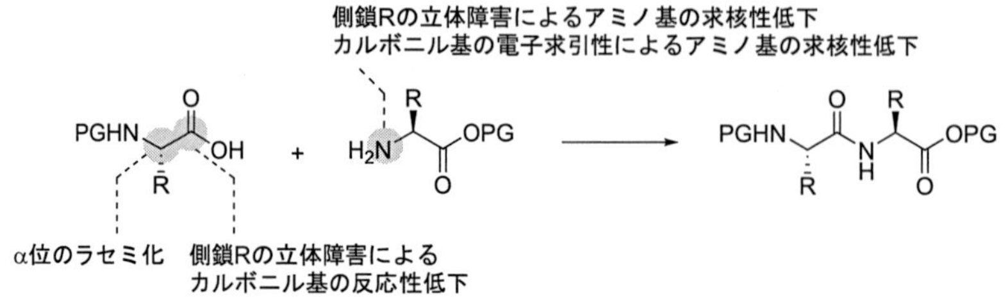

中分子創薬に資するペプチド・核酸・糖鎖の合成技術

図1 α-アミノ酸連結時の問題点

　ペプチドは鎖長が長くなるにつれて溶解性が低下することが多く，長年にわたり合成の障害となってきたが，これを解決する固相合成法の登場によって状況は大きく改善された。ペプチド合成の自動化に関する研究開発も多くなされ，1960 年台から今日に至るまで多くのペプチド自動合成装置が開発されてきた[4]。また，1980 年台には，樹脂をカラムに充填し，このカラムに試薬溶液を通液することによるペプチド合成が報告された[5]。この通り，歴史的に見るとペプチド合成とフロー合成は早い段階からその接点をもっていたといえる。一方で，1990 年台より微小流路（通常 1 mm 以下の径の流路）で反応を行うマイクロフロー合成が注目を集めるようになった。マイクロフロー法では，通常のフロー法と比較して，反応液の単位体積に対する表面積の増大による精密な温度制御，拡散距離短縮による高速混合の実現により厳密な反応時間の制御が可能になる点が特長として挙げられる。この特長は副反応を惹起しやすい短寿命活性種を用いる反応において有効である[6~8]。

　2001 年の Watts, Haswell らによる β-ペプチドのマイクロフロー合成[9]を皮切りにいくつかのペプチドのマイクロフロー合成が報告された。しかし，ほとんどの報告では，上記のマイクロフロー法ならではの特長を活かした合成法とはなっておらず，旧来のペプチドフロー合成を単純に微小な流路で行った感が否めなかった。近年，いくつかのマイクロフロー法でなくては実現不可能な反応が報告されるに至り，ペプチドマイクロフロー合成分野は新たなフェーズに入りつつある。

　前述の通り，①電子求引性のカルボニル基から離れているためにアミノ基の求核性低下がほとんどないこと，②カルボニル基の α 位に立体障害を生じる側鎖がない場合はカルボニル基の反応性も高く，ラセミ化の恐れもないことから，β-アミノ酸の連結は比較的容易である。ペプチドのマイクロフロー合成は 2001 年に β-アミノ酸の連結から始まった。以下紹介する。

　Watts, Haswell らは，ホウケイ酸ガラス製のマイクロフローリアクター（図2）をフォトリソグラフィと湿式エッチング技術により作製した[10, 11]。このリアクターは 4 つの注入部 A–D をもっており，この注入部を介して基質や試薬の導入，生成物の取り出しを行う。リアクターの下部には約 100×50 μm のサイズ[12]の流路があり，各注入部は微細多孔溶融シリカのフィルターを介してこの流路と連結されている。なお，本リアクターでは，電気浸透流により送液を行っている。すなわち印加電圧の調整により流速を変え，これにより反応時間を制御している。

50

第 4 章　マイクロフロー法によるペプチド合成

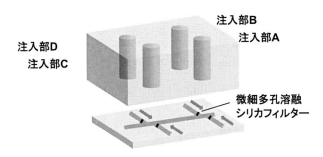

図 2　Watts, Haswell らの用いたホウケイ酸ガラス製マイクロフローリアクター

図 3　Watts, Haswell らによる β-ペプチドのマイクロフロー合成

Watts, Haswell らはこのリアクターを使用した β-アミノ酸 1 および 2 の連結を報告した（図3）[9]。すなわち，注入部 A からカルボン酸を，注入部 B から DCC を，注入部 C からアミノ酸を導入し，注入部 D から目的物を取り出した。この方法により，12.5 秒（化合物の注入に 2.5 秒，10 秒間フロー停止）反応させることにより収率 93％で目的ジペプチド 3 を合成した。また，同グループはマイクロフローリアクターを用いる連続反応や分離精製も報告している[11〜13]。

前述の通り，β-アミノ酸の連結と比較して α-アミノ酸の連結は難度が高く，マイクロフロー法を駆使した α-アミノ酸の連結が報告されたのは 2010 年以降である。以下に詳細を紹介する。

Zhao らは図 4 に示すガラス製のマイクロフロー固相ペプチド合成チップをフォトリソグラフィとエッチングにより作製した[14]。このリアクターは 2 つの注入部をもち，ここから固相樹脂や試薬，基質をリアクターに導入する（内径 50 μm）。反応部（幅 600 μm × 長さ 1.3 cm）は多

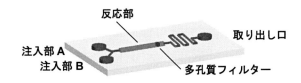

図 4　Zhou らの用いたマイクロフロー固相ペプチド合成チップ

孔質フィルターにより閉塞されており，これによりリアクター内部に導入された樹脂は反応部にとどまるように設計されている。なお，本リアクターでは，シリンジポンプにより送液を行っている。

Zhao らはこのリアクターを使用したペンタペプチド，leucine-enkephalin（**9**）の合成を報告した（図5）[14]。すなわち，反応点としてベンジルアルコールをもち，高担持量，高密度架橋された固相担体を調製し，これに対して，1残基目のチロシンを対称酸無水物法で担持して**4**を合成した。このチロシンを担持した固相担体**4**をマイクロフローリアクター内に導入し，20％ピペリジンのDMF溶液を注入部Aから2 μL/min の流速で5分間注入することにより，Fmoc基を除去した。続いて，リアクター内に残留した液を排出し，DMFで洗浄後，グリシン残基**5**，NMM，HBTU のDMF溶液を注入部Bから2 μL/min の流速で20分間注入することによりペプチド鎖を伸長した。その後，同様のFmoc除去操作とアミノ酸連結操作を繰り返すことにより，ペプチド鎖を伸長した後，最後に97.5％ TFA＋2.5％ H_2O を2つの注入部から2 μL/min の流速で30分間導入することで目的のペプチド**8**を切り出した。得られたペプチドの純度はHPLC解析の結果91.8％であった。

Jamison らは水冷式の450 W中圧水銀灯周囲に石英製チューブ（内／外径：0.762/3.18 mm）を配置した光反応リアクターを作製し（図6），これを用いてアルデヒド**10**とヒドロキシルアミンを原料としてニトロンを経由する光反応によるペプチド合成を報告している[15]。なお，光の漏洩を防止するため，リアクターおよび光源はアルミホイルを貼り付けたダンボール箱内に入れて反応させている。また，本リアクターでは，シリンジポンプにより送液を行っている。光反応はLambert-Beer の法則に従い，光路長が長くなると指数関数的に光が減衰するため，バッチリアクターを用いて光反応を実施する際は通常，高希釈条件および長時間条件を要する。一方で，マ

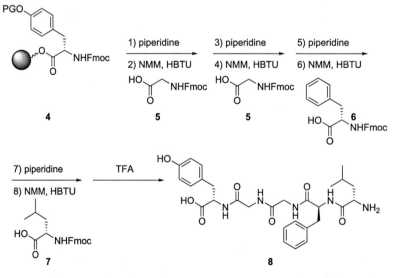

図5　Zhou らによる leucine-enkephalin のマイクロフロー合成

第4章 マイクロフロー法によるペプチド合成

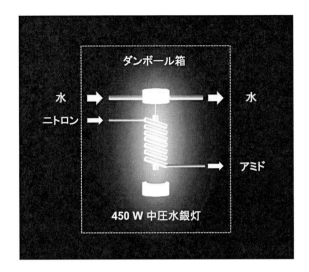

図6 Jamisonらが用いた光マイクロフローリアクター

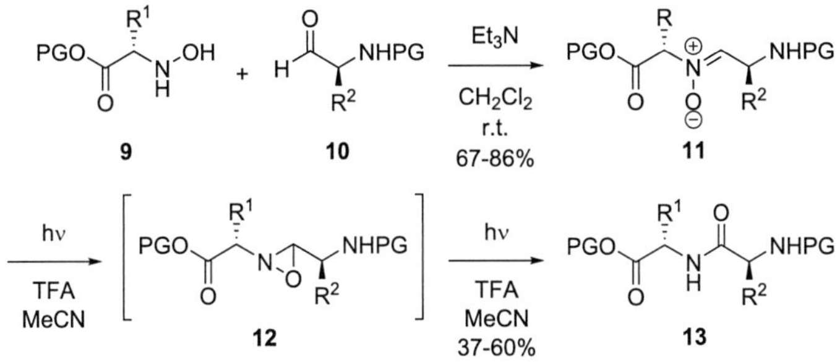

図7 Jamisonらによる光反応を用いたペプチドのマイクロフロー合成

イクロフローリアクターは薄い反応場をもつため,光の減衰を抑制でき,高効率な光反応を実現できる。

反応機構は図7に示す通りであり,まず,ヒドロキシルアミン9とアルデヒドを混合することにより,ニトロン11へ誘導し,これに対して光照射することでオキサジリジン中間体12を経由する転位反応を進行させ,9種類のジペプチド13を合成している。

以上の報告の中では,α-ペプチド,β-ペプチドを問わず,医薬品生産にも適用可能と期待できる生産性の高い手法がなく,ラセミ化しやすいペプチドや嵩高いペプチドを高収率で迅速に連結できる手法もない。つい最近,この状況を打破しうる合成法を著者らは報告した。すなわち,著者らは図8に示す通り,シリンジポンプと,内径0.8 mmのテフロンチューブ,SUS製内径0.25 mmのT字型ミキサーを連結した簡素なリアクターを用いるアミノ酸の連結法を報告した[16]。なお,ミキサーを恒温水槽に浸漬することで温度を制御している。

53

中分子創薬に資するペプチド・核酸・糖鎖の合成技術

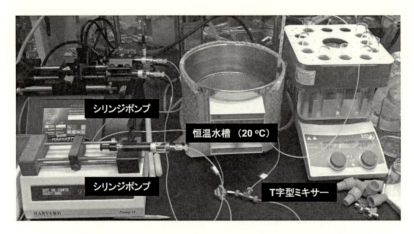

図8　Fuseらの用いたマイクロフローリアクター

　本手法では，安価で高活性なトリホスゲンを用いて，カルボン酸14を迅速かつ強力に活性化し，対称酸無水物15へ誘導している。対称酸無水物はその求電子性の高さから極めてラセミ化を起こしやすいが，マイクロフロー法の特徴である瞬間混合技術を利用し，その滞留時間を数秒未満に制御することによりラセミ化を抑制し，アミン16と反応させて目的のペプチド17を得ている（図9上）。旧来のペプチド合成手法では，高価で原子効率の低い縮合剤や添加剤を多量に用いる必要があったため，精製操作も煩雑となり高コストとなっていた[17]。一方で，筆者らの開発した手法で生じるのは本質的に二酸化炭素と塩化水素のみである。これにより夾雑物の分離が容易になっている。しかも，図9下に示す通り，ラセミ化しやすいカルボン酸や，嵩高いアミンを用いても目的物を高収率で得られる。また，本手法を用いることにより1時間あたり15 mmol程度のペプチドを得られる。これは，過去に報告された最も生産性の高いマイクロフロー合成法と比べて50倍以上に達する。

　また，著者らは，開発した手法を用いて，抗HIV，抗菌活性をもつ天然由来13残基ペプチドフェグリマイシン（18）の全合成を報告した[18]。フェグリマイシンは極めてラセミ化しやすい3,5-ヒドロキシフェニルグリシンを5つも含むため，その合成は挑戦的な課題であり，過去にSüssmuthらによる唯一の全合成が報告されているのみである[19]。通常，フェグリマイシンのような直鎖のペプチドを合成する際には，最終段階で大きなペプチドブロックをカップリングして合成することが多い（例えば図10の19＋20→18）。また，大きなペプチドブロックはC末端側から一残基ずつペプチド鎖を伸長して合成する（例えば図10の21＋22＋23＋24＋25＋24→20）。実際にSüssmuthらはこの手法による大きなペプチドブロック19および20の合成を検討したが，3,5-ジヒドロキシフェニルグリシンのラセミ化を抑制できず，1残基ずつペプチド鎖伸長する方法での全合成は不可能であると論文で述べている。著者らは開発したマイクロフローアミド化法を駆使することにより不可能とされていた大きなペプチドブロック19および20の1残基ずつペプチド鎖を伸長する方法での合成を実現し，18の全合成を達成した。

第4章 マイクロフロー法によるペプチド合成

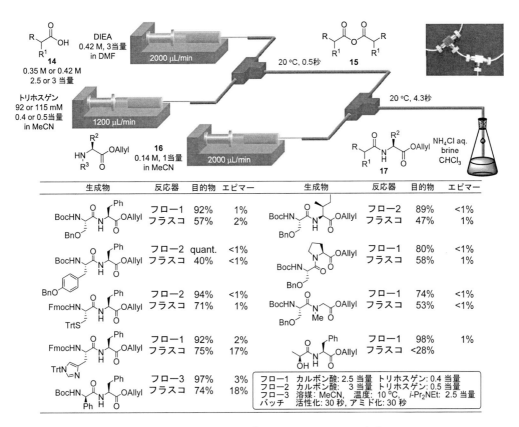

図9 Fuse らによるペプチドのマイクロフロー合成

　環状ペプチドは対応する鎖状ペプチドと比べて配座自由度が制限されていることから，生体標的分子に対しての親和性と選択性が向上すると考えられており，また，代謝安定性の向上により経口投与が可能となると期待されることや細胞膜透過性の向上により細胞内の生体分子を標的とできることが期待されることから大きな注目を集めている．しかしながら，環状ペプチドの典型的な合成法は①アミノ基とカルボキシル基を共にもつ閉環前駆体を扱う際に溶解性の低下が原因となり，精製が困難となることが多々あること，②環化反応の際に望まない二量化などの分子間反応，オリゴメリ化などの分子間反応を抑制するために高希釈条件を要するが，縮合剤によるカルボン酸の活性化は分子間反応であるため，反応速度の低下を補うために過剰量の縮合剤添加を必要とし，これにより廃棄物が増えることが問題となっている．著者らは最近，これらの問題の解決策として光反応を駆使する環状ペプチドの合成法を開発し，環状 RGD ペプチド 28 の合成を報告した[20]．すなわち，C 末端側をアミドの状態で保護したアミノ酸 29 に対して，前節で述べたマイクロフローペプチド鎖伸長法により順次アミノ酸 30-33 を連結し，一度だけシリカゲルカラムクロマトグラフィーと再結晶による精製を行い，高純度の 34 を得た．酸性条件下で Boc 基を除去した後に安価で入手容易なポータブル UV ランプに FEP チューブを巻きつけた簡

55

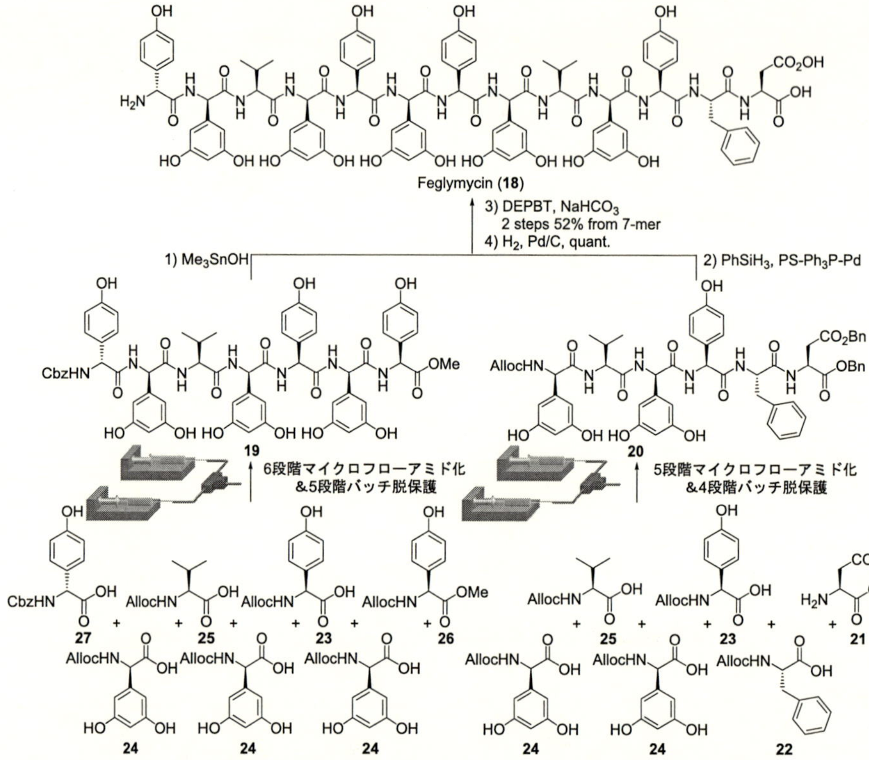

中分子創薬に資するペプチド・核酸・糖鎖の合成技術

図 10　Fuse らによるマイクロフロー法を用いた feglymycin の全合成

素な光マイクロフローリアクターを用いて **35** の溶液に 5 分間光照射し，再結晶により精製することで目的の環化体 **36** を得た。本反応では，図 11 右下に示す通り，光照射下での転位反応によりアミドがエステルへ変換されて環化反応が自発的に進行するため，アミノ基とカルボキシル基を共にもつ閉環前駆体の精製は不要であり，過剰量の縮合剤などの添加も不要である。なお，本合成では計 5 回のアミド化反応を行っているが，その合計反応時間はわずか 324 秒である。

おわりに

　以上述べた通り，最近報告されたマイクロフロー合成法により，ペプチド合成は新たなフェーズに入りつつある。一方で，医薬品として環状ペプチドとならび重要性の高い *N*-メチルアミノ酸を高収率で迅速に安価に連結できるマイクロフロー合成法は未報告であるが，著者らはこれについても最近解決策となりうる新手法の開発に成功した。ペプチドのバッチ合成法による医薬品生産では日本は欧米の後塵を拝する状況にあるが，革新的マイクロフロー合成法の登場により，今後日本がこの分野でトップランナーとなることに期待したい。

第4章 マイクロフロー法によるペプチド合成

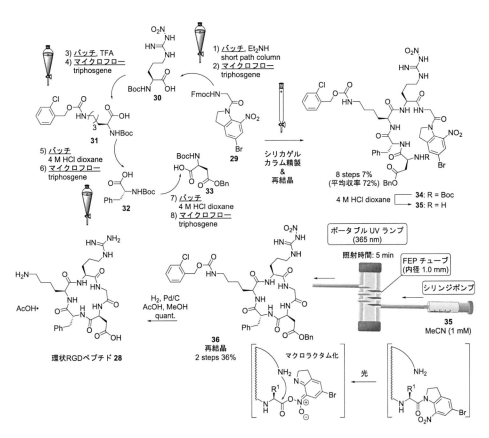

図11 Fuse らによるマイクロフロー法を用いた環状 RGD ペプチドの合成

文　　献

1) K. Fosgerau & T. Hoffmann, *Drug Discov. Today*, **20**, 122（2015）
2) R. B. Merrifield, *J. Am. Chem. Soc.*, **85**, 2149（1963）
3) N. Schneider *et al.*, *J. Med. Chem.*, **59**, 4385（2016）
4) R. B. Merrifield, *Science*, **150**, 178（1965）
5) R. P. Andrews, *Nature*, **319**, 429（1986）
6) J.-i. Yoshida, *Chem. Rec.*, **10**, 332（2010）
7) J.-i. Yoshida *et al.*, *Chem. Eur. J.*, **14**, 7450（2008）
8) J.-i. Yoshida, Flash Chemistry-Fast Organic Synthesis in Micro Systems, WILEY-VCH, Weinheim（2008）
9) P. Watts *et al.*, *Chem. Commun.*, 990（2001）
10) T. McCreedy, *Anal. Chim. Acta*, **427**, 39（2001）
11) P. Watts *et al.*, *Tetrahedron*, **58**, 5427（2002）
12) P. Watts *et al.*, *Lab Chip*, **2**, 141（2002）

中分子創薬に資するペプチド・核酸・糖鎖の合成技術

13) V. George *et al.*, *Chem. Commun.*, 2886（2003）
14) W. Wang *et al.*, *Lab Chip*, **11**, 929（2011）
15) Y. Zhang *et al.*, *Angew. Chem. Int. Ed.*, **52**, 4251（2013）
16) S. Fuse *et al.*, *Angew. Chem. Int. Ed.*, **53**, 851（2014）
17) D. J. C. Constable *et al.*, *Green Chem.*, **9**, 411（2007）
18) S. Fuse *et al.*, *Nat. Commun.*, **7**, 13491（2016）
19) F. Dettner *et al.*, *Angew. Chem. Int. Ed.*, **48**, 1856（2009）
20) Y. Mifune *et al.*, *Org. Biomol. Chem.*, **14**, 11244（2016）

第5章 マイクロ波を用いる水中ペプチド固相合成法

北條恵子[*]

1 はじめに

　科学技術における重要課題に「グリーンケミストリー」[1, 2]が掲げられ，サスティナブルな産業構造の構築を目指した環境と調和する合成技術開発の必要性が叫ばれて久しい。しかし，未だ多くのファインケミカルの化学プラントでは，有機溶媒を使用した合成が行われており，環境に優しく一般汎用化可能な革新的技術が希求されている。一方，ペプチドの化学合成技術は，液相合成，固相合成，さらに自動合成へと展開され，ほぼ完成域に達した技術として認知されている。しかし，この従来技術では，有機溶媒，特にハロゲン系溶媒，高沸点アミド系溶媒が膨大な消費量となり，その E-ファクター（環境を規定する因子）の大きさは，他のファインケミカルの数百から数万倍となっている。そのため，ペプチドの化学合成においても環境に調和しながら製造工程をシンプル化した新規合成技術が求められている。有機溶媒を低コストで安全な溶媒「水」に代替することができれば，その消費量を抜本的に改善でき，環境調和に則した技術への転換が可能となる。しかし，水を溶媒にした場合，①反応材料が水に馴染まないことと，②反応効率に難点があるとされ，様々な反応の試みや報告はあるものの一般汎用化された合成手法は少ない。実際，従来のペプチド合成で有機溶媒が使用される理由の一つは，反応ブロックである保護アミノ酸が水に溶けないことにある。そこで，筆者らは保護アミノ酸の水への不溶性解決の対策として，保護アミノ酸をナノ粒子化や水溶性化して水中反応に付するペプチド合成法[3~6]を提案してきた。これらの水中合成で得られたペプチドの純度は，90％以上と従来法と比して遜色ないものであった。しかし，そのプロトコルは迅速性に欠き，水中で凝集傾向にある合成困難配列のペプチドや長鎖ペプチドなどのあらゆるペプチドの合成に対応できうるものとは言い難い。本水中合成手法を一般汎用技術とするには，水中反応の効率性を高めペプチド鎖凝集の課題を解決する必要がある。

　ここ数年，マイクロ波を用いる有機合成反応の報告が著しく増加し，マイクロ波照射による迅速な加熱と周波数効果に注目が集まっており，マイクロ波による反応の迅速化が省エネルギーにつながるとして環境調和の面からも評価されている。マイクロ波加熱は誘電加熱で使用する溶媒の誘電率に比例する。水は極性が非常に高く，誘電率も高い。そのため，水を溶媒とした場合のマイクロ波照射は，迅速な加熱による反応促進効果が予想される。また，マイクロ波は，ペプチド同士の凝集を抑制するともいわれている。従って，水中ペプチド合成法にマイクロ波照射を組

---

　[*]　Keiko Hojo　神戸学院大学　薬学部　助教

み合わせれば，水中合成の一般汎用化の壁となっている効率性とペプチド鎖凝集の課題を解決できると考え，マイクロ波水中ペプチド合成法の開発に着手した。本稿では，ペプチド水中合成の基盤技術である保護アミノ酸をナノ粒子化して水中反応に付するペプチド固相合成法[3~6)]の開発と，それを発展させたマイクロ波迅速水中ペプチド合成法[7~9)]について述べる。

2　水分散型保護アミノ酸ナノ粒子を用いる水中ペプチド固相合成[3~6)]

　固相反応は，液と固の二相の不均一系反応である。そのため，効率的な水中固相反応のためには，まず反応分子を液相の水に溶解しておくと考えるのが普通である。しかし，従来のペプチド合成で用いられる保護アミノ酸，例えば Boc 保護アミノ酸などは，水に難溶である。現在，ペプチド固相合成のほとんどは Fmoc 法で行われており，その側鎖に対応した保護基が用意された Fmoc 保護アミノ酸が数多く市販されている。しかし，Fmoc 保護アミノ酸は水不溶性であり，水中合成に不適とされその利用は検討されていなかった。筆者らは，保護アミノ酸の水に不溶性という物理的性質の解決策として，難溶性薬物の機能改善として行われる粒子のナノサイズ化に着目した。Fmoc 保護アミノ酸を水に均一に分散したナノ粒子にすれば，その比表面積は増大，加えて水中で固相と均一に混合し，水中でも Fmoc 法による円滑な固相反応が進行すると考え，水分散型 Fmoc 保護アミノ酸ナノ粒子を用いる水中ペプチド固相合成法の開発を行った。Fmoc 保護アミノ酸の水分散型ナノ粒子は，トップダウン方式の遊星ボールミルを使用する湿式粉砕[10)]によって調製した。界面活性剤との混合粉砕によって，平均粒子径 200～600 nm の水分散型ナノ粒子が得られた。調製した水分散型 Fmoc 保護アミノ酸ナノ粒子を用いる水中固相上で縮合反応を検討した。固相には，水でも膨潤する TentaGel 樹脂を用いた。水溶性縮合試薬について，WSCD（water-soluble carbodiimide）[11)]，DMTMM（4-(4,6-dimethoxy-1,3,5-triazin-2-yl)-4-methylmorpholinium chloride）[12, 13)]等を検討の結果，縮合試薬に WSCD を用い反応添加剤に HONB（N-hydroxy-5-norbornene-$endo$-2,3-dicarboximide）を使用する条件が，最もよい縮合効率であることが明らかとなった。水分散型ナノ粒子を用いた水中縮合反応は二相系反応であるにも関わらず，30 分と短時間で定量的に進行した。続いて，オピオイドペプチド Leu-enkephalinamide（Tyr-Gly-Gly-Phe-Leu-NH$_2$），Dermorphinamide（Tyr-DAla-Phe-Gly-Tyr-Pro-Ser-NH$_2$）等オリゴペプチドの実際の水中合成について検討した。その結果，合成後の粗ペプチドの純度は，いずれも 90％以上と高く従来の有機溶媒中での Fmoc 法合成と比較しても，ほぼ遜色のない結果が得られた。

　有機合成は有機溶媒中で反応を行うのが科学者の常識であり，ペプチド合成も保護アミノ酸が水不溶性であるため有機溶媒中で行うのが常識であった。しかし，ナノ粒子化し水に分散した保護アミノ酸は水中での反応に付することが可能で，かつその水中反応は円滑に進行しオリゴペプチドを純度よく与えることが明らかとなった。ナノ粒子は，普通の粒子と比較して非常に細かくその比表面積は非常に大きいなど，従来にはない新たな物理特性をもつ。水中反応がスムーズに

第5章　マイクロ波を用いる水中ペプチド固相合成法

進行したのは，この物理的特性に起因する部分が大きいと考えられる。現在，二相系反応である固相合成において水に難溶の反応分子を用いる水中合成の試みは，ほとんどなされていない。本手法は，反応分子の難溶性解決の一つの提案であり，環境にやさしい溶媒「水」を利用する合成反応の新たな展開である。

3　マイクロ波水中迅速ペプチド固相合成法の開発[7~9]

前節で述べた水分散型ナノ粒子とした保護アミノ酸を用いる水中合成には，まだ解決すべき課題がある。それは反応の効率と凝集傾向にあるペプチドの合成が困難なことである。このナノ粒子を用いる水中合成における保護アミノ酸の縮合反応の時間は，従来の予想を覆す速さではあったが，現在ペプチド自動合成で行われている縮合反応は最短1分であり，それと比較すると水中合成の縮合反応時間は長い。また水中での10残基以上のペプチドの合成は，保護ペプチド鎖同士の凝集等から効率的に行うことは難しいと考えられた。昨今マイクロ波照射下で行うペプチド合成技術の開発が進み，合成困難なペプチドや長鎖のペプチドの合成においてマイクロ波照射の有用性が多数報告されている。水は極性が高く誘電率も高い。その点に着目し保護アミノ酸ナノ粒子を利用した水中ペプチド合成にマイクロ波照射を組み合わせる合成法の開発を進めることとした。

3.1　マイクロ波照射による水中固相合成迅速化[7]

近年，マイクロ波を用いる有機合成反応の報告数は増大傾向にあり，マイクロ波照射による迅速な加熱効果と特別な非加熱効果に注目が集まっている。有機溶媒と比較すると高い誘電率をもつ水は，同じ出力のマイクロ波を照射した場合，吸収するエネルギー量が有機溶媒よりも高い。そのため水中反応へのマイクロ波照射では，迅速な温度上昇と高い反応促進効果があると考えられる。水分散型ナノ粒子を用いる水中固相反応に，マイクロ波照射を組み合わせれば，その周波数による振動でナノ粒子の分散を安定化しつつ，加熱効果と非加熱効果により効率的な水中合成の達成が期待できると予想した。

まず水分散型 Fmoc-Phe-OH ナノ粒子を用いて，TentaGel 樹脂上でのマイクロ波照射条件下での縮合反応を検討した。WSCD/HONB 法，WSCD/sulfo-HOSu（N-hydroxysulfosucinimide）法，および DMTMM 法を検討した（表1）。70 W 前後のマイクロ波照射によって 70℃ で保持して反応させた。結果，期待通りの反応の加速が得られ WSCD/sulfo-HOSu 法では，70℃，3分保持（Entry 4），DMTMM 法では 70℃，1分保持（Entry 1）で水中縮合反応が完結することを見出した。続いて DMTMM 法を用いたマイクロ波水中合成プロトコル（表2）を構築し，マイクロ波照射条件下で Leu-enkephalinamide の水中固相合成を行った。各保護アミノ酸は，水分散型ナノ粒子に調製して反応に付した。その結果，期待通りに高純度かつ迅速にペプチドを合成することを達成した。また7残基の Dermorphinamide の水中迅速合成にも成功した。

中分子創薬に資するペプチド・核酸・糖鎖の合成技術

表1 マイクロ波照射下水分散型ナノ粒子を用いる TentaGel 樹脂上での縮合反応[7]

Entry	Reagent	Additive	Time [min]	Nin test[a]
1	WSCI	HONB	10	+
2	WSCI	HOSu	10	+
3	WSCI	sulfo-HOSu	10	−
4	WSCI	sulfo-HOSu	3	−
5	WSCI	sulfo-HOSu	1	+
6	DMTMM	−	10	−
7	DMTMM	−	3	−
8	DMTMM	−	1	−

[a] ニンヒドリンテスト

表2 マイクロ波迅速水中ペプチド合成プロトコル[7]

Step	Reagents	Time
Washing	Water	3 min×5
Coupling	Water-dispersible Fmoc-amino acids nanoparticles DMTMM/NMM, MW: 70℃; >70 W	5 min
Washing	Water	3 min×5
Washing	Aqueous 50% ethanol	3 min×3
Deprotection	20% pip-DMF	3 min×5
Washing	Aqueous 50% ethanol	3 min×3

3. 2 マイクロ波水中固相合成による合成困難配列ペプチドの合成[7]

　ペプチド鎖が凝集傾向にあり，合成途上その性質のために合成が困難となるペプチドが多数存在する。水を溶媒にした場合，それらペプチド鎖の凝集傾向は顕著になると考えられ，水中における合成は不可能と予想される。ペプチドのバックボーンが双極子であることから，マイクロ波にペプチド鎖の凝集を破壊する効果があると言われている。そこで代表的合成困難配列ペプチドである ACP（acyl carrier protein）（65-75）ペプチドのマイクロ波水中固相合成について検討を行った。マイクロ波水中合成プロトコルによる各ステップにおける縮合反応はスムーズに進行し，期待通り高純度に目的の ACP（65-75）ペプチドを得ることに成功した。これは水中では効率的な合成が不可能と考えられた合成困難配列の Fmoc 法による水中での最初の効率的合成の成功例である。

4　マイクロ波照射下水中反応におけるラセミ化の検証[8, 9]

　マイクロ波射を反応に利用するペプチド合成は一般的となってきているが，反応の温度制御が常に課題であり，それに伴う副反応の研究が盛んになされている。最も問題となる副反応が，ラセミ化である。ペプチドの生物活性発現において，その立体構造は極めて重要である。そのため

第 5 章　マイクロ波を用いる水中ペプチド固相合成法

ペプチドの合成ではラセミ化は可能な限り抑制することが求められる。高い誘電率をもつ水の利用は，高い反応促進効果を期待できる反面，より一層の深刻なラセミ化をもたらす危険性があるといわれている。その抑制には，最適の温度制御と試薬の選択が欠かせない。Cys, His 残基はペプチドの構造や酵素などの生物活性に特に重要な役割を果たす残基である。しかしこれら残基においては深刻なラセミ化が起きることが知られている。特にマイクロ波合成では，そのラセミ化が顕著に起きる[14, 15]。そこでマイクロ波水中ペプチド合成の適用範囲の拡大を目指して，Cysおよび His 残基のラセミ化の検証およびその抑制方法について検討を行った。

4. 1　マイクロ波照射下 Cys 残基のラセミ化と Cys 含有ペプチドの水中合成[8]

　Cys 残基の水中マイクロ波合成におけるラセミ化についての検証は，モデルペプチド Ala-Cys(Acm)-Phe-NH$_2$ を用い，合成後の HPLC 分析により行った。マイクロ波照射下水中反応の縮合試薬として WSCD，DMTMM，添加剤として HONB，sulfo-HOSu，また塩基として DIEA（*N,N*-diisopropylethylamine），NMM（4-methylmorpholine）等を用いて検討を行った（表 3）。対照として行ったマイクロ波照射下 DMF（*N,N*-dimethylformamide）中 HBTU（2-(1*H*-benzotriazole-1-yl)-1,1,3,3-tetramethyluroniumu hexafluorophosphate）を用いる縮合反応における Cys のラセミ化率は 10.5％と報告通り高いものであった（Entry 1）。その一方，DMTMM/NMM 法を用いると，極性溶媒中にも関わらず水中反応における Cys のラセミ化は＜0.6％と低率に抑制された結果となった（Entry 2-5）。この反応条件を用いた水中でのオリゴペプチドの合成を検証した。モデルペプチドには Cys 残基を 2 残基含むヘプタペプチドのオキシトシンを選択し水中合成を行った結果，そのラセミ化率は＜3.0％となり高純度に目的のオキシトシンを得ることに成功した。

4. 2　マイクロ波照射下 His 残基のラセミ化と His 含有ペプチドの水中合成[9]

　His は Cys よりラセミ化を起こしやすい残基として知られている。His は，基本構造にイミダ

表 3　マイクロ波照射下 Cys 残基の水中縮合反応におけるラセミ化の検証[8]

Entry	Solvent	Reagents	Base	Temp (Time)	D/L ratio
1	DMF	HBTU	DIEA	70℃ (10 min)	10.5
2	Water	WSCI sulfo-HOSu	DIEA	70℃ (10 min)	0.15
3	Water	WSCI sulfo-HOSu	NaHCO$_3$	70℃ (10 min)	0.20
4	Water	DMTMM	NMM	70℃ (10 min)	0.50
5	Water	DMTMM	NaHCO$_3$	70℃ (10 min)	0.54

ゾール環を有し α 位のプロトンの引き抜きによりたやすくラセミ化が起こることは周知である。イミダゾール環の N^{im} 保護基は多く報告されているものの，未だ完全にラセミ化を抑制するものは報告されていない。ラセミ化の検討には，一般的な Fmoc-His(τTrt)-OH と響野らによって開発された Fmoc-His(πMBom)-OH[16]，側鎖無保護の Fmoc-His-OH の 3 種を用い，検証のモデルペプチドとして Phe-His-Gly-NH$_2$ を選択した。マイクロ波照射下水中反応の縮合試薬として WSCD，DMTMM 等を用いて検討を行った（表4）。対照として行ったマイクロ波照射下 DMF 中 HBTU および DIEA を用いる縮合反応のラセミ化率は 13.8％ と報告通り高いものであった（Entry 1）。その一方，驚くべきことに Fmoc-His(τTrt)-OH を用いての水中の場合，極性溶媒中にも関わらず水中反応における His のラセミ化は，＜3.3％ と低率に抑制された結果となった（Entry 2）。また，π 位への MBom 保護は，水中ではほとんど機能せず無保護の条件とほぼ同じラセミ化率になることが分かった。これまでにも，水中におけるアミノ酸縮合反応の方が有機溶媒中よりも有意にラセミ化が抑制されるという報告は散見された。今回，これら報告と同等の結果となった。この反応条件を用いた水中でのオリゴペプチドの合成を，モデルペプチドに His 残基含むヘプタペプチドの NPW30（neuropeptide W30）（10-15）[17]を選択して行った。その結果，そのラセミ化率は＜6.2％となり，高純度に目的の NPW30（10-15）の水中合成に成功した。これは His のラセミ化を抑制した水中における His 含有ペプチドの世界で初めての合成の成功例である。

　マイクロ波照射を用いた有機合成反応はきわめて迅速に進行する。目的物を高収率に与えかつ，反応時間の劇的な短縮は，生産性の向上，副生成物の抑制，省エネルギーな合成を可能にする。一方，ペプチド合成におけるマイクロ波の利用は，深刻なラセミ化の問題もあり，1990 年代はペプチド合成に適さない技術なのではないかと懐疑的に取り扱われていた。しかし，適切な温度管理と反応条件の検討，合成困難配列の高純度合成の成功例が多数報告されるようになり，現在では，マイクロ波照射できる自動合成装置も開発されている。水中合成とマイクロ波の組み合わせにより達成された迅速でかつラセミ化をほとんど伴わない本手法の開発は，環境調和型ペプチド合成の一般汎用化，自動化にむけたブレークスルーになるだろう。

表4　マイクロ波照射下 His 残基の水中縮合反応におけるラセミ化の検証[9]

Entry	His (X)：X	Solvent	Reagents	Base	Temp.	D/L ratio
1	τ-Trt	DMF	HBTU	DIEA	70℃	13.8
2	τ-Trt	Water	DMTMM	NMM	70℃	3.3
3	τ-Trt	Water	WSCI sulfo-HOSu	DIEA	70℃	16.6
4	π-MBom	Water	DMTMM	NMM	70℃	17.9
5	−	Water	DMTMM	NMM	70℃	16.8

第5章　マイクロ波を用いる水中ペプチド固相合成法

5　おわりに

　水を溶媒にした場合の最大の課題は，水と原料が互いに馴染まないことである。有機反応における
ナノ粒子の利用は金属触媒等試薬に限られ，反応分子自体のナノ粒子化に着眼点をおく例は
少なく，本稿で述べた水中技術は新たな合成化学の方法論を産み出すものと考えられる。また近
年，急速に注目を浴びるようになったマイクロ波を水中反応の迅速化に利用しているが，現在，
加熱特性以外のマイクロ波効果について，学会や学術雑誌上等で議論が集中している。果たし
て，ペプチド合成に対してマイクロ波による非加熱効果，反応促進効果はあるのか。双極子の
バックボーンをもつペプチドの水中合成という条件において，その効果の一部を明らかにできる
かもしれない。

　生命が司る化学反応は，「水中」で「不均一反応系」「触媒的」に「高効率，高選択的」に実施
されている。水を媒体とする革新的合成手法が開発できれば，化学合成における有機溶媒使用を
削減でき，グリーンな合成ができるはずである。本稿で述べた水分散型ナノ粒子を用いるペプチ
ド水中固相合成法，およびマイクロ波水中合成による迅速合成法の関連技術の発展は，グリーン
な化学合成技術を導く実例として，サスティナブルな産業構造，持続可能な社会に寄与できるも
のと期待している。

文　　　　献

1)　P. T. Anastas, J. C. Warner, Green Chemistry: Theory and Practice, Oxford University
　　Press（1998）
2)　N. Winterton, *Green Chem.*, **3**, G73（2001）
3)　K. Hojo *et al.*, *J. Peptide Sci.*, **13**, 493（2007）
4)　K. Hojo *et al.*, *Int. J. pept. Res. Ther.*, **14**, 373（2008）
5)　K. Hojo *et al.*, *Chem. Cent. J.*, **5**, 49（2011）
6)　北條恵子，遺伝子医学 MOOK 21：最新ペプチド合成技術とその創薬研究への応用，p.48
　　（2012）
7)　K. Hojo *et al.*, *Protein Pept. Lett.*, **19**, 1231（2012）
8)　K. Hojo *et al.*, *Protein Pept. Lett.*, **20**, 1122（2013）
9)　K. Hojo *et al.*, *Amino Acids*, **46**, 2347（2014）
10)　B. E. Rabinow, *Nat. Rev. Discov.*, **3**, 785（2004）
11)　J. C. Sheehan & J. J. Hlavka, *J. Org. Chem.*, **21**, 439（1956）
12)　Z. J. Kaminski *et al.*, *J. Org. Chem.*, **63**, 4285（1998）
13)　M. Kunishima *et al.*, *Tetrahedron*, **55**, 13159（1996）
14)　C. Loffrendo *et al.*, *J. Pept. Sci.*, **15**, 808（2009）

15) S. A. Palasek *et al.*, *J. Pept. Sci.*, **13**, 143（2007）
16) H. Hibino *et al.*, *J. Pept. Sci.*, **18**, 763（2012）
17) Y. Shimomura *et al.*, *J. Biol. Chem.*, **277**, 35826（2002）

第6章　ペプチド合成酵素を利用した触媒的アミド合成

木野邦器[*]

1　はじめに

アミド結合は，生物にとって必須なタンパク質やペプチドをはじめ，ナイロンのような化成品や医薬品に至る幅広い化合物の基本骨格を形作る重要な化学結合であり，効率的なアミド結合形成反応の開発は産業上あるいは学術的にも大きな意義がある[1]。

すべての生物に普遍的に存在しているリボソーム依存型のタンパク質合成システムではアミノ酸の結合順序は巧みな仕組みによって厳密に制御されているが，大量合成を前提とする工業的手法としては使えない。

一方，有機合成反応でカルボン酸とアミンを連結してアミド結合を形成する際には，不活性なカルボキシ基を活性化するために縮合剤を用いるのが一般的である。しかしその反応を進行させるためには，生成物と等モル量の縮合剤が必要となる。近年になり触媒的なアミド結合形成法として Ru-complex や N-heterocyclic carbene を触媒としたアルコールやアルデヒドとアミンからのアミド化合物合成が報告されているが，カルボン酸とアミンからの直接的なアミド化合物合成に関しては，Boronic acid 誘導体を触媒とした報告[1,2]や塩化第二鉄・6水和物のような多価金属塩を触媒とする報告[3]に限られている。

アミド結合を有するペプチドの合成には固相合成法が広く利用されているが，化学合成法で課題となっている縮合剤の削減に加え，保護基の導入・脱離工程の省略やアミノ酸のラセミ化を回避する方法としてプロテアーゼやエステラーゼなどの加水分解酵素の逆反応を利用した酵素的合成法が検討されている。また，これら加水分解酵素を用いる場合，生成物の加水分解が課題となるが，その分解活性を抑えた *Empedobacter brevis* 由来の新規酵素（amino acid ester acyl transferase）による効率的かつ汎用的なペプチド合成法も開発されている[4]。一方，筆者らはペプチドの合成研究として，微生物酵素を利用した触媒的アミド合成法を種々検討している[5,6]。これらの酵素反応では中間体としてアミノ酸の活性エステルを生成しているため，基質特異性の揺らぎの大きい酵素であれば，この活性エステルにアミンを求核的に反応させることでアミド化合物の合成が可能であると考えられる。筆者らは，この考えに基づいて新たな触媒的アミド結合形成反応を考案し，各種アミド化合物の汎用的合成法を開発している。近年，リボソーム非関与の反応機構に基づくアミド結合形成反応が報告されているので，併せて紹介する。

＊　Kuniki Kino　早稲田大学　先進理工学部　応用化学科　教授

2 アミノ酸リガーゼ（ATP-grasp-ligase）によるペプチド合成

2. 1 アミノ酸リガーゼの探索とジペプチド合成

　無保護のアミノ酸を基質にして目的のヘテロジペプチドを高収率で合成する L-アミノ酸リガーゼ（Lal：EC 6.3.2.28）が，ペプチド抗生物質バチリシン（L-Alanine-anticapsin）を産生する *Bacillus subtilis* から見出されている[7]。これは，ATP の加水分解エネルギーを利用して無保護のアミノ酸同士を α-結合によって連結してジペプチド（D-Ala-D-Ala）を生成する酵素 Ddl（EC 6.3.2.4）に類似していると仮定して，ゲノム情報を駆使して機能未知遺伝子の中から見出された新規酵素である（図1）。当該酵素はバチリシン合成を担う酵素 YwfE であり，L-アラニンと L-グルタミンから ATP 依存的に L-アラニル-L-グルタミン（Ala-Gln）を優先的に合成することができる。一段階の反応で無保護の L-アミノ酸同士を特定の順序で結合してジペプチドを合成する初めての酵素である。当該酵素にはトリペプチド以上のオリゴペプチドを合成する触媒活性はないが，比較的広範囲のアミノ酸を基質とするため，対応するジペプチドの合成に利用可能な工業的にも有用な酵素である。協和発酵バイオでは，ペプチドの分解系を遮断した大腸菌を宿主として *ywfE* を高発現させた組換え微生物を用いることで，輸液や細胞培養の培地原料として需要のある Ala-Gln の発酵法による工業的生産法を開発している[8]。

　YwfE の発見を踏まえて，筆者らは日々データが更新されるゲノム情報を利用して基質特異性の異なる新たな L-アミノ酸リガーゼ（Lal）の探索を実施した。ATP-結合モチーフを有する機能未知タンパク質として YwfE のホモログ酵素を探索したところ，*Ralstonia solanacearum* GMI1000 と *Bacillus licheniformis* NBRC12200 からそれぞれ新規な Lal として，Rsp1486a[9] と BL00235[10]を見出すことに成功した。Rsp1486a は YwfE と同様に基質特異性が広いが，L-アラニン（Ala）と L-グルタミン（Gln）からは ATP 依存的に Gln-Ala が選択的かつ優先的に合成する。酵素によってアミノ酸結合順序が精度よく制御されていることが示された。また，BL00235 は N 末端基質として L-メチオニン（Met）あるいは L-ロイシン（Leu）のみを配置する特異的な活性を有することもわかった。

　ゲノム情報を利用した探索によって YwfE を見出すことができたが，YwfE が既知のペプチド抗生物質であるバチリシンの合成反応（アミド結合形成反応）を触媒する酵素であることを踏まえ，筆者らは自然界に広く存在するペプチド抗生物質の中に Lal によって合成されている化合物が存在すると考えた。そこで，化合物の構造から予測して *Bacillus subtilis* ATCC6633 が産

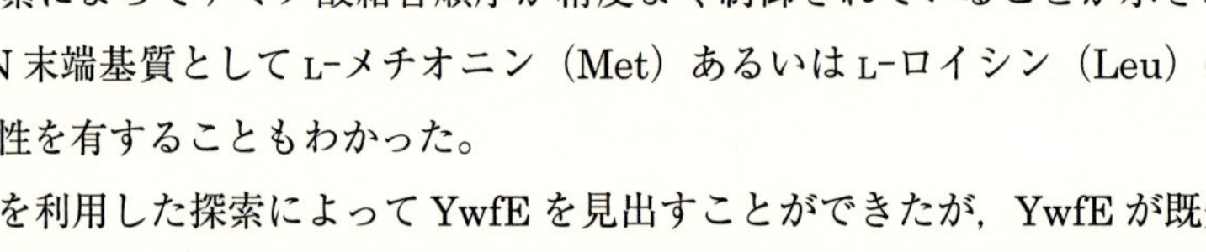

図1　L-アミノ酸リガーゼ(Lal)によるジペプチド合成

第6章 ペプチド合成酵素を利用した触媒的アミド合成

生するリゾクチシン（Rhizocticin）や *Pseudomonas syringae* が産生するタバコ野火病の原因物質であるペプチド植物病原物質タブトキシン（Tabtoxin）などに着目した（図2）。

リゾクチシンには結合するアミノ酸の違いによっていくつかの誘導体が存在し，もっとも多く生産されるリゾクチシンAはL-アルギニン（Arg）と非タンパク質性アミノ酸であるL-2-amino-5-phosphono-3-*cis*-pentenoic acid（APPA）からなるジペプチドで，リゾクチシンB，C，Dは，AのN末端にそれぞれ異なる分岐鎖アミノ酸が結合したトリペプチドである。*B. subtilis* ATCC6633のゲノムが解読されていなかったため，当該活性を有するタンパク質を培養菌体の無細胞抽出液から取得・精製し，その解析情報から関連遺伝子の取得を行った。活性が存在すれば不可逆的に呈色する検出指標を新たに構築して当該活性を有するタンパク質を取得し，そのN末端アミノ酸配列情報から遺伝子 *rizA*（1,242 bp）を取得した。既に取得しているYwfE，Rsp1486a，BL00235の各遺伝子とは相同性は低かったが，大腸菌の発現系を用いて調製した組換えタンパク質RizAは，予想通り，ArgをN末端側に配置するジペプチドの合成活性を有し，しかも，L-プロリン（Pro）を除く19種類のアミノ酸をC末端基質とするヘテロジペプチドの合成活性のあることも明らかにした[11]。

また，タブトキシンのペプチド結合形成反応もLalが担っていると推定し，すでに特定されていたタブトキシンの生合成遺伝子クラスターから，候補遺伝子 *tabS* を見出すことに成功した。当該遺伝子を大腸菌で高発現させたTabSは，タンパク質構成アミノ酸20種類に β-Ala を加えた21種類のアミノ酸の組み合わせのうち，その約60％にあたる136の組み合わせにおいてジペプチド合成活性を示すなど極めて広範な基質特異性を有するLalであった（図3）。また，TabSはN末端とC末端に配置する基質アミノ酸の選択性に明確な違いがあるためホモジペプチドを生成しにくいなど，従来のLalに比較して選択性の高いヘテロジペプチド合成を達成できる工業的にも有用な酵素である[12]。TabSの酵素特性を利用することで，血圧降下作用や抗炎症作用など多様な機能を有するジペプチドの合成も可能となった。また，TabSによって構築したジペプチドライブラリーから塩味増強作用を有する新規ジペプチド Met-Gly と Pro-Gly を見

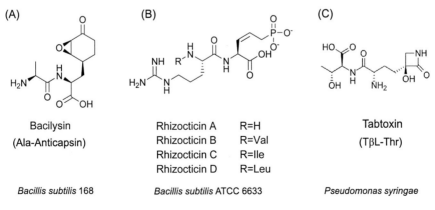

図2　微生物が産生するペプチド抗生物質

中分子創薬に資するペプチド・核酸・糖鎖の合成技術

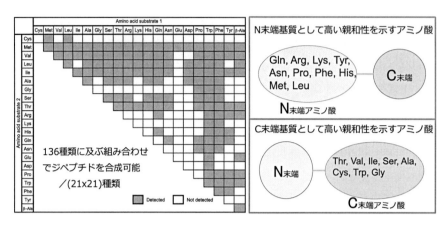

図3　ペプチド植物病原物質 Tabtoxin 産生菌から見出した TabS の基質親和性

出すことにも成功した。さらに立体構造情報が明らかになっている Lal の構造と機能との関係を踏まえて改変した変異型 Lal による効率的な合成法の開発にも成功している[13]。

2.2　オリゴペプチド合成

　B. subtilis ATCC6633 が産生するリゾクチシン誘導体からトリペプチド合成活性の存在を期待したが，RizA にはジペプチド合成活性しかなかった。そこで，トリペプチド合成活性を有する新たな Lal の存在を予測して *rizA* 遺伝子周辺の配列解析を実施した。その結果，*rizA* の上流に ATP 結合モチーフを有する遺伝子 *rizB* を見出すことができた。当該遺伝子を大腸菌で高発現させて得られた組換えタンパク質 RizB は，Arg-APPA が入手困難であることからその代替として使用したジペプチド Arg-Ser と Val を基質とした場合，Val-Arg-Ser を合成するだけでなく，分岐鎖アミノ酸を基質とする2～5量体のオリゴペプチドの合成活性を有していた[14]。RizB はトリペプチド以上の長鎖オリゴペプチドの合成活性を有する初めての酵素であり，そのホモログタンパク質として新たに見出したオリゴペプチド合成酵素はヘテロなジペプチドやトリペプチドも基質とするため（表1），合成可能なペプチドの種類を飛躍的に増大させることができた[15, 16]。

　なお，rizA および rizB を含む約14 kbp の DNA 断片はリゾクチシン非生産株 B. subtilis 168 の染色体上の遺伝子 ybdK と ybdL の間に挿入された形で存在し，この DNA 断片上には14種類の ORF が存在していたため，リゾクチシン生合成遺伝子クラスターを形成していると考えた。BLAST 検索からそれぞれの酵素機能を推定し，リゾクチシンと同じく C-P 結合を有するホスフィノスリシン（phosphinothricin）やホスフォマイシン（fosfomycin）などの生合成酵素の情報を踏まえ，リゾクチシンの生合成経路を推定することもできた。これら遺伝子探索や情報は，新たな抗生物質合成への可能性を示唆するものである。

　また，トリペプチド以上のオリゴペプチド合成が可能な RizB を得ることができたので，Lal

第6章　ペプチド合成酵素を利用した触媒的アミド合成

表1　オリゴペプチド合成酵素と合成可能なホモオリゴペプチドの例

オリゴペプチド合成酵素	合成可能なオリゴペプチド
RizB (*Bacillus subtilis* ATCC 6633/NBRC 3134)	Val(5)，Leu(5)，Ile(4)，Met(5)，Trp(2)
BL00235 (*Bacillus licheniformis* NBRC 12200)	Val(5)，Leu(5)，Ile(4)，Met(5)，Trp(3)，Phe(3)
Haur_2023 (*Herpetosiphon aurantiacus* ATCC 23779)	Val(4)，Leu(4)，Ile(3)，Met(4)，Trp(2)，Phe(3)
Spr0969 (*Streptococcus pneumoniae* ATCC BAA-255)	Val(6)，Leu(6)，Ile(5)，Met(6)，Trp(2)，Phe(2)
BAD_1200 (*Bifidobacterium adolescentis* JCM 1275)	Val(5)，Leu(6)，Ile(4)，Met(6)，Trp(8)， Phe(6)，Tyr(5)
CV_0806 (*Chromobacterium violaceum* NBRC 12614)	Val(4)，Leu(4)，Ile(2)，Met(3)，Trp(2)
Tlr2170[12] (*Thermosynechococcus elongates* BP-1)	Cyanophycin/multi-L-arginyl-poly[L-aspartic acid]
RimK[13] (*Escherichia coli*)	Poly-L-α-glutamic acid (～46 aa)

Val(4) as product means tetrapeptide of Valine.

におけるペプチドの伸長方向を検証するために，Val，Val-Val，Arg-NH$_2$OH を基質として反応を行った。その結果，Val と Arg-NH$_2$OH を基質とした時に Val のホモオリゴマーVal*n* と Val*n*-Arg-NH$_2$OH が生成し，Val-Val と Arg-NH$_2$OH の組み合わせでは生成物は観察されなかった。したがって，N 末端方向にアミノ酸が1つずつ伸長してオリゴペプチドを合成する反応機構であることが明らかになった。

2. 3　ポリアミノ酸合成

　RizB ならびにそのホモログ酵素として見出したオリゴペプチド合成酵素によって，3～8個のアミノ酸で構成されるポリアミノ酸の合成が可能になった。ポリアミノ酸は，現在のところ天然にはたった3種類しか知られていない。すなわち，枯草菌が産生するポリ-γ-グルタミン酸，放線菌などが産生する抗菌活性を有する ε-ポリ-L-リジン（ε-PL），藍藻が産生するシアノフィシン（multi-L-arginyl-poly[L-aspartic acid]）で，それぞれ，合成酵素や反応機構は明らかにされている[17]。筆者らは，Lal とは異なるアミノ酸ポリマーを合成する酵素の探索も検討しており，藍藻の一種である *Thermosynechococcus elongatus* BP-1 株から，プライマー（低分子量のシアノフィシン）に依存せずに遊離の L-アスパラギン酸と Arg からシアノフィシンを合成する酵素 Tlr2170 を見出している[18]。また，大腸菌由来のリボソーム S6 タンパク質の C 末端に L-グルタミン酸（Glu）を付加するタンパク質修飾酵素である RimK に，遊離の Glu を基質として Poly-α-Glu を合成する活性のあることも見出している（図4）[19]。既知のポリ-γ-グルタミン酸とは異なり，α-結合で連結した L-グルタミン酸のポリマーを合成することができる。Tlr2170 も RimK も ATP を利用してアミノ酸同士の縮合反応を触媒するリガーゼではあるが，N 末端方

71

中分子創薬に資するペプチド・核酸・糖鎖の合成技術

向に伸長する Lal とは異なり，タンパク質合成と同じように C 末端側に伸長することも明らかにしている。

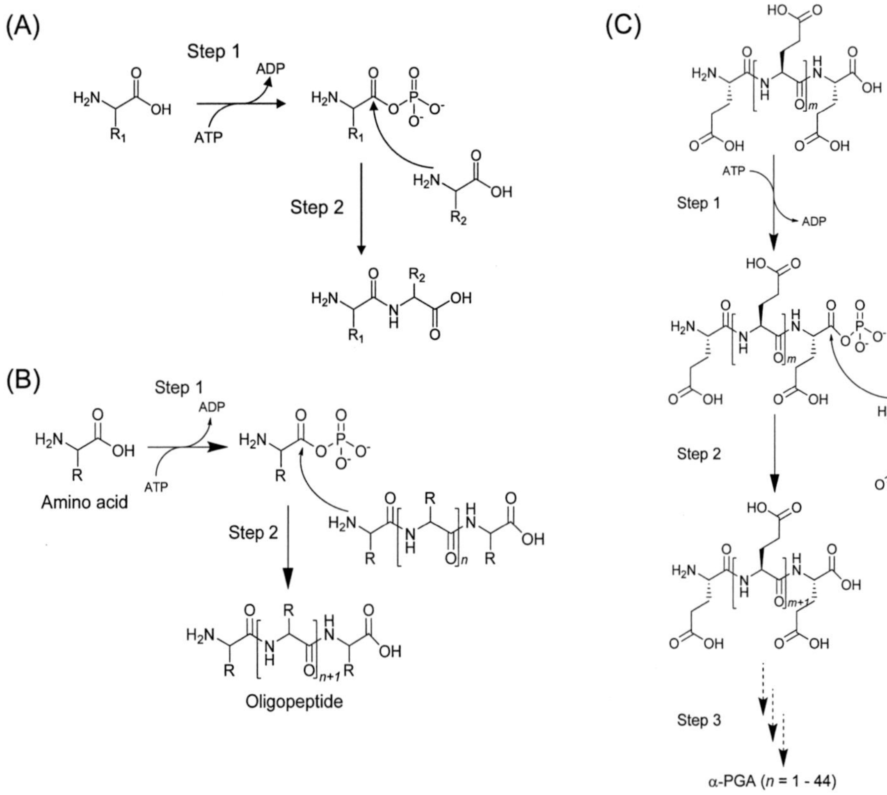

図4 Lal と RimK のアミド結合形成反応と伸長機構
（A）：Lal によるジペプチド合成，（B）：Lal によるオリゴペプチド合成
（C）：RimK による poly-α-Glu（α-PGA）合成

3　アデニル化酵素（acyl-AMP-ligase）によるアミド結合形成

3. 1　アデニル化ドメインによるペプチド合成

　Lal では基質アミノ酸のカルボキシ基が ATP によるリン酸化によって活性化したのち，もう一つの基質であるアミノ酸のアミノ基との間でアミド結合が形成されてペプチド合成が進行する。これまでの検討結果を踏まえ，筆者らは基質アミノ酸（N 末端）を活性化さえすれば，もう一つのアミノ酸（C 末端）による求核置換反応によってアミド結合が形成されジペプチド合成が可能になると考えた。

　放線菌や糸状菌が産生するペプチド抗生物質の合成に関わる非リボソーム型ペプチド合成酵素（Non-ribosomal peptide synthetase：NRPS）では巨大酵素群によってペプチド合成は精密に

72

第6章 ペプチド合成酵素を利用した触媒的アミド合成

制御されているが,酵素の調製も煩雑で合成活性は低く収量も少ないため工業的利用には向いていない[20]。NRPS によるアミド結合形成は,次の3つの基本ドメインにより触媒される。①アミノ酸を ATP によるアデニル化により活性化する adenylation(A)-ドメイン,②活性化された基質アミノアシル AMP を酵素分子内のホスホパンテテイン補欠分子族のチオール基に受け渡す thiolation(T)-ドメイン,③チオエステル化された2つのアミノ酸間のアミド結合形成を触媒する condensation(C)-ドメインの3つの基本反応を繰り返すことでペプチドが合成される。ところが,NRPS のアデニル化に関わる A-ドメインだけでも少量ではあるがジペプチドである Phe-Xaa(Xaa:Phe, Ala, Leu)を合成することが報告されている[21]。また,アミノアシル tRNA 合成酵素を用いてジペプチド合成が可能なことも報告されている[22]。これらのことからアミノ酸(N 末端)のカルボキシ基がアデニル化やチオエステル化などによって活性化されると,C 末端基質となるアミノ酸が求核剤としてこの部位を攻撃し,選択的にジペプチド合成反応が進行するものと推察できる。実際に,筆者らは *Brevibacillus parabrevis* IAM1031 株由来のペプチド抗生物質チロシジン(Tyrocidin)合成に関わる NRPS の構成モジュール TycA あるいはアデニル化に関与する A-ドメイン(TycA-A)単独でも,Pro を C 末端に配置するジペプチド Xaa-Pro(Xaa は TycA-A によってアデニル化されるアミノ酸:Val, Leu, Met, Phe, Tyr, Trp)が高収量で合成可能であることを示した[23]。例えば,Trp-Pro 合成では TycA モジュールの場合も TycA-A 単独の場合も対 Trp 収率で 70%を越えた。C 末端側にはその反応特性を反映して,キラリティーに関係なく D-Pro を含め各種 Pro 誘導体が,またアミノ酸に限定されず環状アミン類を含む各種アミンが広く基質(求核剤)として作用し,アミド結合形成反応の進行によって対応する多様なアミド化合物の合成が可能であることを明らかにした。TycA や TycA-A による基質アミノ酸のカルボキシ基の活性化に引き続き,化学的な求核置換反応によって結合反応が進行することを示した(図5)。本反応プロセスは,TycA-A 以外の基質特異性の異なる NRPS の A-ドメインにも展開可能であり,しかも求核剤となり得るアミンは多様であるため合成可能なアミド化合物も多様な汎用性の高いプロセスであり,酵素反応と化学反応の相互連携による効率的かつ革新的なアミド化合物の合成法を提案するものである[24]。

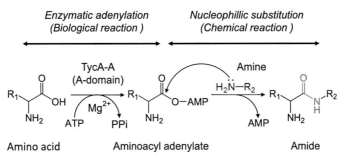

図5 NRPS のアデニル化ドメインと求核剤によるアミド結合形成反応

3. 2 脂肪酸アミド合成

NRPS のアデニル化ドメインの基質となるアミノ酸のカルボキシ基のアデニル化とそれに続くアミンなどの求核剤の求核置換反応により，アミド結合が形成されることが明らかになった。そこで，アミド結合形成における基質のアデニル化に着目し，同じスーパーファミリーに属する脂肪酸アシル CoA 合成酵素（ACS）に注目した。ACS は基質となる脂肪酸のカルボキシ基をアデニル化し，それに続いて CoA の求核置換反応によりアシル CoA が生成する。これは前述の NRPS のアデニル化ドメインを利用した反応と酷似することから，CoA に代わる求核性の高い化合物を作用させればアミド結合が形成されると予想した。アミノ酸アミドに加え脂肪酸アミドの合成が可能となれば，新たな機能性アミド化合物が期待できる。そこで筆者らは，*Mycobacterium tuberculosis* 由来のアデニル化酵素に着目した。本菌株由来のアデニル化酵素は長鎖の脂肪酸をアデニル化する *fadD* 遺伝子のファミリーを有しており，それは Fatty acyl-CoA ligase と Fatty acyl-AMP ligase（FAAL）の 2 種類のアデニル化酵素に分類される[25, 26]。FAAL は基質のカルボキシ基のアデニル化反応を触媒するが，それに続く CoA の求核置換反応は触媒しない。一方，アデニル化された基質脂肪酸が隣接するポリケチド合成酵素や NRPS モジュールへロードされる反応を触媒するという報告もある[27]。この FAAL による一連の反応は，NRPS の反応機構に類似している。そこで筆者らは，*M. tuberculosis* がヒト結核菌であることから，70％の相同性を有する *M. smegmatis* mc^{2}155 由来の FAAL（FadD26）を用いて検討を行った。

筆者らが開発したヒドロキシルアミンを利用する比色分析法[23]によって，FadD26 は中鎖の脂肪酸（$C_6 \sim C_9$）から長鎖の脂肪酸（C_{10}，C_{12}）に対して活性を示すことが明らかになった。さらに，飽和脂肪酸だけでなく，オレイン酸やリノール酸のような不飽和脂肪酸に対する活性も認められた。そこで，FadD26 が活性を示した脂肪酸（$C_6 \sim C_{10}$，C_{12}）を基質としてアミド結合形成反応の有無を確認した。求核剤には，直鎖アミンとして dimethylamine，環状アミンとして pyrrolidine，アミノ酸として Pro を用いた。その結果，HPLC 分析により，すべての脂肪酸と求核剤との組み合わせにおいて対応する脂肪酸アミドのピークを検出することができた[28]。したがって，Fatty acyl-AMP ligase である FadD26 を用いた場合も脂肪酸のアデニル化とそれに続くアミンなどの求核剤による求核置換反応によってアミド結合形成が起こり，対応する各種脂肪酸アミドが合成したものと判断できる。しかも，この反応システムは後述するアシル CoA 合成酵素の場合と異なり，反応の足場としてチオール化合物である L-システイン（Cys）を必要としない点で極めて簡便な方法といえる（図 6）。

3. 3 芳香族カルボン酸アミド合成

脂肪酸アミド合成の結果を踏まえ，異なる基質を認識するアデニル化酵素と組み合わせることで，合成可能なアミド化合物のさらなる拡張が可能であると考えた。そこで，*Bacillus subtilis* が産生するシデロホアの Bacillibactin の合成に関与する NRPS の A-ドメインの一つである

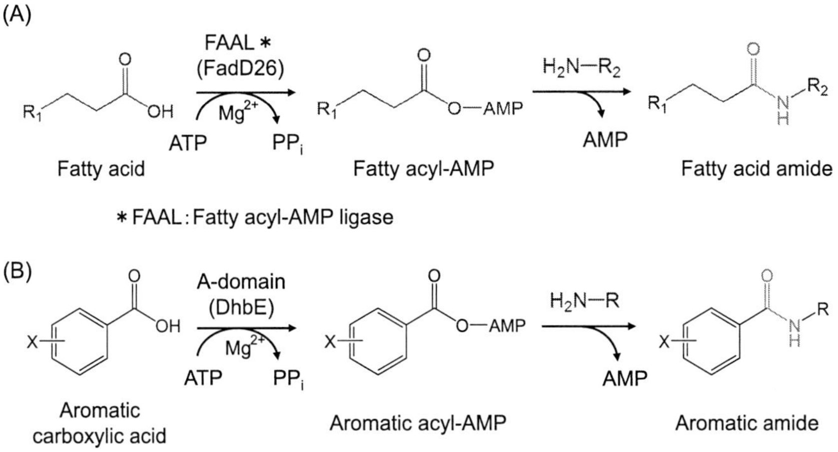

第6章　ペプチド合成酵素を利用した触媒的アミド合成

(A)

*FAAL：Fatty acyl-AMP ligase

(B)

図6　アデニル化酵素と求核剤のよる各種アミド化合物合成
（A）：Fatty acyl-AMP ligase（FadD26）による脂肪酸アミドの合成
（B）：Aryl acid adenylating domain（DhbE）による芳香族カルボン酸アミドの合成

DhbE[29)]に着目した。芳香族カルボン酸を基質とするアデニル化酵素を利用した芳香族カルボン酸アミドの合成を試みた。DhbE の生理基質は 2,3-ジヒドロキシ安息香酸であるが，基質特異性を調べるために筆者らが開発したヒドロキシルアミン比色分析法[23)]を用いて安息香酸とその一置換体についてアデニル化の可否を評価した。その結果，安息香酸，ヒドロキシ安息香酸，アミノ安息香酸，フルオロ安息香酸が基質として認識され，クロロ安息香酸，ニトロ安息香酸，トルイル酸，フタル酸についてはメタ置換体のみ基質として認識することがわかった。そこで，安息香酸を DhbE の基質として，Pro，Cys，ヒドロキシルアミン，ピロリジンを求核剤とするアミド合成反応を検討した結果，HPLC 分析で新規ピークを確認し，MS 分析でもそれぞれ推定されるアミド化合物と一致するピークを確認することができた。詳細は検討中であるが，基質特異性の異なるアデニル化ドメインを利用することで，多様な芳香族カルボン酸アミドの合成が可能になると思われる。

　以上から，アデニル化酵素（acyl-AMP-ligase）と求核剤であるアミンとの組み合わせによるアミド結合形成は，酵素反応と化学反応がカップリングした連続反応プロセスであり，アデニル化酵素の基質特異性を反映してアミノ酸アミド，脂肪酸アミド，芳香族カルボン酸アミドなどの有用化合物に対する汎用性の高い合成法を提供できることが示された。

4　アシル CoA 合成酵素によるアミド結合形成

　脂肪酸アミドの合成に関しては，ニトリル分解菌 *Pseudomonas chlororaphis* B23 由来のアシル CoA 合成酵素（AcsA）を利用したアミド結合形成も報告されている[30)]。その報告では，酪酸などの短鎖の脂肪酸を基質とし，CoA の代わりに求核剤としてアミノ基含有のチオール化合物

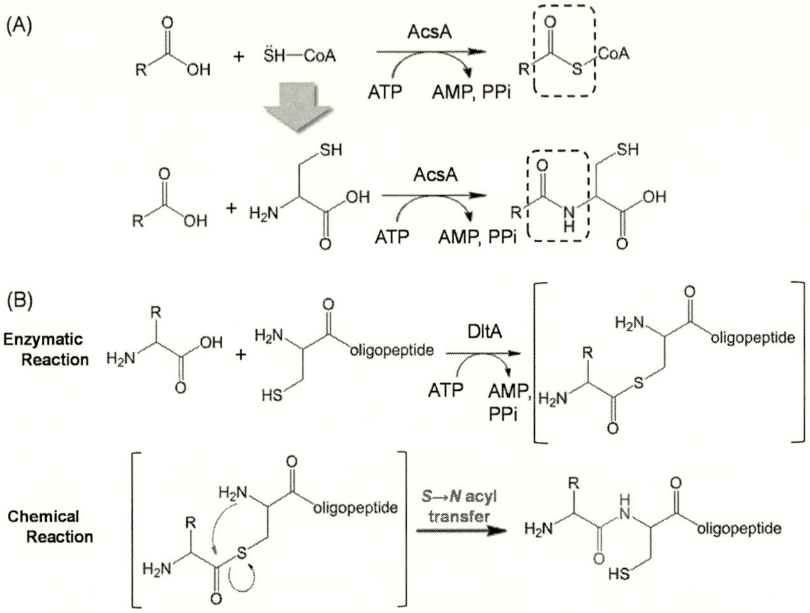

中分子創薬に資するペプチド・核酸・糖鎖の合成技術

図7　アシル CoA 合成酵素とそのファミリー酵素によるアミド結合形成反応
（A）：アシル CoA 合成酵素 AcsA に対する基質変更（CoA から Cys）によるアミド結合形成
（B）：アデニル化酵素 DltA に Cys を介在させたアミド結合形成

である Cys を用いることで，AcsA がチオエステル結合だけでなくアミド結合も可能であること
を明らかにしている。さらに，アシル CoA 合成酵素を含むスーパーファミリーに属する
Bacillus subtilis 168 株由来の DltA を用いてこのアミド結合形成反応が検証されている。DltA
はグラム陽性細菌の細胞壁を構成するテイコ酸に D-Ala を付加する一連の反応系の最初の酵素
であり，キャリアタンパク質である DltC のホスホパンテテイン補欠分子族のチオール基に
D-Ala を付加する反応を触媒する。AcsA の場合と同様，DltC の代わりに Cys を反応させると
アミド結合を形成してジペプチド D-Ala-Cys を合成した。この反応は中間体として生成した
S-Acyl-Cys が，続く化学的な *S* → *N* アシルシフト反応により *N*-Acyl-Cys が合成される新規
な酵素-化学カップリング連続反応機構であるとしている（図7）[31]。

　しかしこれらの反応は，求核剤である Cys のチオール基が反応の足場となっている。そのた
め，求核剤にチオール基を有さない化合物を使用する筆者らの開発した新規アミド結合形成反応
は，より汎用性のある簡便な方法といえる。

5　おわりに

　ゲノム情報を活用するなど酵素探索技術のレベルが高まると，微生物の多様性を反映して，こ
れまで知られていない新たな機能を有する酵素を見出すことができるようになる。本稿で紹介し

第 6 章　ペプチド合成酵素を利用した触媒的アミド合成

た L-アミノ酸リガーゼ Lal などはその良い例で，アミド結合形成反応を触媒する基本的な酵素として学術的な面だけでなく産業上もその意義は大きい。こうした画期的な発見や革新的技術の開発は，単に既存の技術の蓄積だけでなく研究者の熱意と工夫に大きく依存していると考える。

　微生物が産生する二次代謝化合物の中には有用な生理活性を示すものが多くあり，医薬品の原料として依然として大きな可能性を有している。二次代謝産物の複雑な立体構造は微生物の生合成システムに起因しているが，アミド結合形成反応に関わる酵素の一つとして本稿で紹介した NRPS は，基本ドメインに加え，異性化やメチル化などを触媒するドメインからなるモジュール構造をとり，時にポリケチド合成酵素とのハイブリッド型の生合成機構によって，それらが作り出す化合物の複雑な構造多様性を産み出している。筆者らは，巨大酵素である NRPS の反応機構を踏まえ，そのアデニル化ドメインによる基質の活性化と連動させてアミンなどの求核剤を作用させることでアミド結合形成が起こると予測した。基質特異性の異なるアデニル化ドメインを利用することで合成可能なアミド化合物が多様化することも示した。

　最近，放線菌が産生するペプチド抗生物質である pheganomycine の生合成に関わる新規酵素としてペプチドを求核剤としてアミド結合形成を触媒するペプチドリガーゼが報告されている[32]。未知微生物や難培養微生物の有する新規有用機能への期待から探索研究が積極的に進められているが，新たな事実が発見されるたびに生物の有する生合成システムの奥行きの深さと可能性を感じる。生物の複雑で精緻な反応システムの理解は，現在進められている合成生物学やゲノムライトによる効率的な物質生産技術の開発研究において極めて重要であり，一方で，本稿で紹介した酵素反応と化学反応とを組み合わせたユニークで汎用性の高い効率的な合成プロセスの開発研究にも大きく貢献するものと期待している。

文　　　献

1)　V. R. Pattabiraman *et al.*, *Nature*, **480**, 471（2011）
2)　H. Noda *et al.*, *Nat. Chem.*, **9**, 571（2017）
3)　Y. Sugi *et al.*, WO2009/06084
4)　K. Yokozeki *et al.*, *J. Biotechnol.*, **115**, 211（2005）
5)　木野邦器（分担執筆），微生物酵素を活用した新世代の有用物質生産技術，p.148，シーエムシー出版（2012）
6)　木野邦器，化学工業，**67**, 40（2016）
7)　K. Tabata *et al.*, *J. Bacteriol.*, **187**, 5195（2005）
8)　K. Tabata *et al.*, *Appl. Environ. Microbiol.*, **73**, 6378（2007）
9)　K. Kino *et al.*, *Biochem. Biophys. Res. Commun.*, **371**, 536（2008）
10)　K. Kino *et al.*, *J. Biosci. Bioeng.*, **106**, 313（2008）

11) K. Kino *et al.*, *Biosci. Biotech. Biochem.*, **73**, 901 (2009)

12) T. Arai *et al.*, *Appl. Environ. Microbiol.*, **79**, 5023 (2013)

13) 木野はるか，木野邦器，化学と生物，**55**, 182 (2017)

14) K. Kino *et al.*, *Biosci. Biotech. Biochem.*, **74**, 129 (2010)

15) T. Arai & K. Kino, *Biosci. Biotech. Biochem.*, **74**, 1572 (2010)

16) K. Kino, *YAKUGAKUZASSHI*, **130**, 1463 (2010)

17) Y. Hamano *et al.*, *Nat. Prod. Rep.*, **30**, 1087 (2013)

18) T. Arai & K. Kino, *Appl. Microbiol. Biotechnol.*, **81**, 69 (2008)

19) K. Kino *et al.*, *Appl. Environ. Microbiol.*, **77**, 2019 (2011)

20) S. Doekel & M. Marahiel, *Chem. Bio.*, **7**, 373 (2000)

21) R. Dieckmann *et al.*, *FEBS Lett.*, **498**, 42 (2001)

22) H. Nakajima *et al.*, *Int. J. Pept Protein Res.*, **28**, 179 (1986)

23) R. Hara *et al.*, *Sci. Rep.*, **8**, 2950 (2018); DOI: 10.1038/s41598-018-21408-8

24) R. Hara *et al.*, *Anal. Biochem.*, **477**, 89 (2015)

25) O. A. Trivedi *et al.*, *Nature*, **428**, 441 (2004)

26) D. Mohanty *et al.*, *Tuberculosis*, **91**, 448 (2011)

27) P. Arola *et al.*, *Nat. Chem. Biol.*, **5**, 166 (2009)

28) 平井健吾ほか，日本農芸化学会 2017 年度大会，講演番号 2C26p10

29) J. J. May *et al.*, *Proc. Natl. Acad. Sci. U.S.A.*, **99**, 12120 (2002)

30) T. Abe *et al.*, *J. Biol. Chem.*, **283**, 11312 (2008)

31) T. Abe *et al.*, *J. Biol. Chem.*, **291**, 1735 (2016)

32) M. Noike *et al.*, *Nat. Chem. Biol.*, **11**, 71 (2015)

第7章　ペプチドの遺伝子組換え微生物を
用いた高効率生産技術

相沢智康[*]

1　はじめに

　現在，ペプチド性の医薬品の生産では低分子量であれば化学合成，高分子量であれば遺伝子組換えによる合成技術が用いられている。ペプチド液相合成法は主に10残基以下のペプチド医薬の合成に用いられているのに対して，ペプチド固相合成法は，抗体作製用の抗原ペプチドの合成をはじめとするカスタムメイドのペプチドの合成に広く利用されるのはもちろん，比較的鎖長の長い医薬品用のペプチドの生産においても有効なペプチド生産の手法である。しかしながら，30残基を超える長い鎖長のペプチドの合成においては必ずしも効率的とはいえず，合成コストなどの問題が生じてくる。そのため，鎖長のさらに長いペプチド医薬品については，遺伝子組換え微生物による生産が広く利用されている。例えば，代表的なペプチド医薬品であるインスリンは21残基と30残基の2本の鎖からなり，現在製造に用いられている手法は，大腸菌または酵母を用いた遺伝子組換えによる製造方法である[1]。

　このように，遺伝子組換えによるペプチド製造技術は長い歴史を有し，医薬品の製造の分野で活用もされているが，鎖長が長く高度な立体構造を有する高分子量の蛋白質の遺伝子組換え生産と比較した場合，必ずしも技術的な成熟度が高いとは言えない。この背景には，蛋白質よりも分子量の低いペプチドでは，前述のペプチド固相合成法が利用可能であることが大きな理由の一つとして考えられる。筆者は，コストの問題から固相合成が極めて困難なNMR解析用の安定同位体標識ペプチドの生産を目的の一つとして，汎用性の高い遺伝子組換えペプチド生産技術の開発に取り組んできた。特に，微生物宿主に対する毒性も生産上の課題となる抗菌ペプチドの微生物宿主による安定生産技術の検討を中心的な課題としている。

　そこで，本章では，筆者の取組んできた大腸菌および酵母を宿主とした遺伝子組換え微生物による抗菌ペプチドの生産技術を中心に，遺伝子組換えによるペプチド生産技術の概要と，その応用について述べる。

---

[*]　Tomoyasu Aizawa　北海道大学　大学院先端生命科学研究院／国際連携研究教育局
准教授

2 大腸菌を宿主とした組換えペプチドの生産

2.1 可溶型でのペプチドの生産

　大腸菌を宿主とした遺伝子組換え蛋白質やペプチドの発現系は長い歴史と共に種々の改良が重ねられ，遺伝子の組込みから蛋白質精製までの段階を効率的に進められる発現ベクターが多く開発されている。大腸菌はグラム陰性菌であるため，医薬品の生産等への応用検討の初期には，エンドトキシン混入の可能性などが危惧されることもあった。しかしながら，適切な精製法が確立されたことにより，取り扱いの簡便さ，早い細胞増殖速度，高い生産性，培養コスト，さらには医薬品製造で問題となる動物由来原料を用いずに培養可能であることなど，多くの利点を有することから，研究目的のみならず産業的なペプチドの大量生産においても最も利用が多い宿主である。大腸菌は一般に細胞外への組換えペプチドの分泌能力が低いとされ，主に用いられる菌体内生産では生産量に上限があること，またジスルフィド結合や糖鎖の付加などの翻訳後修飾が必要な蛋白質の直接の生産は困難という難点もある。しかしながら，小分子量のペプチドを対象とした場合は，精製後のリフォールディングによるジスルフィド結合形成が比較的容易な場合も多く，また立体構造形成や機能発現に糖鎖修飾が不要な場合も多いという点からみると，ペプチド生産には有用な宿主といえる。

　歴史的には，大腸菌を宿主とした14残基からなるソマトスタチンの発現成功から始まった遺伝子組換えによるペプチド・蛋白質の発現系の歴史ではあるが，小分子量のペプチド生産では，立体構造を有する蛋白質と比較すると発現宿主内のプロテアーゼによる分解を受けやすいことが問題点としてあげられ，蛋白質の生産と比較して必ずしも一般的な技術とは言えない。生理活性ペプチドの多くは，受容体に結合して初めて立体構造を形成するものが多く，水溶液中においては特定の立体構造を有しない場合，プロテアーゼ耐性が低いと考えられる。また，天然状態ではジスルフィド架橋により安定化された構造を有するペプチドを菌体内の還元的環境で発現させた場合も，同様に菌体内では安定な立体構造を有しないため分解を受けやすい。そこで，大腸菌を宿主とした発現系を用いてペプチドを生産する場合には，単独での発現ではなく他のキャリア蛋白質との融合発現により生産する方法が一般的に用いられる。キャリア蛋白質の付加では分解抑制といった安定化の効果だけでなく，発現量の多いキャリア蛋白質による発現量の増強の効果も期待できる。そもそも，低分子のペプチドが生体内で合成される場合には，前駆体型として合成される場合が一般的であるという点からも，ペプチド生産には融合発現が適していると考えられる。組換え体の融合発現は，より高分子量の蛋白質の生産にも広く用いられる手法であり，研究用として市販され入手可能な大腸菌用の蛋白質発現用ベクターとしても，glutathione S-transferase（GST），maltose binding protein（MBP），thioredoxin（TRX）をはじめとして，多種多様なキャリア蛋白質が組み込まれたものが入手可能であり，これらがそのままペプチドの生産にも利用されることが多い。

　抗菌ペプチドの生産に注目して，Liらはどのようなキャリア蛋白質が生産に頻用されている

第7章　ペプチドの遺伝子組換え微生物を用いた高効率生産技術

かについて広く調査し，データベースとして公開している[2~4]。大腸菌を宿主とした抗菌ペプチドの生産の報告が最も多いキャリア蛋白質は TRX であり，次に GST が利用されている。TRX は約 12 kDa の非常に可溶性の高い蛋白質であり，大腸菌発現系で一般にキャリア蛋白質として広く用いられているが[5]，抗菌ペプチドの発現成功例が多い理由は，融合蛋白質に占めるキャリア部分の割合が小ペプチドでも低く抑えられることや，塩基性の抗菌ペプチドの毒性を TRX の低い等電点が打ち消す効果があることなどに起因すると推測される。我々も TRX をキャリア蛋白質として用いて，31 残基からなるブタの小腸に寄生する線虫由来抗菌ペプチド cecropin P1（CP1）の生産について報告している[6]。またごく最近，我々は真核生物に広く保存される約 17 kDa の等電点の低い Ca^{2+}結合蛋白質である calmodulin（CaM）が様々な抗菌ペプチド発現用のキャリア蛋白質として有用であることを報告した[7]。CaM は，Ca^{2+}結合部位を持つ相同性の高い 2 つの球状ドメインが，フレキシブルな領域でつながれたダンベル様の構造を有しており，Ca^{2+}の濃度変化に応答し 2 つの球状ドメインに存在する標的結合部位で，多様なターゲット蛋白質に含まれる標的配列を包み込むような構造を形成する。標的配列は，塩基性に富み両親媒性構造を有するという抗菌ペプチドと類似した特徴を有しており，実際に CaM が多様な抗菌ペプチドに対して高いアフィニティーを有することが確認できた。そこで，CaM と抗菌ペプチドの相互作用による毒性や分解の抑制を期待し，N 末端側キャリア蛋白質として付加する融合発現系を構築し，多様な抗菌ペプチド，膜蛋白質の膜貫通領域ペプチド等の効率的な生産に成功した。

2.2　不溶型でのペプチドの生産

　可溶性の高い蛋白質をキャリア蛋白質として利用し大腸菌の菌体内での発現の安定化を図る手法は，一般の蛋白質の生産にも広く用いられるが，ペプチドの生産では逆に封入体形成能の高い不溶性のキャリア蛋白質を積極的に用いて，ペプチドとの融合蛋白質を不溶化し封入体を形成させることで分解の抑制を期待する方法も有用である。封入体形成を促進するキャリア蛋白質として，市販の発現用ベクターに組込まれた形で入手可能な ketosteroid isomerase をはじめとして，PurF の N 末端フラグメントや TAF12 などの利用が報告されている[4]。封入体発現の利点として，破砕した大腸菌から遠心分離のみで簡便に精製できる点もあげられ，産業応用での生産コスト上も有利である。また封入体内に含まれる蛋白質の種類は可溶性画分と比較すると圧倒的に少なく，精製の過程を簡素化できる。

　可溶性，不溶性にかかわらず，キャリア蛋白質を用いてペプチドの発現を進めた場合は，次のステップとしてキャリア蛋白質の切断が必要となる。可溶性発現では thrombin，TEV protease の他，ペプチドの N 末端に余分な残基が付加しない factor Xa，enterokinase といった選択的プロテアーゼや SUMO の立体構造を認識するプロテアーゼの切断を用いた方法など，酵素的切断が一般に用いられる[8]。これに対して，不溶性発現では可溶化に用いる変性条件下の酵素を用いた切断は困難となるため，化学的切断が用いられることが多い[9]。メチオニン C 末端側を切断す

中分子創薬に資するペプチド・核酸・糖鎖の合成技術

る臭化シアン処理，アスパラギン酸-プロリン間を切断するギ酸処理，アスパラギン-グリシン間を切断するヒドロキシルアミン処理などが代表的であるが，これらの反応では種々の副反応による化学修飾などがしばしば起きることが問題となる。

そこで我々はペプチドの発現の際にキャリア蛋白質の切断の問題を回避する方法として，封入体形成能の高い蛋白質を，ターゲットペプチドとは融合をせずに，共発現により封入体形成を促進する手法の開発を進めてきた[10, 11]。まず封入体の形成能の高い蛋白質として，種々のα-lactalbumin（LA）および lysozyme（LZ）を選択した。これらの蛋白質は高い相同性を有しながらも，ヒトおよびウシ由来 LA は pI 4.8, pI 4.7 で酸性側に等電点を持つのに対して，ウシ由来 LZ は pI 6.5 の中性，ヒト由来 LZ は pI 9.3 の塩基性の等電点を持ち，共発現するこれらの蛋白質（パートナー蛋白質）との相互作用に対する電荷の影響を検証するのに適当と考えた。線虫 *Caenorhabditis elegans* 由来の 67 残基の塩基性の抗菌ペプチド ABF-2 と各パートナー蛋白質を共に誘導発現させる発現系を構築した。この結果，酸性の等電点の LA を共発現させた場合には，ABF-2 単独発現と比較して顕著な発現量の増加が確認され，中性，塩基性の LZ の共発現では封入体の増加の効果は確認できなかった。よって，正電荷を有する抗菌ペプチドに対しては，負の電荷を持つパートナー蛋白質の選択が効率的な封入体形成に有効であると考えられた。パートナー蛋白質の発現による静電的な相互作用が目的ペプチドの封入体形成を促すことで安定化し発現量が増加すると推定される。他の塩基性の抗菌ペプチドに対してもパートナー蛋白質の効果について確認を行い，多数の抗菌ペプチドで発現量増加を確認するとともに，オステオカルシンなど酸性ペプチドを用いた検証では，塩基性のパートナー蛋白質である LZ を共発現した際に封入体形成促進の効果が確認されたことから，この手法はパートナー蛋白質の選択により，塩基性，酸性いずれのペプチドに対しても応用可能であると考えられた。また，封入体からの抗菌ペプチドの精製過程では，ターゲットとパートナーが大きく異なった等電点を持つため，イオン交換クロマトグラフィーにより簡便に分離が可能である点もメリットである（図 1）。ABF-2 の精製では，陽イオン交換樹脂を用いて，LB 培地 1 L 当たり 50 mg を超える粗ペプチドを効率良く得ることに成功した。封入体は，純度の高い蛋白質の凝集体であることから，この時点でも比較的純度の高いペプチドを得ることが可能である。ABF-2 は，4 組のジスルフィド結合を有する抗菌ペプチドであるため，リフォールディングの後，最終的な逆相 HPLC 精製 ABF-2 の収量は LB 培地 1 L 当たり約 10 mg となり，安定同位体標識ペプチドの調製にも応用することで良好な NMR スペクトルを得て，立体構造解析を行うことにも成功した。

興味深いことに，6 個のシステインがジスルフィド結合を形成した構造をもつ α-defensin に分類されるマウス由来の 32 残基の抗菌ペプチド cryptdin-4（Crp-4）では，同様の手法を用いて調製した封入体に還元剤を加えずに酸化的条件下において尿素により単純に可溶化するのみで，正しくフォールディングした Crp-4 を得ることに成功した[12]。封入体として得た組換え蛋白質のリフォールディングでは，一般に，変性剤存在下で完全還元したペプチドから，透析などにより変性剤と還元剤の両者を除去し立体構造を形成させる手法がよく用いられる。しかしなが

第7章　ペプチドの遺伝子組換え微生物を用いた高効率生産技術

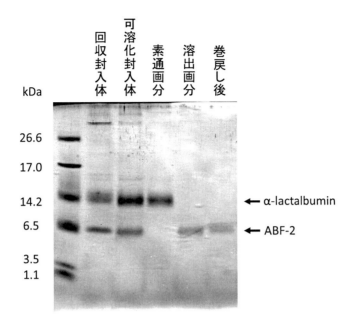

図1　封入体形成能の高いパートナー蛋白質とペプチドの共発現と精製
パートナー蛋白質 α-ラクトアルブミンとペプチド ABF-2 の共発現を行った。回収した封入体に含まれるパートナー蛋白質の α-ラクトアルブミンは，変性剤存在下の陽イオン交換クロマトグラフィーで素通りするため，容易に抗菌ペプチド ABF-2 からの分離が可能であった。

ら，Crp-4 と同じ α-defensin ファミリーに属する抗菌ペプチドである human neutrophil peptide-1 でも，化学合成したペプチドのフォールディングの際に分子間相互作用などを低減する効果が期待される変性剤存在下でのフォールディングが適していることが報告されている[13]ことなどから，Crp-4 でも変性剤存在下においても天然型の立体構造を形成しやすい性質のため，このようなリフォールディング工程が可能となると考えられる。Crp-4 ではこの手法の利用により極めて効率的にペプチドを生産することに成功し，マウスを用いた経口投与実験による腸内細菌叢の異常の改善といった，大量のペプチド試料を必要とする研究への応用にも成功している[14]。

3　酵母を宿主とした組換えペプチドの生産

ジスルフィド結合を複数組有するペプチドの生産については，リフォールディングの問題を回避するため，高い翻訳後修飾の機能を有する酵母を宿主として用いた分泌型での報告例も多い。*Saccharomyces cerevisiae* と比較すると，一般の蛋白質を対象とした高効率の発現の報告の多いメタノール資化性酵母 *Pichia pastoris* を宿主として利用することで，ペプチドの生産においても多くの成功例が報告されている[15]。*P. pastoris* はメタノールの資化に必要なアルコール酸化酵素遺伝子（*AOX1*）の強力なプロモーターが利用可能であり，高密度培養法の利用により単位

培地当たりの高効率な生産が期待でき，市販のベクターも入手可能で比較的容易に取り扱うことができる[16]。また，ヒトに対するアレルゲンとなりうる酵母の高マンノース型糖鎖を，糖転移酵素やグリコシダーゼ遺伝子の導入によりヒト型に改変する系も開発されている[17]。さらに，安定同位体標識用の培地も簡便に調製可能であることから，NMR用の安定同位体標識試料の調製も容易である[18]。分泌型での発現を行う場合には，膜透過のためのシグナル配列をN末端に付加させて翻訳をさせる必要があり，目的のペプチドがもつ固有のシグナル配列を使用する方法のほか，酵母由来のシグナル配列などを利用する方法が広く用いられており，その適切な選択も重要となる[19]。我々のグループでも23残基の短いペプチドである昆虫由来サイトカイン[20]や線虫由来抗菌ペプチド[21, 22]の生産などに *P. pastoris* を利用した研究を進めてきた。

　酵母を用いた分泌発現においては，小胞体やゴルジ体を経る分泌経路において，ジスルフィド結合の形成を含めたフォールディングや糖鎖付加などの翻訳後修飾が起こるが，この過程で小胞体関連分解などによる品質管理が行われるため，この過程をうまく通過できるかがペプチドの生産量に大きな影響を与えると考えられる。さらに分泌後，培地中のプロテアーゼにより分解を回避できるかも問題となる。我々のペプチド生産の例では，*P. pastoris* が酸性環境でも生育可能なことを利用して，pH 3.0の条件下で培養し，培地中のプロテアーゼの至適pHを避けることで，生産性の向上に成功している[20]。

　植物由来抗菌ペプチド snakin-1（SN1）の *P. pastoris* での生産例を紹介する[20]。SN1はジャガイモから発見された抗菌ペプチドであり，全長63残基のペプチドでありながら，12個ものシステインを含み，それらがジスルフィド結合を形成しているという特徴を持つ。抗真菌活性も有し，幅広い植物から相同性の高いペプチドが発見されていること，植物で過剰発現させることで耐病性が向上することが報告されている。また，花粉症の原因となる西洋ヒノキ由来の抗原BP40と高い相同性を有することから，花粉／食物関連症候群の原因ペプチドとしても注目されている[23]。SN1については，大腸菌発現系や固相化学合成による生産の報告はあったが，より効率的な生産の可能性の検討として *P. pastoris* を宿主とした分泌系での発現を試みた。*AOX1* 遺伝子のプロモーターと酵母由来の分泌シグナルであり分泌発現の成功例の多い α-ファクタープレプロ配列を利用し，分泌型での発現を検討した。5 Lのジャーファーメンターを用いた高密度培養を行い，48時間のメタノールでの発現誘導を行い，最終的な菌体の湿重量は300 g/L程度に到達した（図2）。pI 8.97のSN1を陽イオン交換クロマトグラフィーにより培地上清より回収し，逆相クロマトグラフィーにより最終精製を行い，培地1 Lあたり約40 mgのSN1を得た。天然から精製したSN1と *P. pastoris* で発現したSN1のNMRスペクトルの比較を行い，得られた組換えペプチドは天然型の構造を有していると判断した。SN1は抗真菌活性を有し，*P. pastoris* に対しても活性を有するが，培地中に分泌されている濃度が最小発育阻止濃度（MIC）以下であることや培地中に含まれる高濃度の塩などが活性を阻害することなどから，活性による悪影響を受けずに生産に成功していると考えられる。

第7章　ペプチドの遺伝子組換え微生物を用いた高効率生産技術

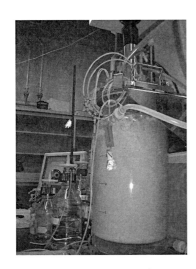
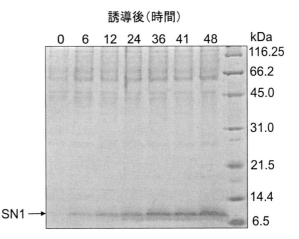

図2　酵母 *P. pastoris* のジャーファーメンターを用いた培養によるペプチド SN1 の分泌系での生産と精製

ジャーファーメンターを用いて培養した培地の電気泳動により，メタノールでの誘導後にペプチド SN1 が効率的に培地中に分泌されていることが確認された。

4　組換えペプチドの NMR 解析への応用

　組換え発現によるペプチド生産技術はコストを抑えた生産技術にとどまらず，ペプチドの作用機構の解明を目指した基礎研究への利用でも有用性が高い。例えば，分子量の小さいペプチドに対しては高分子蛋白質の NMR 解析に用いられる安定同位体標識試料調製は一般的ではないが，ペプチドと高分子蛋白質の複合体の解析や脂質相互作用の解析など，見かけの分子量が大きくなるペプチドの NMR 分野での研究への応用が期待できる。ここでは我々の研究の一例として，微生物の検出技術への応用研究[24,25)]などが進められている抗菌ペプチド CP1 を対象として，組換え発現により得られた安定同位体標識抗菌ペプチドを用いてエンドトキシン（LPS）との相互作用を進めた研究例を紹介する[6)]。

　グラム陰性細菌は外膜と内膜を持つため，抗菌ペプチドのグラム陰性菌への作用では，外膜を透過しその後内膜に作用する必要があるが，その透過機構には不明な点が多い。外膜の外側は，リピドAと呼ばれる脂質部分とコア糖鎖と末端のO抗原部分から成る LPS が主成分であり，LPS と抗菌ペプチドとの相互作用様式の解析は重要である。しかし抗菌ペプチドが LPS に結合した複合体形成時の情報を直接 NMR 法で解析することは，水溶液中での LPS の会合による数十万以上の分子量のミセル構造の影響で，分子量増大に伴う NMR シグナルのブロードニングが生じ困難となる。このため，LPS 結合状態の抗菌ペプチドの NMR 解析には転移 NOE 法が応用されてきた。この手法では，NMR で観測可能な濃度の抗菌ペプチドの水溶液に LPS ミセルを加えた試料を用意し，LPS 遊離の抗菌ペプチドと LPS 結合状態の抗菌ペプチドが平衡で存在し

85

た状態で NMR 測定を行う。このような混合状態で 2 つの状態の交換速度が遅い場合には，遊離のシグナルは観測されるが結合のシグナルは分子量の影響でブロードニングして観測されない。しかし，遊離と結合の 2 つの状態の交換速度が充分に速い場合には，観測される 1 つのシグナルに 2 つの状態の情報が平均化して含まれる状態となる。このような速い交換速度を持つ場合に，LPS ミセルと抗菌ペプチドの比を 1：100 程度にすることで，溶液中には遊離の抗菌ペプチドが大過剰に含まれた状態となり，観測されるシグナルの化学シフトは，ほぼ遊離の抗菌ペプチドのものとなり，ブロードニングの影響をあまり受けずに，複合体形成時の NOE などの情報を転移 NOE として得ることが可能となる。この手法を利用して多くの抗菌ペプチドの LPS ミセル結合状態の構造解析が報告されている[26]。さらに転移 NOE 法では，一般的なメリットとして，遊離状態のシグナルを利用して解析を行うため，結合状態での帰属が不要な点があげられる。しかし逆に，水溶液中ではランダム構造をとる α ヘリックス型の抗菌ペプチドでは，シグナルの重なり合いのため水溶液中での帰属や解析が非常に困難となる。実際，CP1 は，水溶液中ではランダム構造であり，固相合成ペプチドを用いた未標識試料の ^{1}H NMR 測定では，シグナルの重なり合いが激しく，信号帰属や転移 NOE の正確な解析は困難であった。そこで我々は遺伝子組換えによる安定同位体標識ペプチドを調製し，信号帰属の困難な高分子量の蛋白質の解析に用いられる三重共鳴実験を行うことで，水溶液中での CP1 の信号帰属と転移 NOE の解析を行った（図 3）。その結果，過去に疎水性溶媒を用いた膜模倣環境中で解析された CP1 の立体構造は，ペプチド全長に渡って α ヘリックス構造を形成していたのに対して，LPS との相互作用時には全長の約半分の C 末端側の 15 残基のみが α ヘリックス構造を形成することが明らかになった。この領域の N 末端側には 3 残基の塩基性残基が連続する領域が，また中央部には 6 残基の疎水性残基が連続する領域があり，それぞれ，リピド A のリン酸基および脂肪酸のアシル基と相互作用することで，外膜に対して作用すると予想された。

5　おわりに

　ペプチドの様々な分野への応用の広がりを背景に，生産コストの低減や作用機構の解明などの課題の重要性はますます高まっているといえる。本章で紹介したように，遺伝子組換え微生物によるペプチドの生産では，大腸菌を宿主としたケースでも，酵母を宿主としたケースでも，ペプチドの分解の抑制が大きなポイントと考えられる。枯草菌など，蛋白質の産業的生産で高い生産性が評価されている宿主でのペプチド生産も期待されるが，この場合もプロテアーゼの問題の克服は重要なカギとなると予想される。新たなペプチドの応用を切り開く技術として，ペプチドの微生物による生産技術の重要性は，今後もますます高まっていくものと考えられる。

第7章 ペプチドの遺伝子組換え微生物を用いた高効率生産技術

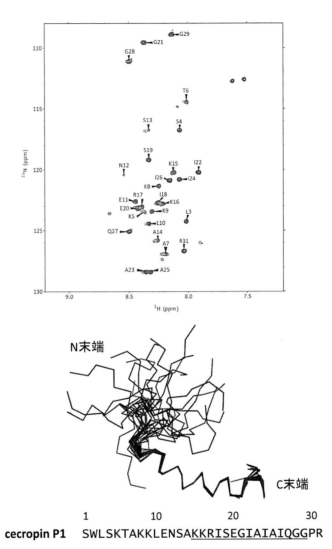

図3 ペプチドCP1のLPS結合状態での立体構造

組換え生産したペプチドCP1の ^{15}N, ^{13}C 安定同位体標識試料により効率的にNMR信号帰属に成功し，同試料を用いた転移NOE実験によりLPS結合状態の立体構造を得た．一次配列の下線は，LPS結合状態でαヘリックス構造を形成している領域を示している．

文　献

1) N. A. Baeshen *et al.*, *Microb. Cell Fact.*, **13**, 141（2014）
2) Y. Li & Z. Chen, *FEMS Microbiol. Lett.*, **289**, 126（2008）
3) Y. Li, *Biotechnol. Appl. Biochem.*, **54**, 1（2009）
4) Y. Li, *Protein Expr. Purif.*, **80**, 260（2011）

5) K. Terpe, *Appl. Microbiol. Biotechnol.*, **60**, 523（2003）

6) M. H. Baek *et al.*, *J. Pept. Sci.*, **22**, 214（2016）

7) H. Ishida *et al.*, *J. Am. Chem. Soc.*, **138**, 11318（2016）

8) D. K. Yadav *et al.*, *Arch. Biochem. Biophys.*, **612**, 57（2016）

9) P. M. Hwang *et al.*, *FEBS Lett.*, **588**, 247（2014）

10) 相沢智康ほか，組み換え蛋白質の製造方法，特開 2007-201532（2007）

11) S. Tomisawa *et al.*, *AMB Express*, **3**, 45（2013）

12) S. Tomisawa *et al.*, *Protein Expr. Purif.*, **112**, 21（2015）

13) Z. Wu *et al.*, *J. Am. Chem. Soc.*, **125**, 2402（2003）

14) E. Hayase *et al.*, *J. Exp. Med.*, **214**, 3507（2017）

15) N. S. Parachin *et al.*, *Peptides*, **38**, 446（2012）

16) M. Ahmad *et al.*, *Appl. Microbiol. Biotechnol.*, **98**, 5301（2014）

17) P. P. Jacobs *et al.*, *Nat. Protoc.*, **4**, 58（2009）

18) A. R. Pickford & J. M. O'Leary, *Methods Mol. Biol.*, **278**, 17（2004）

19) N. Koganesawa *et al.*, *Protein Eng.*, **14**, 705（2001）

20) N. Koganesawa *et al.*, *Protein Expr. Purif.*, **25**, 416（2002）

21) H. Zhang *et al.*, *Antimicrob. Agents Chemother.*, **44**, 2701（2000）

22) Y. Kato *et al.*, *Biochem. J.*, **361**, 221（2002）

22) M. R. Kuddus *et al.*, *Protein Expr. Purif.*, **122**, 15（2016）

23) H. Sénéchal *et al.*, *J. Allergy Clin. Immunol.*, in press

24) S. Arcidiacono *et al.*, *Immunology*, **487**, 29（2008）

25) T. Yonekita *et al.*, *J. Microbiol. Meth.*, **93**, 251（2013）

26) S. Bhattacharjya, *Curr. Top. Med. Chem.*, **16**, 4（2016）

第8章　遺伝暗号リプログラミングを用いた
特殊ペプチド翻訳合成と高速探索技術

木村寛之[*1]，加藤敬行[*2]，菅　裕明[*3]

1　はじめに

翻訳系とはペプチド・タンパク質の生合成を担う代謝系である。翻訳系は合成するペプチドの配列を mRNA によって精密に制御できるので，人工的なペプチド合成システムとしても非常に魅力的である。しかしながら通常の翻訳系で合成できるペプチドは，20 種類の「タンパク質性アミノ酸」で構成されたものに限られてしまう。これに対して，既存のペプチド医薬品や生理活性のあるペプチド性天然物の多くはタンパク質性アミノ酸とは異なる構造の「特殊アミノ酸」を骨格中に有している。このような特殊アミノ酸を含む「特殊ペプチド」を翻訳系で直接合成できれば，合成・開発プラットフォームとして翻訳系を活用したペプチド医薬品の開発が可能になる。

翻訳系がアミノ酸を用いるルールは遺伝暗号と呼ばれ，ほとんどの生物で保存されている。このルールを改変して特殊アミノ酸含有タンパク質を翻訳合成する手法はこれまでにもあったが[1,2]，中でも画期的なのはコドンとアミノ酸の関係をリセットし，遺伝暗号表を「空」の状態にした上で特殊アミノ酸を新しく割り当てるという「遺伝暗号リプログラミング」という概念である。遺伝暗号リプログラミング技術はいくつか存在するが[3,4]，本章ではわれわれが開発した FIT システム（Flexible In vitro Translation system）[5]による特殊ペプチド翻訳合成について説明する。さらに FIT システムを mRNA ディスプレイ法と組み合わせることで確立された，特殊ペプチドのハイスループットスクリーニング技術 RaPID システム（Random non-standard Peptide Integrated Discovery system）[6]についても説明する。有用な特殊ペプチドをシステマティックに探索する RaPID システムは，自然界からの発見や試行錯誤に頼っていたペプチド医薬品開発を大きく変えるブレイクスルーとなり，近い将来には RaPID システムのもとで開発されたペプチド医薬品が上市されることと期待されている。

＊1　Hiroyuki Kimura　東京大学　大学院理学系研究科　化学専攻

＊2　Takayuki Katoh　東京大学　大学院理学系研究科　化学専攻　助教

＊3　Hiroaki Suga　東京大学　大学院理学系研究科　化学専攻　教授

2 FITシステム

翻訳系では，アミノ酸はtRNAと結合したアミノアシルtRNAの状態でリボソームに運びこまれてペプチドとなる。特殊アミノ酸の場合，翻訳系にそのまま特殊アミノ酸を加えても特殊アミノ酸のアミノアシルtRNA（Xaa-tRNA）が作られないので特殊ペプチドは合成されない。さらにXaa-tRNAを人工的に合成して翻訳系に加えたとしても，同じコドンを解読する通常のアミノアシルtRNAと共存する状態では通常のペプチドと特殊ペプチドの両方が合成されてしまうので合成効率や配列制御という点で好ましくない。したがって遺伝暗号のリプログラミングには，「空」コドンを作るために通常のアミノアシルtRNAを適切に排除する技術とXaa-tRNAを簡便に調製する技術が必要となる（図1A）。

われわれのFITシステムでは再構成無細胞翻訳系[7]を用いることで遺伝暗号表上の特定のコドンを「空」にしている。試験管内再構成系は個別に精製した大腸菌のリボソームや伸長因子などを適切な比で組み合わせて翻訳系を再現したもので，任意の因子を含まない"不完全な"翻訳系を構築することもできる。たとえばPheを含まない翻訳系を構築すれば，Phe-tRNAが合成されないのでPheのコドンを「空」にすることができる（図1B）。さらに再構成系は他の翻訳因子も自由にコントロールできるという大きなメリットがある。たとえばEF-Gの濃度を通常より低くすることで特殊アミノ酸の導入効率を高められる[8]。

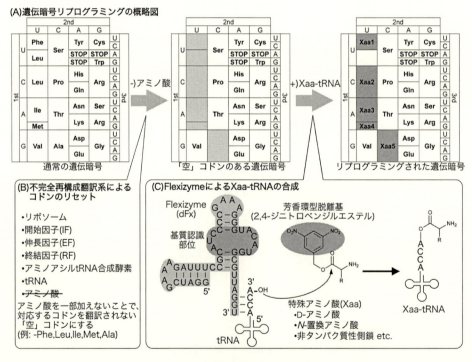

図1 FITシステムのしくみ

第8章 遺伝暗号リプログラミングを用いた特殊ペプチド翻訳合成と高速探索技術

　またFITシステムでは人工アミノアシル化リボザイムであるFlexizyme[9,10]を用いてXaa-tRNAを合成する。Flexizymeは脱離基がついたアミノ酸をtRNAに付加する触媒活性を持つ（図1C）。Flexizymeはアミノ酸側鎖か脱離基の芳香環のみを認識しているので，どのようなアミノ酸であってもほとんど制限なくtRNAに付加することができる。またFlexizymeはtRNAの3′末端CCA配列のみを認識するので，天然のtRNAに限らず人工のtRNA変異体にもアミノアシル化が可能である。たとえばアンチコドンを変更したtRNA変異体を用いることで，特殊アミノ酸を割り当てるコドンを自在に設定できる。またリボソーム中のtRNA位置を調節する伸長因子EF-Pを用いた例では，EF-Pとの相互作用が強い改良型tRNAを用いることで，D-アミノ酸の導入効率を高められる[11]。

　FITシステムを用いることで，これまでにD-アミノ酸（鏡像ペプチド）[8]，N-メチルアミノ酸（N-メチルペプチド）[12]やN-置換グリシン（ペプトイド）[13]，ヒドロキシ酸（ポリエステル）[14]，非タンパク質性側鎖アミノ酸[15]などさまざまな特殊アミノ酸がペプチドに導入されている（図2A〜C）。中でもN末端にN-クロロアセチル化（N-ClAc-）アミノ酸を導入したペプチドは，ClAc基と下流側に導入したCys側鎖のチオール基が分子内S_N2反応によるチオエーテルを生じて大環状骨格を形成する[16]（図2B）。この環化反応は加熱などの操作を必要とせず，翻訳が終了したのち自発的に進行する。このチオエーテル構造はジスルフィド結合に比べて安定で，血清中などの還元的環境下でも切断されない。さらに大環状構造はペプチドの高次構造をエントロピー的に有利にすることで生体内安定性やタンパク質などとの結合力を高められるので，生理活性ペプチドの骨格として非常に有用である。

　さらにFITシステムの応用事例として人工コドンボックス分割[17]について紹介したい。遺伝暗号リプログラミング技術では，あるコドンをタンパク質性アミノ酸から特殊アミノ酸に割り当

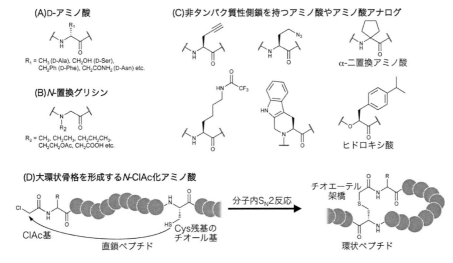

図2　FITシステムによって導入できる特殊アミノ酸の例

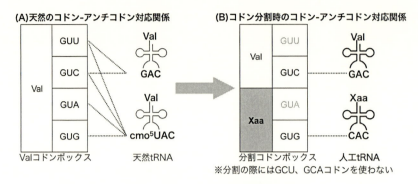

図3 コドンボックス分割の概略図

てなおすので,そのタンパク質性アミノ酸をペプチドに導入することができない。またペプチドに含まれるアミノ酸も最大20種類のままである。この問題を解決するために新たに生み出された概念が人工コドンボックス分割である。この技術では,たとえばGUU,GUC,GUAおよびGUGの4コドンからなるValコドンボックスの内GUU,GUCコドンのみをValのコドンとして使用し,残るGUA,GUGコドンを特殊アミノ酸に新しく割り当てることができる。

人工コドンボックス分割では人工のtRNAを用いる。大腸菌の翻訳系の場合,Val用のtRNAの1つはcmo5UACアンチコドンである。アンチコドン1文字目のcmo5Uという修飾塩基がコドン3文字目の全ての塩基とゆらぎ塩基対を形成するので,このtRNA1つで4つのコドン全てを解読してしまう(図3A)。そこで再構成翻訳系から天然tRNAを取り除き,代わりに修飾塩基を持たずゆらぎ塩基対を形成しない人工tRNAを用いて翻訳を行うことでtRNAとコドンの関係を一対一対応させられる(図3B)。この技術では,人工tRNAにValと特殊アミノ酸を付加するFlexizymeが不可欠な要素となっている。この人工コドンボックス分割によってこれまでに3つのコドンボックス(Val,ArgおよびGly)が分割され,翻訳系による23種類のアミノ酸(20種類のタンパク質性アミノ酸+3種類の特殊アミノ酸)を含む特殊ペプチドの翻訳合成が達成された。

FITシステムのより詳しい背景やメカニズムについては,これまでに発表したわれわれの研究総説等[15, 18, 19]を参照して頂きたい。

3 特殊環状ペプチドスクリーニング技術「RaPIDシステム」

特殊ペプチドを翻訳系で合成することができても,医薬品として機能するペプチドの構造をデザインするのは決して容易ではない。そこでわれわれはFITシステムとmRNAディスプレイ法[20]を組み合わせた特殊ペプチドのハイスループットスクリーニング技術RaPIDシステムを開発した。RaPIDシステムではランダムなアミノ酸配列を持つ特殊ペプチドライブラリーを簡便に調製し,標的分子に結合するものを迅速に探索することができる。

第8章　遺伝暗号リプログラミングを用いた特殊ペプチド翻訳合成と高速探索技術

　mRNAディスプレイ法ではピューロマイシンと呼ばれる抗生物質が利用される。ピューロマイシンはアミノアシルtRNAの3′末端に極めて類似した構造を持つので，翻訳伸長反応においてピューロマイシンとペプチド鎖がアミド結合を形成する。mRNAディスプレイ法では，あらかじめmRNAの3′末端にピューロマイシンを結合させて翻訳を行うことで，ピューロマイシンを介してペプチド鎖とmRNAとを結合させる。このとき翻訳終結因子を含まない再構成翻訳系を用いることで，翻訳終了時のペプチド脱離反応が起こらずにペプチドとmRNAがリボソーム上で留まる状態をつくりだせるので，ペプチドとピューロマイシンとを効率よく結合させられる。このようにしてペプチド本体（表現型）とペプチドの配列情報を持つmRNA（遺伝子型）とを共有結合によって結びつけている。

　RaPIDシステムでは，開始コドンの後にランダムなコドンを持つmRNAライブラリーからFITシステムによってランダム特殊ペプチドライブラリーを翻訳合成する。上述したように大環状骨格を持つ特殊ペプチドは生理活性ペプチドとしての適性が高いので特によく用いられている。RaPIDシステムのライブラリーサイズは固相合成法でのライブラリー作製（10^7種程度）に比べてはるかに大きく，30分程度の反応時間で数百μLの溶液中に10^{12}種もの多様性を持つ特殊ペプチドライブラリーを作製できる。

　実際のRaPIDシステムによるセレクションでは，タンパク質が磁気ビーズなどの担体に固定化したものを結合ターゲットとして用いることで特殊環状ペプチドの淘汰・回収を容易にしている。まずランダムmRNAライブラリーにリンカーを介してピューロマイシンを結合させ（図4①），これをN-ClAc化アミノ酸を含むFITシステムで翻訳することで特殊環状ペプチドライブ

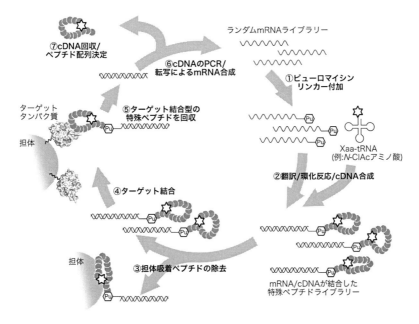

図4　RaPIDシステムの概略

中分子創薬に資するペプチド・核酸・糖鎖の合成技術

表1　RaPID システムで創出された特殊環状ペプチドの例

ターゲットタンパク質	ターゲットの機能	ペプチド名	ペプチド配列	K_D (nM)	ペプチドの機能	構造解析(PDB ID)	文献
KDM4	ヒストン脱メチル化	CP2	DYVYNTRSGWRWYTC / Ac——S	29.8	活性阻害(IC$_{50}$: 42 nM)	あり(5LY1)	21)
iPGM	ホスホグリセリン酸代謝	Ce-2	DYDYPGDYCYLYGTCG / Ac——S	0.073	活性阻害(IC$_{50}$: 250 pM)	あり(5KGN)	22)
MET	シグナル受容体	aMD4	DYRQFNRRTHEVWNLDCG / Ac——S	2.4	二量化aMD4によるシグナル活性化	なし	23)
MATE	多剤排出膜輸送体	MaD5	DFVYSAVCYSIAAAAAAARTG / Ac——S	N.D.	活性阻害/構造安定化	あり(3VVR)	24)
Plexin	シグナル受容体	PB1m6	DWRPRVARWTGQIIYCS / Ac——S	3.5	活性阻害(IC$_{50}$: 1.5 mM)	あり(5B4W)	25)
Akt2	Ser/Thrリン酸化	Pakti-L1	YILVRNRLLRVDCG / Ac——S	N.D.	活性阻害(IC$_{50}$: 110 nM)	なし	26)

※DX…D-アミノ酸、Ac——S…チオエーテル環構造(図2D参照)、N.D.…Not Determined

ラリーを得る。このあと，ペプチドに結合した mRNA を安定化させるために逆転写して mRNA/cDNA 二重鎖とする（図4②）。この特殊環状ペプチドライブラリーから磁気ビーズのみに結合するペプチドを除去したあとで（図4③），標的タンパク質付き磁気ビーズを用いて結合能をもつ特殊環状ペプチドを回収する（図4④，⑤）。このようにして回収された特殊ペプチドの cDNA を PCR 増幅・転写および翻訳を行い（図4⑥），再びターゲット結合型のペプチド種を回収する。このサイクルを数回繰り返すことでターゲット結合型の特殊ペプチドを濃縮し，最後に cDNA からペプチド配列を同定する（図4⑦）。RaPID システムを用いたセレクションでは，これまでに多数の特殊環状ペプチドの創出に成功している。これらの特殊環状ペプチドは強い結合力を持つだけでなく，ターゲット選択的な活性阻害や構造解析に寄与する構造安定化などさまざまな機能を発揮している（表1）。また得られた特殊ペプチドをさらに改良することでペプチドの機能を飛躍的に向上させることにも成功している。

4　RaPID システムによる特殊ペプチド探索の事例

4. 1　KDM4 阻害ペプチドの探索[21]

　KDM4 はヒストン3テール中の Lys9（H3K9）位を脱メチル化する酵素である。この脱メチル化酵素には KDM4A～E の5つのサブファミリーが存在し，KDM4A～C は H3K9 に加えて H3K36 も脱メチル化する。この KDM4 サブファミリーは活性部位に高い相同性があるので，既存の小分子阻害剤ではサブファミリー間の選択性に乏しいという問題があった。サブファミリー間の選択的な阻害剤が得られれば，ヒストン修飾に対する理解を深められ，ヒストン修飾の異常が原因とされる疾患の治療法開発に繋がると期待される。

　このような背景のもとで，われわれは RaPID システムを用いて KDM4A 結合型の特殊環状ペプチド5種類（CP1～CP5）を創出した。この配列情報にもとづいて固相合成法で特殊環状ペプチドを合成し，試験管内での KDM4A 阻害能を解析したところ CP2 は IC$_{50}$＝42 nM の強い阻害能を示した。さらに CP2 は KDM4A～C にはそれぞれ同程度の IC$_{50}$ を示す一方で KDM4D～E に対しては約 1/100 にまで阻害能が低下し，KDM4 サブファミリー間での選択性を得ることに

第 8 章　遺伝暗号リプログラミングを用いた特殊ペプチド翻訳合成と高速探索技術

成功した。

　さらに CP2 と KDM4A とを共結晶化して X 線結晶構造解析を行ったところ（図 5A），本来の基質である H3 ヒストンテールと CP2 は配列相同性がないにもかかわらず，同じように KDM4A 基質ポケットに結合していることが明らかになった。またサブファミリーの中でも KDM4A～C に特有の残基と CP2 との静電相互作用が見られ，これが高い選択性の要因だと示唆された。一方で細胞実験ではペプチドが分解されてしまい KDM4A 阻害が観測されなかった。そこで結晶構造にもとづいて KDM4A との結合に影響を与えない部位で，なおかつ切断されやすいペプチド結合（Val2, Cys14）の N-メチル化，Gly8 を D-Ala へ置換，さらに Tyr12 を p-フルオロフェニルアラニン（^{4F}Phe）へ置換した改良型の CP2.3 を固相合成し，細胞内安定性を高めた（図 5B）。この改良により IC$_{50}$ は 110 nM になってしまったものの，細胞実験での KMD4A 脱メチル化活性低下に起因すると思われる H3K9 メチル化の増大が観測された。

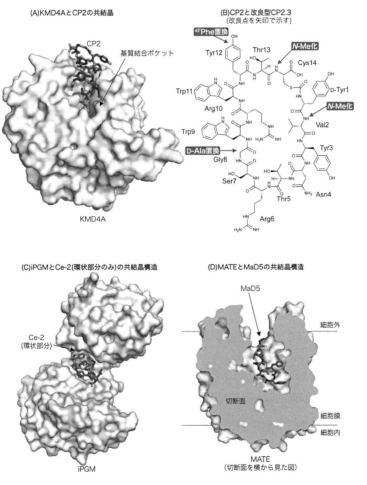

図 5　RaPID システムによって創出された特殊ペプチドとターゲットとの共結晶構造

4. 2 iPGM 阻害ペプチドの探索[22]

PGM は糖新生や解糖系に関わる代謝酵素で，PGM には補因子の有無によって区別される 2 つのファミリー（dPGM/iPGM）が存在する。ヒトは dPGM を有するが，線虫のような寄生虫は iPGM を有するので iPGM 選択的な阻害剤は線虫関連症の特効薬となりうる。RaPID システムによって創出された iPGM 結合型特殊環状ペプチド Ce-2 は，線虫 *C. elegans* を始めとする幅広い生物種の iPGM に対しても数 nM 程度の IC_{50} を持つ一方で dPGM に対する阻害活性を持たない理想的な選択性を示した。下流 Cys を含まない Ce-2 の直鎖状変異体は阻害活性が 1/2,000～1/10,000 にまで低下し，環状骨格の重要性が示された。また iPGM との共結晶による構造解析では，Ce-2 の環状部分が iPGM のドメイン間領域に結合してアロステリック的に活性を阻害していることが明らかになり，従来の小分子医薬品が結合するような疎水性ポケットが存在しない部位であっても，広い表面積を持つ特殊環状ペプチドであれば強く結合できることも示された（図 5C）。

4. 3 MET に対する人工アゴニストペプチドの探索[23]

細胞膜上の受容体型チロシンキナーゼ MET はリガンドである HGF と結合すると二量体化して自己リン酸化し，下流のシグナル経路を活性化して臓器の炎症治癒などの機能を発揮する。MET の細胞外ドメインをターゲットとして RaPID システムによる特殊環状ペプチドのセレクションをおこない，MET に強く結合する aMD4 を創出した。この aMD4 単体は MET 受容体と一対一の量比で結合するだけだが，リンカーを介して二量体化した aMD4 は 2 つの MET 受容体を強制的に近接させて自己リン酸化を引き起こした。細胞実験では下流シグナル活性化も確認され，天然リガンドである HGF の 1/20 以下の分子量で人工アゴニストとして機能する二量体特殊環状ペプチドの開発に成功した。

4. 4 多剤輸送体 MATE 阻害ペプチドによる結晶構造解析[24]

膜タンパク質 MATE は多剤耐性菌に発現している膜輸送体で，抗生物質を細胞外へ排出している。RaPID システムによって MATE（*P. furiosus* 由来）に結合する特殊環状ペプチド（MaD5）を創出したところ，MaD5 は実際に MATE の輸送トンネル内に結合して排出能を阻害することができるだけでなく，MATE に結合して構造を安定化することで MATE 単体に比べて高品質な共結晶を形成することができた。X 線結晶解析において MATE 単体では 3.6Å の分解能しか得られなかったのに対し，MATE と MaD5 の共結晶では最高 2.4Å の分解能が得られた。この構造安定化によって MATE 単体では解像できなかった内部まで構造が解かれ，MATE による薬剤排出の作用機序解明に役立てられた（図 5D）。この成果は，RaPID システムによって得られた特殊ペプチドが直接医薬品として作用するだけでなく，タンパク質の高精度構造解析を可能にするという構造生物学的アプローチを通して医薬品開発に資することを示している。

第8章　遺伝暗号リプログラミングを用いた特殊ペプチド翻訳合成と高速探索技術

5　FIT システム，RaPID システムの今後の展望

われわれの開発した FIT システムによってこれまでに数多くの特殊ペプチドが翻訳合成されてきた。しかしながら，tRNA へのアミノアシル化ができてもペプチドに導入できない特殊アミノ酸があることも明らかになっている[27]。このような特殊アミノ酸も制限なく特殊ペプチドを合成できるように翻訳系のさまざまな因子を改良していく必要がある。また RaPID システムは非常に高速かつ簡便にターゲット結合型の特殊ペプチドを創出できるが，今後は結合力だけでなく活性に基づいてアゴニスト・アンタゴニストを探索できるシステムも必要である。改良された FIT システム・RaPID システムはペプチド医薬品開発をますます加速させていくことであろう。

文　　献

1)　C. J. Noren *et al.*, *Science*, **244**, 182（1989）
2)　H. S. Park *et al.*, *Science*, **333**, 1151（2011）
3)　A. C. Forster *et al.*, *Proc. Natl. Acad. Sci. U. S. A.*, **100**, 6353（2003）
4)　K. Josephson *et al.*, *J. Am. Chem. Soc.*, **127**, 11727（2005）
5)　Y. Goto *et al.*, *Nat. Protoc.*, **6**, 779（2011）
6)　Y. Yamagishi *et al.*, *Chem. Biol.*, **18**, 1562（2011）
7)　Y. Shimizu *et al.*, *Nat. Biotechnol.*, **19**, 751（2001）
8)　T. Katoh *et al.*, *Cell Chem, Biol.*, **24**, 46（2017）
9)　N. Lee *et al.*, *Nat. Struct. Biol.*, **7**, 28（2000）
10)　H. Murakami *et al.*, *Nat. Methods*, **3**, 357（2006）
11)　T. Katoh *et al.*, *Nucleic Acids Res.*, **45**, 12601（2017）
12)　T. Kawakami *et al.*, *Chem. Biol.*, **15**, 32（2008）
13)　T. Kawakami *et al.*, *J. Am. Chem. Soc.*, **130**, 16861（2008）
14)　A. Ohta *et al.*, *Chem. Biol.*, **14**, 1315（2007）
15)　J. M. Rogers *et al.*, *Org. Biomol. Chem.*, **13**, 9353（2015）
16)　Y. Goto *et al.*, *ACS Chem. Biol.*, **3**, 120（2008）
17)　Y. Iwane *et al.*, *Nat. Chem.*, **8**, 317（2016）
18)　T. Passioura *et al.*, *Chem. Commun.*（*Camb.*）, **53**, 1931（2017）
19)　田口精一 編，『生命システム工学』，p.71, 化学同人（2012）
20)　N. Nemoto *et al.*, *FEBS Lett.*, **414**, 405（1997）
21)　A. Kawamura *et al.*, *Nat. Commun.*, **8**, 14773（2017）
22)　H. Yu *et al.*, *Nat. Commun.*, **8**, 14932（2017）
23)　K. Ito *et al.*, *Nat. Commun.*, **6**, 6373（2015）
24)　Y. Tanaka *et al.*, *Nature*, **496**, 247（2013）

25) Y. Matsunaga *et al.*, *Cell Chem. Biol.*, **23**, 1341 （2016）
26) Y. Hayashi *et al.*, *ACS Chem. Biol.*, **7**, 607 （2012）
27) T. Fujino *et al.*, *J. Am. Chem. Soc.*, **135**, 1830 （2013）

第9章　高効率ペプチド製造技術
Molecular Hiving[TM]

岡田洋平[*1]，JITSUBO 株式会社[*2]

　ミツバチの行動範囲は半径数キロに及ぶ。無数のミツバチが広大な花畑を飛び回り，蜜を集めて一つの巣に戻る。蜜を採ることができればどんな花でも良いというわけではなく，彼らは花をしっかりと観察し，望ましいものを識別していると言われている。すなわち，数多の候補の中から目的物だけを選択的に集めているのである。一般的にはあまり耳にする機会はないかもしれないが，このようなミツバチの行動を英語で hiving という。化学合成でも同じことができないだろうか。出発原料となる無数の基質分子が，おそらくはミツバチにとっての花畑よりももっと広大なフラスコの中を泳ぎ回り，所望の反応を終えた目的生成物だけが一箇所に集まってくる。この場合，時間とコストの増大に直結する分離精製操作が不要となる。有機合成に携わったことのある者であれば誰もが一度は思い描くであろう，理想の化学反応である。このような想いから，我々は独自に研究開発を進めてきた分離技術を Molecular Hiving（MH）法と名付け，特にペプチド化学合成を中心として展開してきた。本章ではこの分離技術について簡単に紹介したい。

　"ペプチド化学合成はすでに確立された手法である"。そう考えている有機化学者や生化学者も多いのではないだろうか。これはペプチド化学合成と言われて大半の研究者が固相法（Solid-Phase Peptide Synthesis：SPPS）を思い浮かべることと関連している。不溶性の樹脂を担体として用いるこの手法は 1963 年に Merrifield[1)]によって導入されて以来，その後のペプチド化学合成に革命をもたらした。今日では全自動の固相合成装置が広く普及しているため，人間がアミノ酸や縮合剤などの試薬をセットしさえすれば，あとは機械が勝手にこれを順次繋ぎ合わせてくれる。自動化は技術革新における最終形の一つであり，この意味では"ペプチド化学合成はすでに確立されている"と言って良いだろう。SPPS では全ての合成が完了したペプチドを最終段階で樹脂から切り出し，高速液体クロマトグラフィー（HPLC）によって精製した後に質量分析法（MS）によって解析することが一般的である。しかしながら，特に分子サイズが大きくなっていくにつれて，相対的に小さな構造変化は HPLC では識別が困難になる。アミノ酸配列に依存することは言うまでもないが，例えば分子量が 2,000 を超えるペプチドにとってメチル基 1 個の増減（±15）はそれほど大きな変化には結び付かないであろうことは想像に難くない。このような構造変化はあるいは MS で見分けることができるかもしれないが，アミノ酸の順番が前

　＊1　Yohei Okada　東京農工大学　大学院工学研究院　応用化学部門　助教
　＊2　JITSUBO Co., Ltd.

後してしまったものやエピマー化してしまったものは分子量の変化を伴わないため，この限りではない。特に本書における主題の一つとなっているようにペプチドを"医薬品候補"として扱うためには，僅かな量であっても不純物の混入は致命的な問題となり得る。樹脂や保護基，そして縮合剤の絶え間ない開発・改良によって現在ではSPPSが飛躍的な発展を遂げているものの，"高純度のペプチドを得る"という点においては従来の液相法（Liquid-Phase Peptide Synthesis：LPPS）を用いて一段階毎に着実に進めていく手法に分がある。SPPSと異なりLPPSでは依然として実用レベルの自動化は達成されておらず，この意味では"ペプチド化学合成がすでに確立されている"とは言えないだろう。

　SPPS，LPPSに共通の話であるが，ペプチドの化学合成は基本的に縮合と脱保護というたった2つのプロセスを機械的に繰り返すだけで達成できる。ただしLPPSにおいては，一般的な多くの液相化学反応と同様"出発原料となる基質分子が均一に溶解していれば"という条件が付く。アミノ酸配列に強く依存するものの，概してペプチドは有機溶媒に対する溶解性が低い。加えてペプチドがある程度の長さになってくると，反応点であるN末端が"埋もれて"しまう問題も起こり得る。すなわち，効率的なLPPSを実現するためには，まずは出発原料となる基質分子をしっかりと有機溶媒に溶かす工夫が求められる。

　また，LPPSでは一段階毎にHPLCやカラムクロマトグラフィーによる精製操作を挟むことでSPPSよりも高純度のペプチドが合成できる反面，冒頭でも述べたように分離精製操作の回数は時間とコストの増大に直結してしまう。最終生成物に高い純度が求められることは言うまでもないが，見方を変えれば，途中段階においては"その後の工程に支障が出ない程度"の純度であれば良い，とも言える。ペプチドの化学合成において特に問題となるのは，縮合に用いたアミノ酸Aが次のアミノ酸Bの縮合の際に残留することである。この場合，本来ABとなるべき配列に"ダブルヒット体"AAが混じることになり，その後のアミノ酸C，Dの縮合においてAACやAACDを生じてしまう。最終生成物において，このような僅かな構造のエラーを検出・分離することは通常極めて困難となる。ここでアミノ酸は一般的に極性が高いことから，合成過程にあるペプチドを疎水化することができれば，極性の違いに応じて余剰のアミノ酸を除去することが可能になると考えられる。疎水化処理によって，同時にペプチドの有機溶媒に対する溶解性を向上させることも期待できる。このような背景を踏まえ，我々は疎水性のベンジルアルコールを"可溶性担体"として用いることを考えた。

　"LPPSに可溶性担体を導入する"というコンセプトそのものは早い段階から提案されており，その歴史は固相法に引けを取らない。1965年にはShemyakinら[2]によってポリスチレン担体を用いた例が，1971年にはBayerら[3]によってポリエチレングリコール担体を用いた例がそれぞれ報告されている。特にポリエチレングリコール担体については1990年にBonoraら[4]によって核酸合成へ，1991年にはKrepinskyら[5]によって糖鎖合成へも応用されている。本章の主題であるペプチド合成に話を戻すと，1995年以降Jandaら[6]によって精力的に研究が進められてきた。これらは主として良溶媒中で液相反応を実施し，反応終了後に貧溶媒を添加することで担

第9章　高効率ペプチド製造技術 Molecular Hiving™

体に結合したペプチドを沈殿させる手法である。いかに目的物だけを選択的に沈殿させ，余剰のアミノ酸や縮合剤などの試薬を洗い流すことができるかがこの手法の成否を分ける。この点においては，ポリエチレングリコール担体は必ずしも充分な性能を発揮したわけではなかったようである。加えて，薄層クロマトグラフィー（TLC）上でワンスポットになることやMSだけでなく核磁気共鳴法（NMR）における解析が容易となることが期待できるため，ポリマーやオリゴマーではなく単一構造の化合物を担体として用いる方が都合は良い。この観点では，主に糖鎖合成において低分子の"疎水性タグ"を用いた研究が，例えば1995年にHindsgaulら[7]によって，2005年にはRademannら[8]によって報告されている。

　このような背景を踏まえ，我々は前述した通り疎水性のベンジルアルコール構造に着目した。本章で紹介する疎水性ベンジルアルコールの構造とそれぞれの特徴については全て図1にまとめてある。没食子酸由来の3,4,5-三置換型（1）を担体として用いるLPPSの例については2001年に民秋ら[9]によって報告されており，彼らは担体に結合したペプチドを，通常のシリカゲルカラムクロマトグラフィーやサイズ排除クロマトグラフィーによって精製している。当初我々はこの手法を"シクロヘキサン相溶二相系"と組み合わせ，液-液抽出操作によって目的生成物を選択的に取り出す[10]ことを考えた。これがMH法の原点である。すなわち，極性の高い余剰のアミノ酸や縮合剤などの試薬を高極性の下相へと"落とし"，疎水性の担体に結合したペプチドだけを低極性の上相へと"釣り上げる"戦略である。この方法は一定の成功を収めたものの，すぐに本質的な問題に直面した。ペプチド鎖が長くなることによって想定した以上に極性が増大し，目的生成物が下相へと"逃げて"しまうのである。様々な実験条件を検討した結果，液-液抽出ではなく貧溶媒添加による沈殿形成によって，より効率的かつ選択的に担体に結合したペプチドを濾別できる[11]ことが見出され，これがその後のブレイクスルーとなった。本章で紹介する実施例は基本的に反応（良）溶媒としてテトラヒドロフラン，貧溶媒としてアセトニトリルを用いている。図2に示すように，テトラヒドロフラン中では担体に結合したペプチドが均一に溶解する一方，アセトニトリル中では凝集し沈殿を形成する。

　次に我々が考えたことは，新たな機能性を有する可溶性担体の設計・合成である。基本的にベンジルアルコール骨格さえ有していれば，3,4,5-三置換型（1）と同様に可溶性担体として用い

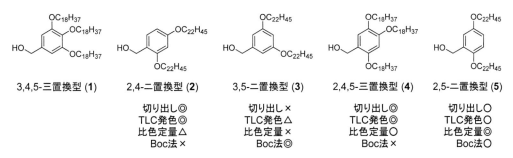

図1　MH法で用いる疎水性ベンジルアルコール担体の構造と特徴

中分子創薬に資するペプチド・核酸・糖鎖の合成技術

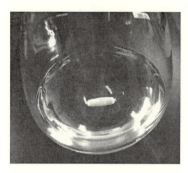
テトラヒドロフラン中に溶解している様子
（完全に均一であり撹拌子が見える）

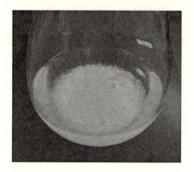
アセトニトリル中に沈殿している様子
（上澄みに余剰の試薬などが含まれる）

図2　MH法における液相反応ならびに沈殿形成の様子

ることができる。ベンジルアルコールを疎水化するためのアルキル鎖をベンゼン環のオルト・メタ・パラ位に上手く組み合わせて導入することで，合理的に新しい可溶性担体を作り出すことが可能となる。ここでは探索の詳細は割愛するが，三置換型であればC18鎖を用いているものの，充分な疎水性を稼ぐために二置換型ではC22鎖を採用している。また，これらのアルキル鎖をベンゼン環に取り付けるための結合としては，作りやすさと安定性の観点からエーテルが最適であった。以上の点を踏まえて，我々は新たに4つの可溶性担体を設計・合成した。以下，それぞれの担体の特徴と使い分けについて簡単に紹介する。

　最初に紹介するのは，2,4-二置換型（2）[12～17]である。これは我々が"主力"として用いている担体であり，MH法におけるファーストチョイスである。この担体の最大の強みは，側鎖保護基を残したまま弱酸によって選択的に切り離すことができる点にある。多くのSPPSおよびLPPSと同様に，我々の担体もC末端の保護基を兼ねている。これを選択的に切り離すことができれば，ある程度の長さのあるペプチドであっても適当なフラグメントに分断してそれぞれ合成し，収束的に目的生成物を得ることが可能となる。加えて2,4-二置換型の担体（2）は，酸条件に付すことで鮮やかな紫色を呈する。これは担体の開裂に伴って生じるベンジルカチオンが環化四量化することによるものであると考えられる。本章で紹介する疎水性ベンジルアルコールについて，発色（発光）反応は全て図3にまとめてある。一般的な有機化合物で紫色を呈するものは稀であることから，この特徴によって担体に結合したペプチドをTLC上で極めて容易に視認することができる。発色の感度も高いことから，出発原料の消失や僅かな副反応などを正確に知ることが可能である。SPPSに対するLPPSの最大の強みの一つはTLCによって反応をリアルタイムで追跡できることであり，この意味において2,4-二置換型の担体（2）は優れたデモンストレーションとなった。また，これは我々の全ての担体に共通することであるが，いずれの構造も不斉中心を持たないように設計してある。これによってペプチド鎖の伸長において生じる化合物は，理想的には全て単一のエナンチオマーとなる。裏を返せばエピマー化が起こった時にのみジアステレオマーを生じるため，これをNMRやHPLCで検出できる。相対的に長いペプチ

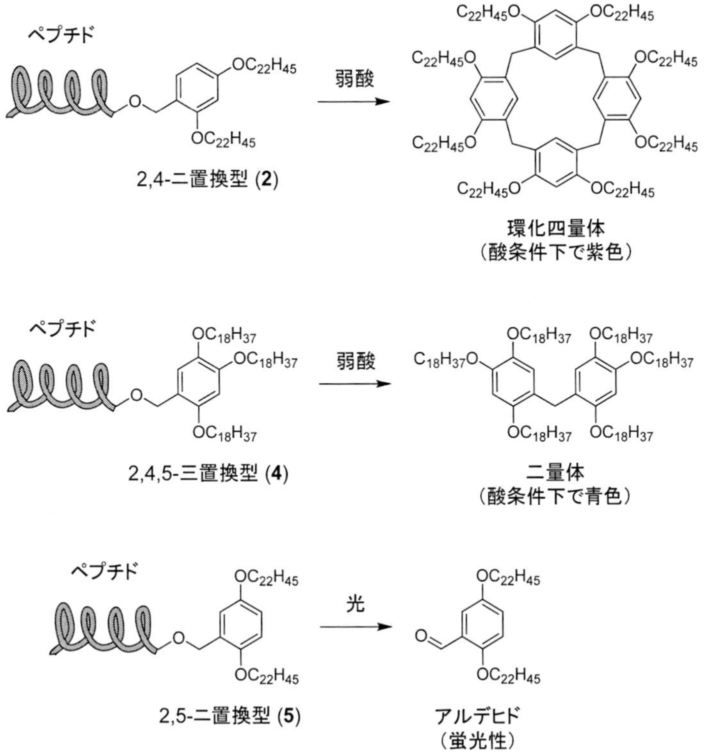

第 9 章　高効率ペプチド製造技術 Molecular Hiving™

図 3　MH 法における担体の発色（発光）反応

ドになってしまえば 1 箇所のエピマー化を検出することは難しくなるだろうが，少なくともト
リペプチド程度であれば NMR の化学シフトにおいて明確な差が現れることを確認している。

　2,4-二置換型の担体（**2**）が弱酸で選択的に切り離せることを意図したものであったことと対
照的に，3,5-二置換型（**3**）[18] は酸耐性の獲得を狙ったものである。弱塩基で脱保護することがで
きる 9-フルオレニルメトキシカルボニル（Fmoc）基がペプチド化学合成における N 末端保護
基の"ゴールデンスタンダード"であるが，C 末端にプロリンやサルコシン（N-メチルグリシ
ン）を有する配列を合成しようとする場合には適用することができない。これは 2 つ目のアミ
ノ酸の脱保護の際にジケトピペラジンを形成し，ジペプチドが担体から巻き切られてしまうため
である。そこでこのような配列を有するペプチドを合成する際には，Fmoc 基に代わり *t*-ブトキ
シカルボニル（Boc）基を N 末端の保護基として用いる必要がある。Boc 基は酸で脱保護するた
め，N 末端がプロトン化されジケトピペラジン形成に繋がる求核攻撃を抑えることができる。
すなわち，今度は Boc 基の脱保護に用いる酸条件に耐えうる担体が求められる。3,5-二置換型
（**3**）は強酸条件でも極めて安定であり，Boc 基との両立において大きな威力を発揮する。なお，
以降で紹介するものも含め我々の担体は機能面でこそバラエティーに富んでいるものの，肝心の
溶解性・沈殿性の面では幸いそれほど大きな違いが見られない。すなわち，いずれの担体を用い

た場合であっても前述した通りテトラヒドロフラン・アセトニトリルの組み合わせでペプチド化学合成が実施できる。

2,4,5-三置換型（**4**）[19]と 2,5-二置換型（**5**）[20]は，いずれも比色定量分析を目指して設計・合成したものである。担体ならびに担体に結合したペプチドを比色定量することができれば，収率・純度を知る上で非常に有用である。MH 法のファーストチョイスである 2,4-二置換型の担体（**2**）が酸条件で鮮やかな紫色を呈することは前述した通りだが，この環化四量体は高度に疎水性であるためにテトラヒドロフランに対する溶解性が乏しく，低い濃度であってもすぐに溶液全体が濁ってしまう。これは切り離した担体を除くことに関しては好都合であるが，比色定量分析には不向きである。そこで環化四量化の反応点である 5 位をアルコキシ基でブロックすることを考えた。すると 2,4,5-三置換型の担体（**4**）では酸条件下で環化四量化の代わりにイプソ置換を伴う二量化が進行した。この反応は決して狙ったものではなかったものの，偶然にも生じる二量体が鮮やかな青色を呈することが見出された。この二量体は環化四量体と比べてテトラヒドロフランに対する溶解性が高く，比色定量が可能となった。紫色だけでなく青色もまた一般的な有機化合物では稀であることから，高選択的な分析ができる。逆に 2,4,5-三置換型（**4**）から 4 位のアルコキシ基を除いた 2,5-二置換型の担体（**5**）では，担体ならびに担体に結合したペプチドが僅かな光の照射によって蛍光を発することが見出された。これは担体が酸化的に切り出されることでアルデヒドが生じるためである。2,4-二置換型（**2**）の環化四量化および 2,4,5-三置換型（**4**）の二量化はいずれも分子間のプロセスであるため，低濃度では原理的に発色にバラツキが出てしまう。しかしながら 2,5-二置換型（**5**）の発光は単分子プロセスであるため，より低い濃度でも正確に比色定量ができる。加えて 2,5-二置換型の担体（**5**）では"手頃な"酸耐性が獲得されることも見出された。3,5-二置換型（**3**）は酸耐性が強い反面，しばしば最後の全脱保護においてもなかなか切り離すことができないという問題がある。一方で 2,5-二置換型（**5**）は Boc 基の脱保護に耐えうる程度の酸耐性があり，かつ全脱保護の条件であれば担体自身も容易に切り離される。2,4,5-三置換型（**4**）および 2,5-二置換型（**5**）は，それぞれ 2,4-二置換型（**2**）および 3,5-二置換型（**3**）の進化版とも言える機能を有している。

ここまでで紹介してきた担体は全てベンジルアルコール型であるが，いずれもベンジルアミン型へと変換して用いることも可能である。我々はこれまでに全脱保護の過程で C 末端をアミドにする[21,22]こと，ならびに C 末端ではなくバックボーンアミドに担体を取り付けて head-to-tail 型の分子内環化を実施する[23]ことを目的としてベンジルアミン型の担体を用いている。これらは SPPS におけるリンカー技術を応用したものであるが，可溶性であるために担体そのものの設計・合成の自由度が高いことも MH 法の強みの一つである。我々の担体を用いてペプチド核酸（PNA）を合成することも可能[24]であり，原理的にはこれらのコンジュゲートを作り出すこともできるだろう。天然型だけでなく非天然型アミノ酸も自由に配列中に組み込むことができるため，遺伝子工学的な手法を用いたペプチド合成とも充分に差別化ができるものと考えている。実際に MH 法は GMP 製造を行っており，すでに複数の企業とも共同研究開発契約を結び

第 9 章　高効率ペプチド製造技術 Molecular Hiving™

ペプチド医薬事業を推進している。

　一方で我々の MH 法を含め，SPPS に対する LPPS の決定的な弱点はやはり自動化が困難となることであろう。SPPS と比べて LPPS では均一な液相プロセスが実現できるため，概して反応に必要なアミノ酸や縮合剤などの試薬の使用量を低減でき，"反応については"時間も短縮される。しかしながら分離精製操作を人の手に頼るためトータルのプロセスとしての時間は必ずしも LPPS が SPPS よりも短いというわけではなく，加えてマンパワーの必要性は当然ながらコストの増大にも直結する。将来的に LPPS が SPPS と並ぶ，あるいはそれ以上の地位を獲得していくためには，やはり自動化を目指すことが不可避であろう。目的物を沈殿として濾別するというプロセスはどうしてもある程度の熟練を要するため，本章で紹介した手法をそのまま自動化する試みは難しいと言わざるを得ない。このような点を踏まえると，あるいは MH 法の原点である液-液抽出操作の方が自動化に適しているとも考えられ，MH 法と同様の原理に基づいた手法である AJIPHASE 法もまた，最近ではこの路線[25]に舵を切っている。自動化を目指した流れで最近我々が注目しているのは，磁性ナノ粒子を組み合わせた手法[26,27]である。この場合には担体および担体に結合したペプチドが"磁性沈殿"を形成することから，これを濾別することなくデカンテーションの要領で磁気回収することができる。すなわち一連のプロセスから濾過を取り払うことで，ワンポットプロセスが可能となる。言うまでもなくこの方法にもまだまだ解決すべき課題は山積されているものの，Magnetic MH（MMH）も次世代型の手法として有望な選択肢の一つであると考える。

文　　献

1)　R. B. Merrifield, *J. Am. Chem. Soc.*, **85**, 2149（1963）
2)　M. M. Shemyakin *et al.*, *Tetrahedron Lett.*, **6**, 2323（1965）
3)　E. Bayer *et al.*, *Angew. Chem. Int. Ed. Engl.*, **10**, 811（1970）
4)　G. M. Bonora *et al.*, *Nucleic Acids Res.*, **18**, 3155（1990）
5)　J. J. Krepinsky *et al.*, *J. Am. Chem. Soc.*, **113**, 5095（1991）
6)　K. D. Janda *et al.*, *Proc. Natl. Acad. Sci. U.S.A.*, **92**, 6419（1995）
7)　O. Hindsgaul *et al.*, *Angew. Chem. Int. Ed. Engl.*, **34**, 2720（1995）
8)　J. Rademann *et al.*, *J. Am. Chem. Soc.*, **127**, 7296（2005）
9)　H. Tamiaki *et al.*, *Bull. Chem. Soc. Jpn.*, **74**, 733（2001）
10)　K. Chiba *et al.*, *Chem. Commun.*, 1766（2002）
11)　K. Chiba *et al.*, *Tetrahedron*, **65**, 8014（2009）
12)　Y. Okada *et al.*, *Bioorg. Med. Chem. Lett.*, **21**, 4476（2011）
13)　Y. Okada *et al.*, *Org. Lett.*, **14**, 5960（2012）

中分子創薬に資するペプチド・核酸・糖鎖の合成技術

14) Y. Okada *et al.*, *J. Org. Chem.*, **78**, 320 （2013）
15) Y. Okada *et al.*, *Org. Lett.*, **16**, 6448 （2014）
16) Y. Okada *et al.*, *Tetrahedron Lett.*, **55**, 3622 （2014）
17) Y. Okada *et al.*, *Tetrahedron*, **70**, 7774 （2014）
18) Y. Okada *et al.*, *Chem. Commun.*, **46**, 8219 （2010）
19) Y. Okada *et al.*, *Org. Lett.*, **17**, 4264 （2015）
20) Y. Okada *et al.*, *Asian J. Org. Chem.*, **6**, 1584 （2017）
21) Y. Okada *et al.*, *Tetrahedron*, **69**, 2555 （2013）
22) Y. Okada *et al.*, *J. Pept. Sci.*, **21**, 695 （2015）
23) Y. Okada *et al.*, *Org. Lett.*, **15**, 1155 （2013）
24) Y. Okada *et al.*, *Chem. Lett.* 47, in press （2018）
25) D. Takahashi *et al.*, *Angew. Chem., Int. Ed.*, **129**, 7911 （2017）
26) K. Chiba *et al.*, *Langmuir*, **25**, 11043 （2009）
27) Y. Okada *et al.*, *Eur. J. Org. Chem.*, **2017**, 5961 （2017）

第10章　AJIPHASE®；ペプチドやオリゴ核酸の効率的大量合成法

高橋大輔*

1　はじめに

　近年，ブロックバスター医薬品の多くが低分子化合物から，タンパク質・抗体のバイオ高分子化合物に置き換わったが，創薬開発においては，中分子化合物での探索への回帰が進んでいる状況である。中分子化合物とは明確な定義はないものの，おおよそ，分子量 1,000 から数万程度の化合物，すなわち，ペプチドやオリゴ核酸に焦点があてられ，世界中で生理活性化合物の探索が盛んに行われている[1~8]。そのような潮流下，ペプチドやオリゴ核酸自体の必要量が著しく増加することは明らかであり，ペプチド・オリゴ核酸の実用的な製造方法が強く求められているのは言うまでもない。

　ほとんどのペプチドやオリゴ核酸は固相法によって合成されている。固相法は固相担体にアミノ酸や核酸原料を縮合・脱保護して，反応後に溶媒で濯ぎ洗う後処理操作だけで過剰な原料や残存する試薬を淘汰することができる。すなわち，反応と洗浄という簡便な操作を繰り返すことでペプチドや核酸の鎖長を伸長させていく。このように実に簡単な操作によって，迅速に目的のペプチドやオリゴ核酸が比較的容易に得られるため，研究初期段階から広く使われている。今日では合成システムの自動化や，固相担体，合成試薬類が発展を遂げ，さらに効率が向上している。しかしながら，固相法は特殊な装置を必要とし，原料・試薬や溶媒が過剰量必要であるなど経済面に課題を抱えている。また，得られる目的物の純度の面や，再現性，将来の大量需要に向けてのスケーラビリティーの面において，ペプチド・オリゴ核酸医薬開発者に大きな不安を抱かせていることも事実である[9]。これら上述したような状況において，ペプチドやオリゴ核酸の大量合成法についても低分子化合物と同様に，より実用的と考えられる液相法での合成法確立が期待されるのは当然の流れであった。本稿では筆者らが世界に先駆けて実用化し，極めて効率の高い伸長合成が可能なことを大量スケールでも実証した AJIPHASE® 技術を紹介する。

2　AJIPHASE®法によるペプチド合成

　液相でのペプチド合成は古くから行われていたが，液相法によって合成できるペプチドの鎖長や配列種が限定的である。その理由は，溶媒に対する不十分なペプチドの溶解度と，煩雑な後処

---

　*　Daisuke Takahashi　味の素㈱　バイオ・ファイン研究所　素材開発研究室　上席研究員

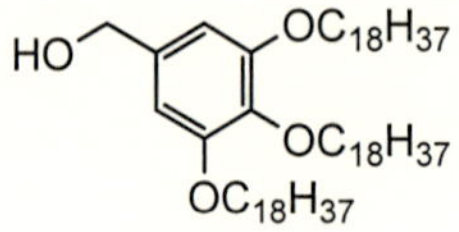

中分子創薬に資するペプチド・核酸・糖鎖の合成技術

図1 化合物1

理操作による効率の低さが主な2つである。これらの液相合成での課題の克服を試みた方法論がこれまでにいくつか報告されている[10~12]。いずれも，C末端に通常の保護基と異なり，低分子ポリマーやポリエチレングリコール誘導体など，比較的大きな分子を導入しペプチド合成している。中でも民秋らは長鎖脂肪族を有した化合物1（図1）をC末端保護基に用いた画期的な方法を報告した[13]。その後，千葉らも同様の化合物で沈殿法，抽出法を報告している[14, 15]。しかしながら，実用化に向けて，十分な効率化と広範なペプチド配列への対応には未だ課題を残しており，我々は独自にAJIPHASE®法を開発するに至った。すなわち，長鎖脂肪族を有したアンカー化合物を，溶解と沈殿を補助するC末端保護基とすることにより，均一系で反応させ，極性有機溶媒による沈殿化で残試薬や過剰原料を母液へ淘汰し，ペプチド鎖を伸長合成するという方法論に加え，効率化と合成できるペプチド種を多様化させることを実現したものである（図2）。

まず，我々は多様なペプチド配列に対応できるよう，各種アンカー化合物を創製した。これまでに上市されているペプチド医薬の70％は末端アミド型ペプチドであり，これらもAJIPHASE®法で合成対応を可能とするべく，アミド型ペプチド合成用のジフェニルメチル型アンカー2を見出した（図3）。また，長鎖ペプチド合成において有用な中間体フラグメントであ

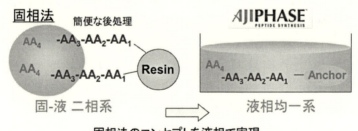

図2 AJIPHASE® 概念図

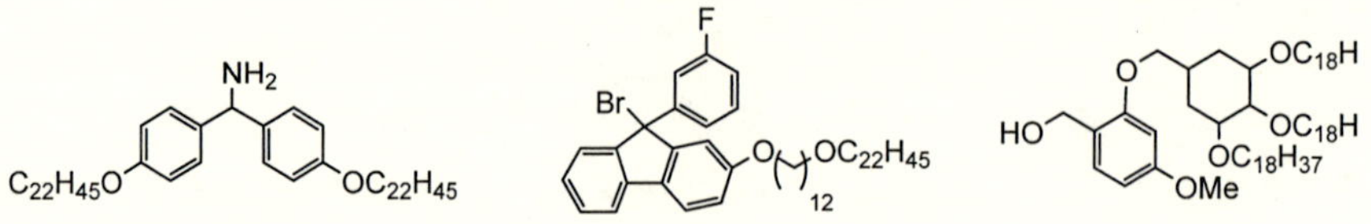

図3 AJIPHASE® アンカー化合物

第 10 章　AJIPHASE®：ペプチドやオリゴ核酸の効率的大量合成法

る保護ペプチド酸を調製可能とし，選択的な脱アンカーが可能なアンカーや，ペプチド固有の副反応を抑制したアンカー3, 4 などの創製にも成功した[16, 17]。

次に，見出したアンカー化合物を用いて，AJIPHASE® 法のさらなる効率化を模索した。開発当初の AJIPHASE® 法は，縮合反応，脱 Fmoc 化のそれぞれの反応後に，中間体保護ペプチドの単離を実施し，計 2 回の単離によって残試薬などの夾雑物を淘汰していた。これを 1 回の単離を省略し，「アミノ酸 1 残基伸長するにあたり 1 回の単離」を実現した AJIPHASE® 第二世代法を開発した。本手法によって，効率は向上し，ラボスケールでは 1 日で 1 残基のペプチド鎖伸長が可能となった。また，長鎖ペプチドも不純物副反応を抑制して，フラグメント縮合を用いる短期間合成を可能にした。

これまでのペプチド液相合成での課題を克服した AJIPHASE® 法により，既に 400 L タンクを使用した大スケール合成や，ペプチド医薬品開発化合物の臨床用原薬を供給した GMP 製造実績を重ね，本法が実用可能な方法であることを実証している。

3　超効率的ペプチド合成法 第三世代 AJIPHASE®

我々はこれまでに 100 を超えるペプチドを AJIPHASE® 法にて合成して，良好な実績を蓄積していた。しかしながら，プロセスケミストとして，効率面でまだ完全に満足していたわけではなかった。これまでの沈殿法を用いる AJIPHASE® 技術は実験室スケールであれば 1 日に 1 残基のスピードでの伸長が可能であったが，毎残基の単離工程における，濃縮，沈殿化や沈殿物のろ過などの単位操作が，大容量の製造スケールになると，当然ながら長時間を要する。その結果，1 残基伸長に 2~3 日を費やすことになり，製造期間が固相法と比べて明らかに長期化してしまう。

そこで，AJIPHASE® の次世代法として，単離操作を一切なくし，抽出洗浄操作だけで伸長合成するワンポット化ができないか，と考えるのは当然の流れであった（図 4）。抽出洗浄による連続的ペプチド液相合成はこれまでにいくつか報告があるが[10, 15]，いずれも，鎖長が長くなるにつれて，保護ペプチドの溶解性が低下し，抽出洗浄操作に課題を生じる方法であった。そのため，合成できるペプチドの鎖長や配列，および，純度は限定的であり，我々が狙うワンポット法へも，次の 2 つの課題克服が必須であると考えた。

① ペプチド鎖が伸長しても抽出分層に十分な溶解度を確保すること

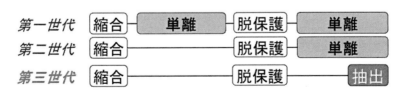

図 4　各世代 AJIPHASE® 法での 1 残基伸長操作

② 残アミノ酸や脱保護試薬など夾雑物を洗浄水層へ完全に除去すること

まず，1つ目の「抽出分層に十分な溶解度の確保」について述べる。合成するペプチドが長鎖や疎水的配列の場合，従来のアンカー化合物では，溶解性が低下し，反応液の粘性が高くなり，水での洗浄時に分層性が悪くなることがある。この問題に対し，アンカーの親油性をさらに高め，ペプチド配列や鎖長に影響を受けないアンカーが必要であった。これまでのアンカー化合物は，直鎖の長鎖脂肪族を基材に導入しているが，これを油状物質である分岐鎖構造を用いることで溶解性を向上させられると考えた。そこで，分岐鎖構造を持つフィトールをアンカーの基材として選択し，臭化フィチル（Phy-Br）にてベンジル型とジフェニルメチル型のアンカー構造中に Phy 基を導入した 5，6 を合成した（図5）。それらの分岐鎖型アンカーと既存の直鎖型アンカーについて，各種有機溶媒への溶解度を測定比較した（表1）。その結果，クロロホルムにのみ溶解性を示す直鎖型の既存アンカー群に比べ，分岐鎖型のアンカー群は，ハロゲン溶媒のみならず，各種脂溶性有機溶媒にも高い溶解性を示した。分岐鎖の導入により，アンカー化合物自体の溶解度を著しく向上させることに成功した。

2つ目の課題，「夾雑物の水層への除去」に関しても，画期的な手法を開発することに成功した。ペプチド合成は単純，かつ，定量的に進行する脱水縮合と脱 Fmoc 反応の繰り返しによって

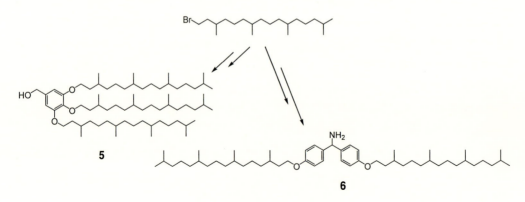

図5　分岐鎖型アンカー化合物

表1　各種有機溶媒へのアンカーの溶解度

溶媒	直鎖アンカー		分岐鎖アンカー	
	(OC₁₈H₃₇ 構造)	(C₂₂H₄₅O 構造)	5	6
CHCl₃	9.9	0.8	>50	>50
AcOEt	0.2	0.2	>50	>25
CPME	4.5	0.01	>50	>50
トルエン	–	0.01	>50	–

(wt%)

CPME＝シクロペンチルメチルエーテル

第 10 章　AJIPHASE®；ペプチドやオリゴ核酸の効率的大量合成法

ペプチド鎖を伸長させていくが，多段階反応であるがゆえに，各々の反応で副生する不純物を極めて低いレベルで抑制しなければ，高純度のペプチドを得ることはできない。その副反応は無数にあるが，縮合反応で残存した原料アミノ酸や，脱 Fmoc 反応で使用したアミン，副生するフルベン付加体などの夾雑物は重篤な副反応の原因となり，ワンポット法で連続的に反応を行うには，これらを次工程のアミノ酸残基の縮合反応までに，除去することが必須であった。しかも，単離工程を省略するワンポット法では夾雑物をすべて抽出洗浄時の水層へ淘汰することが必要である。我々は鋭意検討の結果，脱 Fmoc 試薬として，従来のピペリジンから，分子中にチオール基とカルボキシル基を有するメルカプトプロピオン酸（Mpa）やチオリンゴ酸などの化合物を DBU 存在下で用いる新たな手法を見出すことに成功した。この試薬システムを脱 Fmoc 化にて用いることで，縮合で残存したアミノ酸の活性エステルと脱 Fmoc 化で副生するジベンゾフルベンは Mpa のチオール基と反応し，カルボキシル基を持つ酸性化合物に導かれる。その結果，脱 Fmoc 試薬 Mpa 自身も含め，夾雑物すべてがカルボン酸化合物となるため，塩基性での抽出洗浄によって水層へ除去可能となる（図 6）。

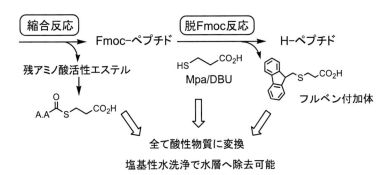

図 6　メルカプトプロピオン酸を使用する脱 Fmoc 反応での挙動

ワンポット合成の 2 つの大きな課題を，上述した分岐鎖型アンカーの創製と，新規脱 Fmoc 試薬系にて解決できる見通しが立った。我々は 20 残基の bivalirudin を抽出洗浄操作のみのワンポット法で伸長合成した。その結果，良好な分層性で抽出洗浄を進め，中間体を一切単離することなく，収率 73 ％で完全保護体を得ることができた（図 7）。最終脱保護後の粗ペプチド純度も 83 ％と，良好な結果を得ることができ，簡便にペプチド鎖を伸長可能な AJIPHASE® ワンポットペプチド合成法の確立に成功した[18]。現在では，長鎖や非天然アミノ酸を含有するペプチド，環状型など特殊ペプチドも含め，多様なペプチド配列の合成実績を当該方法にて蓄積している。既に数百リッタースケールでペプチド製造も実施しており，工業的な大スケールにおいても，本法が使用可能であることを実証した。

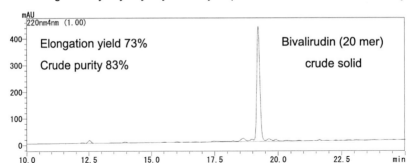

図7　AJIPHASE® 第三世代法での Bivalirudin 合成

4　AJIPHASE® によるオリゴ核酸合成

　ペプチド合成にて多くの実績を重ね，同様の多段階反応を必要とするオリゴ核酸合成へのAJIPHASE® の応用が強く求められた。核酸創薬が益々注目を集める中，オリゴ核酸自体の将来需要に対する供給課題は業界において極めて大きな課題である。固相法は実に短時間，かつ，簡便であり，自動化されているため，オリゴ核酸のほぼ100%が固相法にて合成されている。しかしながら，固相法は装置の特性から1バッチにおいて最大でも3～4 kg を調製するのが限界であり，スケーラビリティーが著しく低く，実用的なオリゴ核酸製法の開発が叫ばれていた。
　ペプチドと同様に，オリゴ核酸合成においても，数は少ないものの，液相法での実現を狙った手法が報告されている[19～22]。しかし，これらの方法も依然，各伸長中間体の単離回数や，対応できる鎖長に課題を残していた。そこで，我々はAJIPHASE® 法をオリゴ核酸合成に応用すべく検討し，効率的なオリゴ核酸合成プロセスに導くことに成功した。
　AJIPHASE® オリゴ核酸合成では主に医薬品化合物をターゲットとするため，不純物プロファイルが変わらないよう，固相法と同じケミストリーであるホスホロアミダイト法を用いた。すなわち，アンカー化合物を固相担体の替わりに3'末端に用い，ジメトキシトリチル（以下DMTr）基を有するホスホロアミダイトモノマーを原料として縮合させ，硫化工程，または，酸化工程を経て一時的保護基の5'位のDMTr基を除去する。そして，次の塩基以降も同様の反応操作を繰り返して，3'位側から5'位の方向に順次伸長していくというものである（図8）。各反応試薬も固相法と同じ試薬類を用い，活性化剤にBTTやETT，硫化剤にDDTTやPADS，脱DMTr化にはDCAやTFAを使用した。各残基中間体は貧溶媒であるアセトニトリルを加え，沈殿単離した。我々は種々検討の結果，オリゴ核酸合成においてもAJIPHASE® 法を適用させ，各反応を均一系にて行うことができ，高い反応性を確保するとともに，反応系に残存した原料や試薬などの夾雑物は母液側へ淘汰することが可能となる効率的液相法を確立した[23～25]。

第 10 章　AJIPHASE®；ペプチドやオリゴ核酸の効率的大量合成法

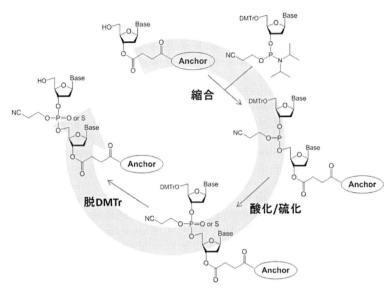

図 8　AJIPHASE® 技術でのオリゴ核酸合成スキーム

　我々は既に PS 型や PO 型，RNA 型オリゴ核酸や DNA 型やギャップマー，さらには，糖部架橋型の人工核酸など，多種のオリゴ核酸を本手法によって合成できている。また，ペプチド合成プロセスと同様に，さらなる効率化を求めた検討によって，各塩基反応中間体の単離を省略した高効率プロセスも構築し，20 残基程度の PS-DNA 型オリゴ核酸を固相法と同等以上の純度で得ている（図 9）。これら上述したようにスケーラビリティーの高い AJIPHASE® 法によって将来大量の需要が見込まれているオリゴ核酸原薬の供給課題に対し，一つのソリューションを提供したと言えよう。

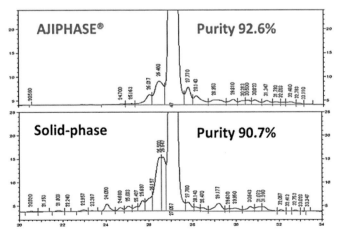

図 9　取得オリゴ核酸 HPLC 分析チャート

113

5 AJIPHASE® によるオリゴ核酸の大量製造

次にオリゴ核酸の一種である，モルフォリノ型オリゴ核酸について述べることにする。PMO（Phosphorodiamidate Morpholino Oligomer）は糖部位をフラノース環からモルフォリノ環構造に人工修飾したオリゴ核酸の一種である。このPMOは電荷がなく，高いヌクレアーゼ耐性とRNAへのアフィニティーを有し，特異性，安全性に優れていることが知られている。2016年にSarepta Therapeutics社から新規な筋ジストロフィー治療薬eteplirsenがFDAに承認され，世界でもいくつかのグループによってPMOによる創薬活動が活発化している[26, 27]。このPMOの製造法も固相法で実施されていたが，将来の必要原薬量が多く，得られる純度や経済性，スケーラビリティーの面から高効率な実用的製法が強く求められていた。そこで，筆者らはこのPMOに関しても検討を重ね，AJIPHASE®法による効率的製造プロセスの確立に成功した[28]。5'位末端に使用する固相担体をAJIPHASE®法のアンカー化合物に置き換え，モルフォリノ核酸モノマーを原料基質として縮合し，一時的保護基であるトリチル基を弱酸性下で脱保護する，という2つの反応を繰り返して伸長合成する（図10）。原料モノマーの酸クロリドは調製過程が煩雑であり，非常に高価な原料である。しかしながら，従来の固相法では反応を完結させるために2～4等量のモノマーを必要とする。一方，AJIPHASE®法では小過剰量，わずか1.1～1.5等量のモノマー使用で高純度なPMOが取得できる（表2）。そのため，製造コストの大幅な軽減に寄与するのである。既に本法にて，大量のPMOを製造している。200LスケールのGMPバッチでは品質，収率，反応操作共に非常に再現性に長けた結果を示し，さらなるスケールアップと

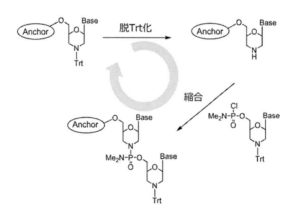

図10　AJIPHASE®技術でのモルフォリノ核酸合成スキーム

表2　PMO伸長合成実験でのモノマー使用量

\mer	1	2	3	4	5	6	7	8	9	10	11	12	13	14	15	16	17	18	19	20
	C	G	A	T	X	X	X	X	X	X	X	X	X	X	X	X	T	A	G	C
モノマー量	1.2	1.3	1.3	1.3	1.3	1.2	1.2	1.2	1.2	1.1	1.1	1.1	1.1	1.1	1.1	1.0	1.3	1.2	1.2	1.2 (eq)

第 10 章　AJIPHASE®；ペプチドやオリゴ核酸の効率的大量合成法

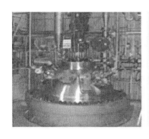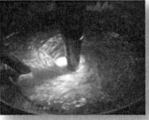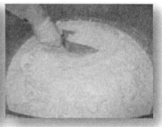

図 11　スケールアップ製造時の様子

して 5,000 L スケールもの設備でも安定的な大量製造を実施できている（図 11）。

以上，述べてきた通り，AJIPHASE® プロセスは従来の固相法に置き換わり，すでに大量に必要とされているペプチドやオリゴ核酸医薬の極めて有効的な製造手段であることが実証できた。

6　おわりに

中分子創薬に注目が集まる昨今，将来の必要原薬量に対し，経済面，安定供給面で不安を抱えながら製薬企業は医薬品開発を続けていた。これまで，ペプチドやオリゴ核酸のほとんどが固相合成法によって調製されていたが，鎖長の末端部位に用いる固相担体から，長鎖脂肪族を有するアンカー化合物に置き換えた AJIPHASE® 法によって，ペプチドやオリゴ核酸を効率的に液相合成できる方法論を開発した。中でもペプチド合成における AJIPHASE® ワンポット法は，抽出洗浄だけで各残基中間体を単離せず連続的に，特殊ペプチドなどをも配列を殆ど問わず高効率的調製が可能である。従来の固相法を凌駕する手法に仕上げることに成功した。本稿で述べたように，我々は既に，本法を数千リッターもの大規模スケールで再現性良く安定的な GMP 製造を続けており，実用的製造手段として実証している。これらのことから，ペプチドやオリゴ核酸医薬開発者に不安を残していた，大量の原薬の安定供給や製造コストの面において，AJIPHASE® が唯一のソリューションになることを示した。今後，ペプチドやオリゴ核酸医薬の開発が一層進む中，日本が中分子創薬において，世界の中心となる未来に本技術が一助となれば幸いである。

文　献

1) K. Fosgerau *et al.*, *Drug Discovery Today*, 122（2015）
2) T. Uhliga *et al.*, *EuPA Open Proteomics*, **4**, 58（2014）
3) 核酸医薬品の開発と規制の動向，ヒューマンサイエンス振興財団（2014）

4) 世界の核酸医薬品開発の現状と将来展望，シードプランニング（2014）

5) S. T. Crooke *et al.*, Antisense Drug Technology, CRC Press（2008）

6) V. K. Sharma *et al.*, *Med. Chem. Commun.*, 1454（2014）

7) V. K. Sharma *et al.*, *Nucleic Acid Ther.*, **4**, 16618（2014）

8) M. A. Campbell *et al.*, *Chem. Soc. Rev.*, **40**, 5680（2011）

9) L. Andersson *et al.*, *Biopolymers*, **55**, 227（2000）

10) V. N. R. Pillai *et al.*, *J. Org. Chem.*, **45**, 5364（1980）

11) M. Narita *et al.*, *Bull. Chem. Soc. Jpn.*, **51**, 1477（1978）

12) M. Mizuno *et al.*, *Chem. Commun.*, **8**, 972（2003）

13) H. Tamiaki *et al.*, *Bull. Chem. Soc. Jpn.*, **74**, 733（2001）

14) K. Chiba *et al.*, *Bioorg. Med. Chem. Lett.*, **21**, 4476（2011）

15) K. Chiba *et al.*, *Chem. Comm.*, **16**, 1766（2002）

16) D. Takahashi *et al.*, *Tetrahedron Lett.*, **53**, 1936（2012）

17) D. Takahashi *et al.*, *Organic Lett.*, **14**, 4514（2012）

18) D. Takahashi *et al.*, *Angew. Chem.*, **56**, 7803（2017）

19) G. M. Bonora *et al.*, *Nucleic Acids Res.*, **18**, 3155（1990）

20) R. A. Donga *et al.*, *J. Org. Chem.*, **71**, 7907（2006）

21) N. Oka *et al.*, *J. Fluorine Chem.*, **150**, 85（2013）

22) S. Kim *et al.*, *Chem. Eur. J.*, **19**, 8615（2013）

23) 高橋大輔，核酸医薬の創製と応用展開，57，シーエムシー出版（2016）

24) K. Hirai *et al.*, International Patent WO 2012157723.

25) K. Hirai *et al.*, International Patent WO 2017104836.

26) R. M. Hudziak *et al.*, *Antisense Nucleic Acid Drug Dev.*, **10**, 163（2000）

27) S. Takeda *et al.*, *Hum. Mol. Genet.*, **22**, 4914（2013）

28) T. Torii *et al.*, International Patent WO 2014189142.

第Ⅲ編
核　酸

第1章　核酸合成法の開発動向と展望

関根光雄[*]

1　はじめに

2016年日本核酸医薬学会が創設され，翌年には日本核酸化学学会が立ち上がり，我が国でも本格的に人工核酸を医薬や理工学の分野でも実用化しようとする動きが活発化している。とくに，人工核酸がやっと難治性疾病に適用できることが現実味を帯びてきたことから，医薬品としての大量合成法の開発が必要である。そのため，より効率よく，より高純度の核酸の供給が重要な課題になってきている。その結果，今までは全く議論されなかった極少量の副生成物でさえもその構造を徹底的に解析し，その生成機構を調べることで，副反応を完全に制御できる高度に改善された合成システムの創出を追及する研究が展開されている。機能化された核酸の合成は次章以降紹介があるので，本稿では，2013年以降に発表された最新の核酸合成法に関連する研究成果を中心に紹介する。核酸の化学合成法の基本については，これまで総説や専門書で解説がされているので参照されたい[1~5]。

2　核酸合成関連の副反応

2. 1　固相合成におけるキャップ化反応の副反応

アミダイト法の合成サイクルの中には，キャップ化反応が含まれている。通常，縮合反応が完全に進行しないために固相に結合したオリゴヌクレオチドの5'-末端の水酸基がわずかであるが残されてしまう。もし，このまま次のサイクルで縮合反応を行うと，1つのヌクレオチドユニットが欠落したオリゴマーの混合物が同時に生成して，精製が困難になる。そのため，大過剰の無水酢酸を用いて残存する水酸基を完全にアセチル化し，未反応のオリゴ鎖の伸長ができないようにしている。

A. A. Rodriguez らはこのキャップ化反応を詳細に検討した結果，グアニン塩基で副反応が起こることを見出した。すなわち，2-N-イソブチリルグアニン塩基が2-N-アセチル-2,6-ジアミノプリン塩基に変換されてしまうことを報告した（図1-A上）[6]。

さらに最近，A. A. Rodriguez らはキャップ化反応で，目的のオリゴヌクレオチドに対して98 amu増えた副生成物が生じることを見出した[7]。副生成物のオリゴマーを酵素分解して，ヌクレオシドにしたのち，結晶化させX線解析したところ，この物質が5-アミノ-4-ピリミジル

---

[*]　Mitsuo Sekine　㈱環境レジリエンス　顧問；東京工業大学　名誉教授

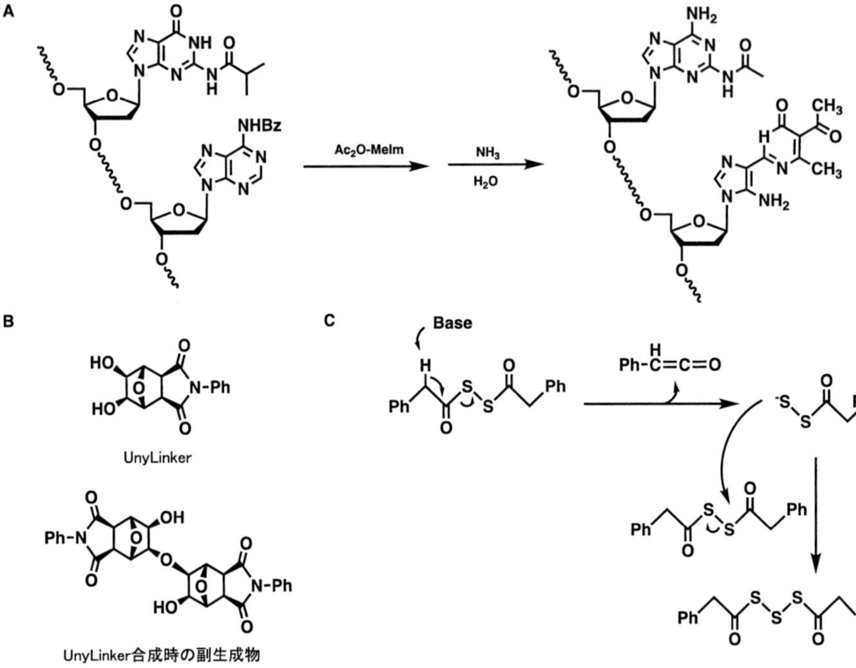

中分子創薬に資するペプチド・核酸・糖鎖の合成技術

図1　核酸合成関連で見出された副反応

イミダゾールであることが明らかにされた（図1-A下）。すなわち，キャップ化反応でアデニン塩基部位に無水酢酸が反応してこのような物質が生成してしまう。

2. 2　UnyLinker 合成時の副反応

　オリゴヌクレオチド合成では，固相とオリゴマー鎖の間にいわゆるリンカーを導入している。近年，UnyLinker というリンカー[8]が汎用されているが，このリンカー導入剤として，シスジオール基をもつ化合物が使われている。この片方の水酸基に固相上に結合したカルボキシル基がエステル結合を介して連結し，残った水酸基にアミダイトユニットが縮合，酸化反応を経てリン酸トリエステル結合を介して導入される。しかし，原料が2量化したものが微量含まれていることがわかった（図1-B）。この物質が含まれていると，2つ存在する水酸基がシスジオール配置ではないため，3'-末端にリン酸基を含む残基が付加された状態のものが混入することになる。このため，この原料の純粋合成法が再度検討され，まったく2量体が含まれないものが合成された[9]。

2. 3　ホスファイト中間体の硫化反応

　アミダイト法の縮合反応で生成するⅢ価のホスファイト中間体は，ヨウ素酸化によりⅤ価のホスフェートになり，硫化剤と反応させるとホスホロチオエートに変換できる。この硫化剤にはこ

120

第1章　核酸合成法の開発動向と展望

れまで種々の含イオウ化合物が開発されてきた。その内の一つであるビス（フェニルアセチル）ジスルフィドを用いる硫化反応で，最近意外な反応機構で硫化が起こることがわかった。ビス（フェニルアセチル）ジスルフィドは反応溶液中で，フェニルケテンとアシルジスルフィドアニオンが発生し，後者がビス（フェニルアセチル）ジスルフィドと反応してイオウ原子が3つつながったジフェニルトリスルフィドが生成し，このものがⅢ価のホスファイト中間体と反応する機構が提唱されている（図1-C)[10]。したがって，この硫化剤を使用するときは，ケテンと反応するような官能基が核酸分子内に存在するときはこのことを考慮しなければならない。

3　大量合成を指向した研究

　液相法で，DNAオリゴマーを合成するため，最近いくつかの興味深い研究がされている。核酸合成では，固相法では反応が不均一系であるため，どうしても反応効率が低くなる。そのため，多孔質のガラスを用いて，できるだけ表面積を増やしたり，ポアサイズを大きくしたりすることで，反応効率を高める努力がされてきた。しかし，これにはある程度の限界があり，均一系での縮合反応にはどうしてもおよばない。とくに反応効率を上げると，固相担体上の核酸の担持量が少なくなるため大量合成には適していない。しかし，液相法でできれば何よりもよいが，液相法の問題点は縮合反応のあと，生成物を単離生成しなければならない手間がかかる点である。この問題点を解決するため，千葉らは，アンカー化合物の溶媒の溶解度の違いを利用する液相法の原理[11]を核酸合成に応用し，21量体のRNAを合成しその有用性を示した（図2-A)[12]。最近，Cbz-type alkyl-chain-soluble support（Z-ACSS）を利用してオリゴヌクレオチドブロックの合成法も報告している（図2-B)[13]。一方，味の素の研究開発グループでも核酸合成への開

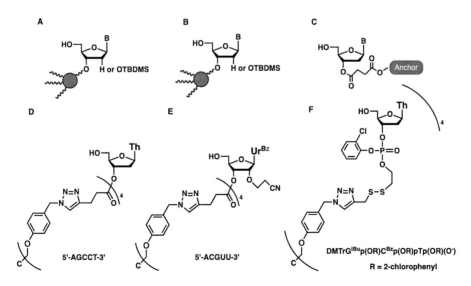

図2　大量合成法を指向した核酸合成

121

発が独自にされて，最近極めて効率のよいホスホロチオエート DNA オリゴマーの合成法をほぼ確立している（図2-C）[14]。味の素の研究内容については，大量合成が達成されたモルホリノ核酸の合成も含めて第II編第10章に詳細が書かれているので参照されたい。

この他，V. Kungurtsev らによってペンタエリスリチル基に由来するデンドリマー構造を利用し，5つの水酸基にモノマーユニットを導入し，逐次縮合反応をし，そのつど，メタノールを加え生成物のみ沈殿させる手法で CCT，GCT，ACT，AGCCT が合成された（図2-D）[15]。一方，H. Lönnberg らによって，メタノールから沈殿できるテトラキス（4-アジドメチルフェニル）ペンタエリスリトール支持体を使って液相法によって UUGCA が合成された（図2-E）[16]。この方法では，我々が開発した 2'-水酸基の保護基としてシアノエチル基が活用されている[17]。この支持体を用いて，リン酸トリエステル法で使える 3'-末端に 2-クロロフェニルが導入されたリン酸基をもつトリマーブロックが合成されている[18]。

4　核酸合成の保護基の開発動向

4.1　リン酸基の保護基

リン酸基の保護基は標準的なアミダイト法ではシアノエチル基が使われている。しかし，様々な官能基をもつ機能性人工核酸を合成しようとすると，アンモニア処理を使わないで除去できる保護基が必要となることがある。最近，いくつかの新しいリン酸基の保護基が開発されたので紹介する。

小野，実吉らは，グルタチオン（GSH）で還元的に除去できるリン酸基の保護基を開発した。ベンジル基の置換基によって，脱離反応は大きく影響を受けることがわかった（図3-A）[19]。また，彼らは保護された保護基のタイプの光除去性の保護基も開発している（図3-B）[20]。さらに，2-ニトロフェニルプロピル基が還元的に除去できる性質を基礎にベンゼン環の4位にプロパルギルオキシ基を導入した新しい保護基を考案し，固相担体上で鎖長伸長反応をしたのち，アジド化合物と反応させアセチレン部位とカップリングさせたあと，固相から切り出したのち，機能性官能基を有する核酸誘導体を合成している（図3-D）。この保護基はリダクターゼで処理することにより，容易に除去できる[21]。このコンセプトを同じ光除去できる 4-ニトロベンジル骨格にプロパルギル基を付与させて，5'-末端のリン酸基にも適用している（図3-D）[22]。

一方，浦田らは，還元環境下除去できる分子内に S-S 結合をもつユニークな保護基を開発している（図3-E）[23]。

4.2　5'-水酸基の保護基

最近，グアニン塩基部位にフェニル基や 2-フリル基などのアリール基を導入すると，5'-水酸基に使っていた DMTr 基が脱離しやすいことが報告され，その解決のため，2,7-ジメチルピキシル基が開発された（図4）[24]。Y. S. Sanghvi らは，この保護基が MeOH 中 DDQ で酸化的に

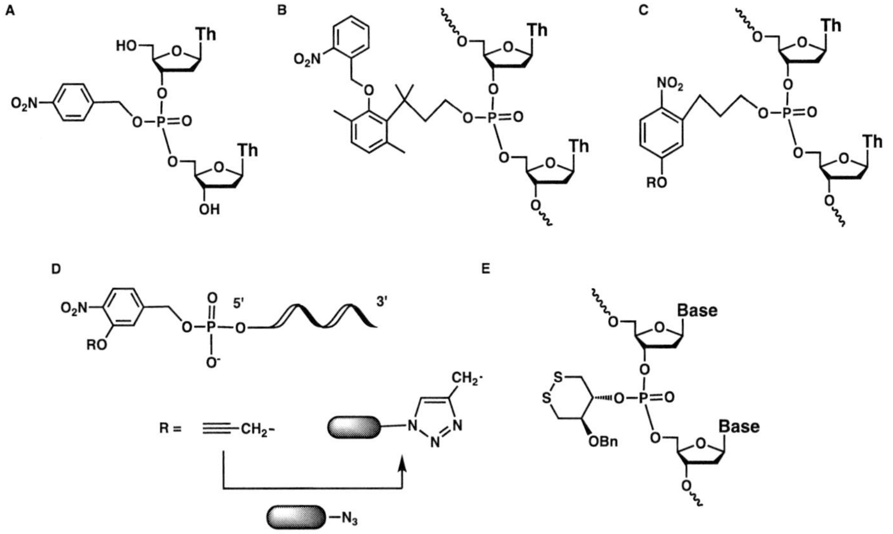

第 1 章　核酸合成法の開発動向と展望

図 3　リン酸基の保護基の開発

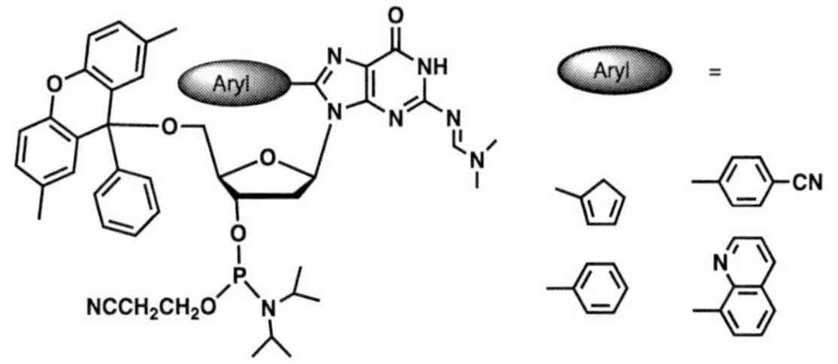

図 4　2,7-ジメチルピキシル基

除去できることも報告している[25)]。

5　RNA 合成における最近の動向

5. 1　TBDMS 基の 2'-水酸基への導入法の改良

　RNA オリゴマーの合成では，5'-*O*-DMTr-2'-*O*-TBDMS-リボヌクレオシドが重要なモノマー
ユニットの原料になる。これまで，この原料は，K. K. Ogilvie が開発した 5'-*O*-DMTr-リボヌ
クレオシドをイミダゾールを塩基に使い 2'-位の水酸基に選択的に TBDMS 化する方法[26)]を用い
ていたが，この選択性が 47～78％とあまり良くなく，3'-位の水酸基にもかなり TBDMS 化が起
こることが知られていた。S. Lee らは図 5 で示す，シリル化反応の基質結合部位と触媒部位が
巧妙に工夫された塩基触媒を開発した。これを用いることで，U，C^{Ac}，A^{Bz}，G^{ibu} をそれぞれ
98.7，96.6，98.8，95.9％という飛躍的に高い選択性で 5'-*O*-DMTr-リボヌクレオシドの

123

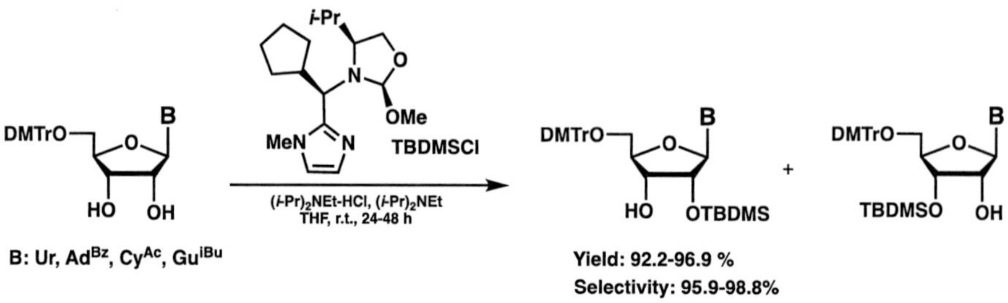

中分子創薬に資するペプチド・核酸・糖鎖の合成技術

図5　高選択的 TBDMS 基の 2'-水酸基への導入反応

2'-O-TBDMS 体を高収率で合成することに成功し[27]，長年の懸案であった選択性の問題点を解決している。

5. 2　O,O-および O,S-アセタールを介した保護基の開発

　RNA 合成法で，2'-水酸基の保護基は極めて重要である。RNA 干渉の発見以来，2 本鎖 RNA が RNAi 効果に基づき標的となる遺伝子を制御できる新しい医薬として注目された。その結果，様々な新しい 2'-水酸基の保護基がこの 10 年間で開発されている。その初期のものについては，総説としてまとめてあるので，参照されたい[28]。とくに，メチレンアセタール骨格をもつタイプの保護基が数多く開発されている。その中で最近で注目されるものは，ボナックが開発した 2'-水酸基の保護基としてシアノエトキシメトキシメチル（CEMM）基である（図 6-A）[29]。縮合効率も優れている。

　最近，アセタール型の保護基の骨格を用いて生体内の還元環境下除去できる保護基が報告された。その一つが，メチルジチオメチル基である（図 6-B）[30]。生体内の還元酵素で S–S 結合が切断されることにより，結果的に除去されるというものである。この保護基の 2'-水酸基への導入には 2,4,6-トリメトキシベンジルチオメチル基を一旦 2'-水酸基に導入したあと，DMTSF で変換することで合成が達成されている。また，この 2'-O-修飾核酸は siRNA のプロドラックとして遺伝子制御が検討され，未修飾体よりも活性があることも報告された[31]。

　一方，A. Biscans らによって，異なる合成ルートによって，この -OCH$_2$SS- の構造をもつ一連のプロドラック型の保護基が合成された（図 6-C）。これは，一旦アセチルチオメチル基を 2'-水酸基に導入したあと，アルキル(2-ピリジル)ジスルフィドと反応させることによって合成された。この方法では，カチオンやアニオンを含む官能基も保護基内に導入可能である[32]。もう一つは，グアノジノ基や第一級アミンを含む O,O-アセタール型のものである（図 6-D）[33]。AMEBuOM 基はアンモニウム塩のカチオンがあるため，加水分解酵素に高い耐性がある。

5. 3　2'-O-修飾 RNA の合成

　上述した一時的な 2'-水酸基の保護基ではなく，最近，化学的にも酵素的にも安定な分子である様々な 2'-O-修飾 RNA が核酸医薬として開発されている（図 7）。最近，R. Strömberg らに

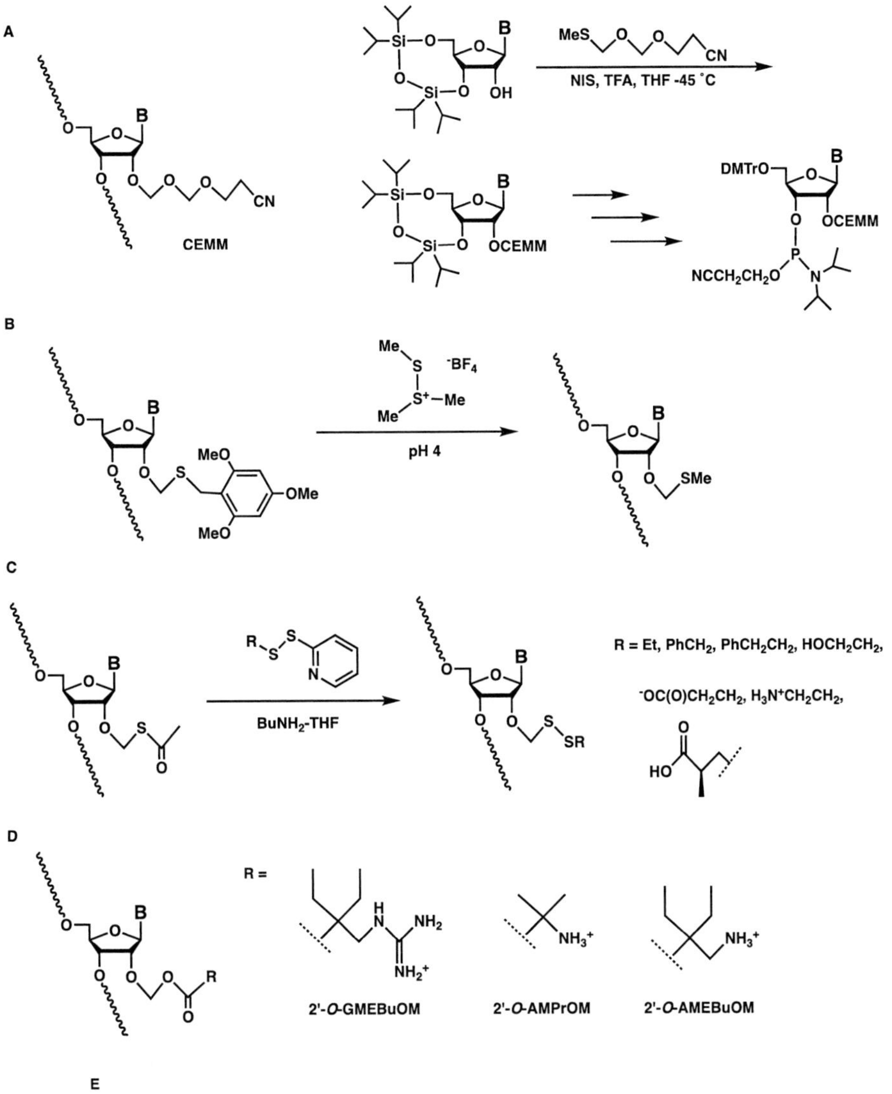

第 1 章　核酸合成法の開発動向と展望

図 6　生体内環境化除去できる RNA の 2'-水酸基の保護基

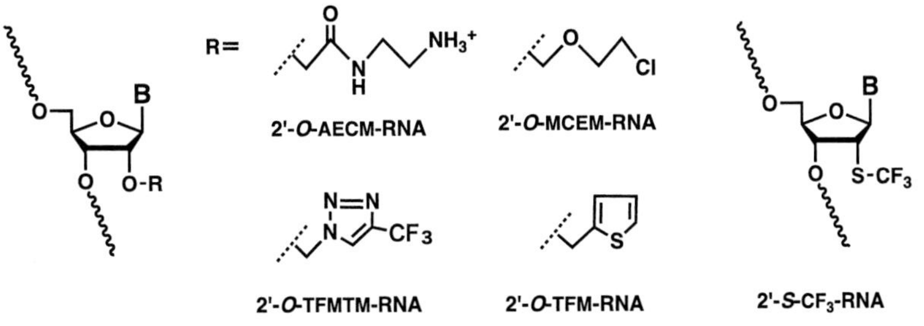

図 7　最近開発された 2'-O-修飾 RNA

よって，N-(2-アミノエチル)カルバモイルメチル（AECM）基を2'-水酸基に導入したRNAオリゴマーは相補鎖RNAに対して安定な二重鎖を形成し，加水分解酵素耐性と細胞内取り込みが向上することが報告された[34]。

また，和田らによって，O,O-アセタール型の修飾基を種々検討したところ，2-クロロエトキシメチル（MCEM）基[35]を2'-水酸基に導入したRNAオリゴマーが2'-O-Me体と同程度の二重鎖形成能があり，加水分解耐性については低下することがわかった。酵素耐性の点では，2'-O-シアノエトキシメチル体の方が優れていたと報告された。

一方，機能性官能基として2'-炭素にCF_3S基を導入したRNAは，二重鎖に導入すると安定性が著しく下がる[36]。これはこの修飾ヌクレオシドの糖のコンホメーションがC2'-$endo$に偏っているためである。このCF_3S基のフッ素はウラシル塩基の2-位のカルボニル酸素と異常なほど接近し，マイナーグローブの水素結合ネットワークと相互作用していることも明らかにされた。(4-トリフルオロメチルトリアゾール-1-イル)メチル（TFMTM）基が2'-水酸基に導入されたRNAは，^{19}F-NMRでRNAの二次構造解析に有用であること報告された[37]。

2-チオフラニルメチル（TFM）基を導入したRNAは，RNA中の連続した4塩基がUUCCの箇所に導入すると，天然型の相補鎖でも4つのGGAAが同様に修飾されていても同じようにTm値が高くなる。しかし，GGAAに導入したRNAは天然型の相補鎖とより不安定な二重鎖を形成する変わった性質をもっている[38]。

南川らは，最近，リボフラノース環の酸素原子の代わりにセレノ原子を導入した4'-SelenoRNA誘導体の合成を報告している（図8-A）[39]。3'-酸素をイオウに置換したRNAも最近合成された。この合成には，2-ニトロベンジル基が使われた（図8-B）[40]。このDNAオリゴマーも合成されGカルテット構造の解析に活用されている[41]。

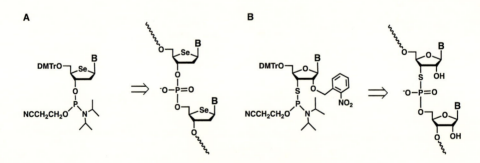

図8 ヘテロ原子を含む核酸誘導体

磯部，藤野らはクリックケミストリーを使って，リン酸基の代わりにトリアゾール環をもつ^{TL}DNAや^{TL}RNAの合成を行い，その極めて強い相補鎖との結合能を示した[42]。最近，ピリミジンリボヌクレオシドが3つ並んだUUCにこの修飾を導入したトリヌクレオチドブロックの3'-末端をアミダイト化したものを用いて，天然型のリン酸ジエステル結合とこの修飾構造がキメラ

第1章　核酸合成法の開発動向と展望

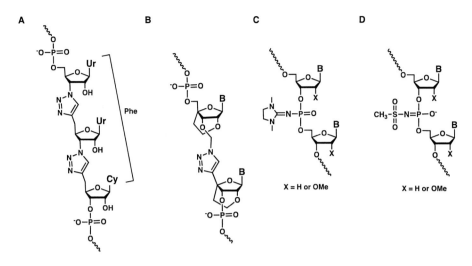

図9　リン酸部位を修飾された核酸誘導体

になったオリゴヌクレオチド13量体の報告がされた（図9-A）[43]。

クリックケミストリーを活用したトリアゾール環の構築をともなった新しいリンカーについても報告がある。このリンカーを3'-末端から離した位置に1つ導入したDNAオリゴマーはPCRの基質になるが，Tm値はかなり低下する[44]。この修飾にLNAの構造を2箇所付与すると天然型のTmレベルになる（図9-B）[45]。

D. A. Stetsenkoらはアミダイト法で縮合反応で生じるホスファイト中間体を様々なアジド化合物とのStaudinger反応を利用して，N＝C(-N)-N-P結合（図9-C）[46]とS-N-P結合（図9-D）[47]を有する化合物の合成を報告した。前者は中性であるが，相補鎖とハイブリダイゼーション能力は維持されている。

6　おわりに

本稿では，5'-末端や塩基部位を積極的に修飾した機能性核酸の合成の動向については解説していない。この分野は他の章にもかなり詳述されているので参考にされたい。今西，小比賀らのBNA（LNA）とその一連の誘導体に関しては，J. Wengelらの研究グループのも含めて，数多くの精力的な研究が展開されているが，これらについては最近の総説を参照されたい[48]。立体選択的なホスホロチオエートの合成の動向については，和田らの総説を参照されたい[49]。今後も，核酸医薬の期待感から，ひと昔前とは雲泥の差の研究グループが参画して競い合っている。真に新しい構造をもつ魅力的な誘導体の開発が望まれる。

文　　献

1)　関根光雄，早川芳宏，ゲノムケミストリー，p.1，講談社サイエンティフィク（2003）

2)　A. P. Guzaev *et al.*, *Curr. Prot. Nucl. Acid Chem.*, 3:3.1.1（2013）

3)　G. Meher *et al.*, *Curr. Prot. Nucl. Acid Chem.*, 2:2.1.1（2017）

4)　A. V. Aralov *et al.*, *Rus. J. Bioorg. Chem.*, **39**, 1（2013）

5)　X. Wei *et al.*, *Tetrahedron*, **69**, 3615（2013）

6)　A. A. Rodriguez *et al.*, *Bioorg. Med. Chem. Lett.*, **24**, 3243（2014）

7)　A. A. Rodriguez *et al.*, *Bioorg. Med. Chem. Lett.*, **26**, 3468（2016）

8)　V. T. Ravikumar *et al.*, *Org. Process Res. Dev.*, **12**, 399（2008）

9)　J. L. Brooks *et al.*, *Tetrahedron Lett.*, **58**, 1050（2017）

10)　J. L. Scotson *et al.*, *Org. Biomol. Chem.*, **14**, 8301（2016）

11)　D. Takahashi *et al.*, *Tetrahedron Lett.*, **53**, 1936（2012）

12)　S. Kim *et al.*, *Chem. Eur. J.*, **19**, 8615（2013）

13)　Y. Matsuno *et al.*, *Org. Lett.*, **18**, 800（2016）

14)　高橋大輔，核酸医薬の創製と応用展開，p.148，シーエムシー出版（2016）

15)　V. Kungurtsev *et al.*, *Eur. J. Org. Chem.*, 6687（2013）

16)　A. G.Molina *et al.*, *Beil. J. Org. Chem.*, **10**, 2279（2014）

17)　H. Saneyoshi *et al.*, *J. Org. Chem.*, **70**, 10453（2005）

18)　A. M. Jabgunde *et al.*, *Beil. J. Org. Chem.*, **11**, 1553（2015）

19)　H. Saneyoshi *et al.*, *Bioorg. Med. Chem. Lett.*, **26**, 622（2016）

20)　H. Saneyoshi *et al.*, *Bioorg. Med. Chem. Lett.*, **25**, 2129（2015）

21)　H. Saneyoshi *et al.*, *Bioorg. Med. Chem.*, **25**, 3350（2017）

22)　H. Saneyoshi *et al.*, *J. Org. Chem.*, **82**, 1796（2017）

23)　J. Hayashi *et al.*, *Bioorg. Med. Chem. Lett.*, **27**, 3135（2017）

24)　M. Sproviero *et al.*, *J. Org. Chem.*, **79**, 692（2014）

25)　P. Srishylam *et al.*, *Tetrahedron Lett.*, **58**, 2588（2017）

26)　K. K. Ogilvie, *Can. J. Chem.*, **56**, 2768（1978）

27)　S. Lee *et al.*, *Curr. Prot. Nucl. Acid Chem.*, 2:2.17.1（2014）

28)　関根光雄，核酸医薬の創製と応用展開，p.157，シーエムシー出版（2016）

29)　青木絵里子，特開 2014-55147

30)　Y. Ochi *et al.*, *Chem. Commun.*, **49**, 7620（2013）

31)　Y. Ochi *et al.*, *Bioorg. Med. Chem. Lett.*, **26**, 845（2016）

32)　A. Biscans *et al.*, *Org. Biomol. Chem.*, **14**, 7010（2016）

33)　A. Biscans *et al.*, *Bioorg. Med. Chem. Lett.*, **23**, 5360（2015）

34)　S. Miltonet *et al.*, *Chem. Commun.*, **51**, 4044（2015）

35)　R. Iwata *et al.*, *RSC Adv.*, **7**, 41297（2017）

36)　M. Košutić *et al.*, *J. Am. Chem. Soc.*, **136**, 6656（2014）

37)　L. Granqvist *et al.*, *Org. Chem.*, **80**, 7961（2015）

38)　J. C. Nguyen *et al.*, *J. Org. Chem.*, **81**, 8947（2016）

第 1 章　核酸合成法の開発動向と展望

39) N. Tarashima *et al.*, *Org. Lett.*, **16**, 4710 （2014）

40) N.-S. Li *et al.*, *J. Org. Chem.*, **79**, 3647 （2014）

41) M. M. Piperakis *et al.*, *Org. Biomol. Chem.*, **11**, 966 （2013）

42) H. Isobe *et al.*, *Org. Lett.*, **10**, 3729 （2008）

43) H. Isobe & T. Fujino, *Chem. Rec.*, **14**, 41 （2014）

44) A. M. Varizhuk *et al.*, *J. Org. Chem.*, **78**, 5964 （2013）

45) P. Kumar *et al.*, *Chem. Commun.*, **53**, 8910 （2017）

46) D. A. Stetsenko *et al.*, *Acta Naturae*, **6**, 116 （2014）

47) D. V. Prokhorova *et al.*, *Russ. J. Bioorg. Chem.*, **43**, 39 （2017）

48) 張功幸，小比賀聡，有機合成化学協会誌，**74**, 141 （2016）

49) 和田猛，核酸医薬の創製と応用展開，p.60，シーエムシー出版 （2016）

第2章　インテリジェント人工核酸―クロスリンク核酸・官能基転移核酸の合成―

佐々木茂貴[*]

1　はじめに

　これまでアンチセンス医薬品とアプタマー医薬品が認可され臨床使用されていたが，2016年はさらに2種のアンチセンス医薬品がアメリカで認可された。モリフォリノ核酸医薬 eteplirsen はデュシェンヌ型筋ジストロフィー（*DMD*）治療薬であり，pre-mRNA 中の変異部分に作用し，スプライシングによる mRNA への未成熟終止コドンの発生を防ぎ，完全ではないものの機能するジストロフィンの産生を促す[1]。また，nusinersen は脊髄性筋萎縮症（*SMA*）治療用のアンチセンス薬であり，SMN2 の pre-mRNA のエクソンが欠落する変異部分に作用し，必要なエクソンをすべて含む正常な mRNA がスプライシングされるように修正する[2]。一般的なアンチセンス薬や siRNA 薬は mRNA に作用し翻訳の阻害を目的に開発されているが，新しい核酸医薬は変異を克服し機能性タンパク質産生を促進する点は特記すべきである。現在，ゲノム編集技術が注目されているが，これらの新しい核酸医薬は，実質的に RNA 編集を実現したものと考えられる。我々の研究室では編集効果をもつ核酸医薬への展開に繋がるものと期待し，RNA に対する選択的な化学反応性人工核酸の開発を続けている。本稿では，我々の研究室で実現したクロスリンク核酸および官能基転移核酸について紹介する。

2　クロスリンク核酸

　DNA は光や活性酸素などから絶えず損傷を受けており，なかでも鎖間および鎖内クロスリンクは最終的には変異に至り，疾病の原因となる。ナイトロジェンマスタードやシスプラチンなどはクロスリンクを形成することで抗がん作用を示す[3]。また，DNA 塩基欠損箇所はタンパク質とクロスリンクを形成し，細胞機能に影響を与える[4]。6-チオグアノシン，4-チオウリジン，アジリジンなどは核酸に組み入れられ，光照射により活性化され近傍の官能基とクロスリンクすることを利用し核酸構造やタンパク質相互作用部位の決定に利用される[5]。核酸医薬への展開のためには化学的に安定であり必要に応じてクロスリンク能が誘起される必要があり，光活性化は有用な戦略である。実際，ソラーレンをアンチセンス核酸に導入し，mRNA とクロスリンクを形成させることでアンチセンス阻害が促進している[6,7]。フラン環は酸化によりジカルボニル構造

　＊　Shigeki Sasaki　九州大学　大学院薬学研究院　創薬科学専攻　教授

第2章　インテリジェント人工核酸—クロスリンク核酸・官能基転移核酸の合成—

に変換され核酸塩基アミノ基をアルキル化する[8]。化学的酸化剤や酸素の光活性化などが活性化シグナルとして用いられている。また，α-クロロアルデヒドを2-ニトロベンジルアルコールで保護したケージド化合物も光活性化クロスリンク剤として検討されている[9]。キノンメチド誘導体の可逆的な分子内付加体形成が誘起反応剤として3本鎖形成クロスリンク反応に利用されている。別項で詳述されているがカルバゾール誘導体を用いた光クロスリンクによってRNA機能の光制御[10]や，RNA中のシトシンアミノ基の脱アミノ化を誘起するという興味深い機能が実現されている[11]。図1には人工核酸に組み入れられた誘起反応性のクロスリンク剤の構造をまとめた。

　我々のグループでは以前，シトシン-4-アミノ基とクロスリンクするグアノシン誘導体2-アミノ-6-ビニルプリン（**1**）を開発した。このビニル基のスルフィド保護体**2**は安定前駆体として人工核酸に導入され，2本鎖を形成することによってビニル基が再生する誘起反応性を示した。2本鎖内でシトシンアミノ基とビニル基が接近することによって効率的で選択的なクロスリンク能を示した[12]（図1）。スルフィド保護体**2**を組み込んだオリゴヌクレオチドを用いて細胞内でのアンチセンス阻害効果も確認されている[13]。また，永次らは非細胞実験ではあるがクロスリンク箇所で翻訳を停止させると短いタンパク質が生産されることも示し[14]，またこの2-アミノ-6-ビニルプリン骨格（**1**）を種々のクロスリンク核酸に展開している[15, 16]。引き続き，我々はアデニンを標的とするクロスリンク剤として，チミンにビニル基を導入したT-ビニル体（**3**）を開発した[17]（図1）。T-ビニルはスルフィド保護体で人工核酸に導入し，脱離反応でビニル基が再生することでクロスリンク活性が誘起される。特に2-チオピリジンによる保護体は弱酸性条件でのプロトン化により活性化される（図2）。

3　クロスリンク剤（T-ビニル）の合成

　T-ビニル体（**3**）はチミジンを出発原料に，4位カルボニルをスルホニル誘導体に変換し，2,4,6-トリビニルシクロボロキサン　ピリジン錯体とPd(PPh$_3$)$_4$，によるカップリングを行いビニル基を導入した。このビニル基は反応性が非常に高く，単離困難なので反応液中にオクタンチオールを加えることによってスルフィド体に導いた。また，メチルスルフィド保護体は，その後のジメトキシトリチル化反応中に脱離してしまうのでオクタンチオールでの保護が不可欠である。5'-ジメトキシトリチル保護，3'-ホスホロアミダイト体前駆体を合成し自動合成装置でオリゴヌクレオチドに組み込んだ。固相担体からのオリゴヌクレオチドの切り出しは，オクタンチオールを含むMeOH-K$_2$CO$_3$の条件で行い，HPLCで精製した。ビニル体再生は，炭酸緩衝液中アルカリ性条件下で過フタル酸マグネシウム塩（MMPP）でスルフォキシドに酸化し，さらにNaOHを加え強アルカリ性とし，スルフォキシドを脱離させることによって行った。

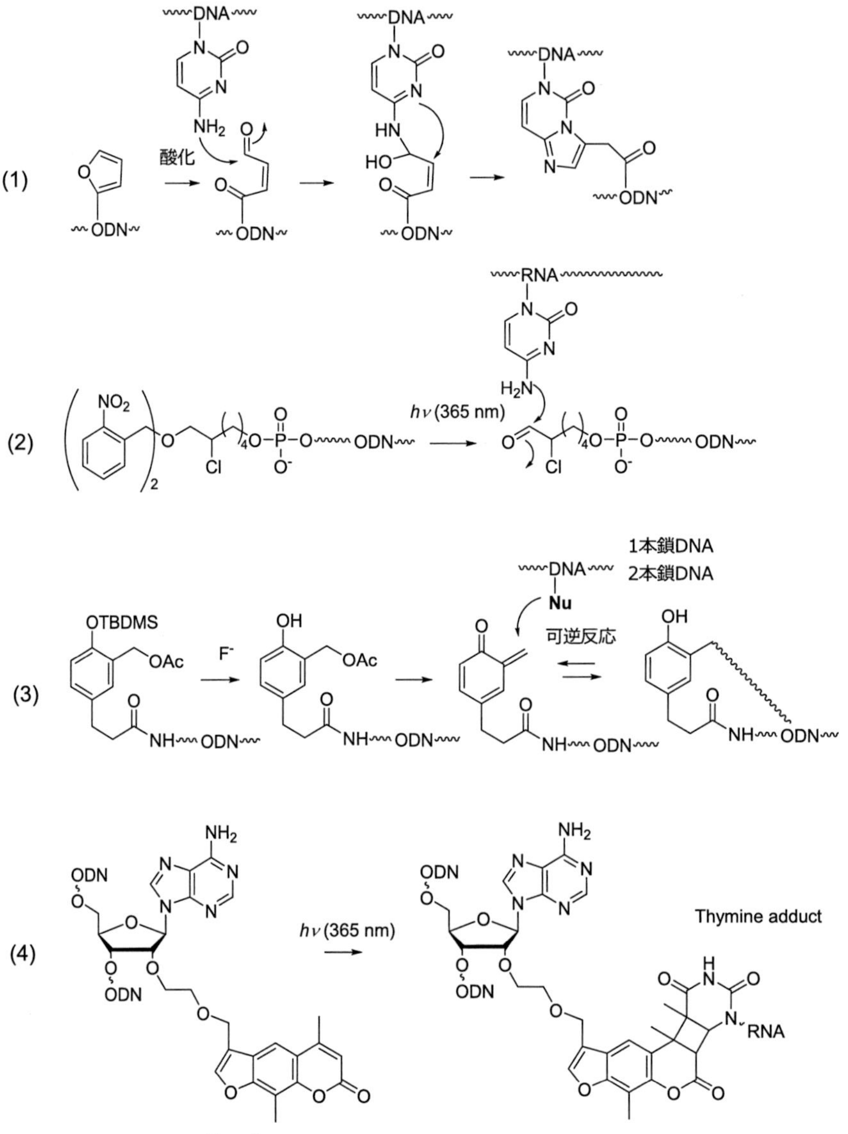

中分子創薬に資するペプチド・核酸・糖鎖の合成技術

図1 人工核酸に組み入れられた誘起反応性のクロスリンク剤の構造

4　RNA標的クロスリンク反応

　T-ビニルを含むODNとRNA相補鎖とのクロスリンク反応を37℃，pH 7.0で行ったところ，反応は標的部位がウラシルの配列に対して選択的にかつ極めて速やかに進行した（図3A）。標的ウラシル塩基の前後配列を変えた標的RNAとの16種類の組み合わせでクロスリンク反応を行い，詳細に検討した結果，クロスリンク反応は相補的な位置にあるウラシル3位窒素原子

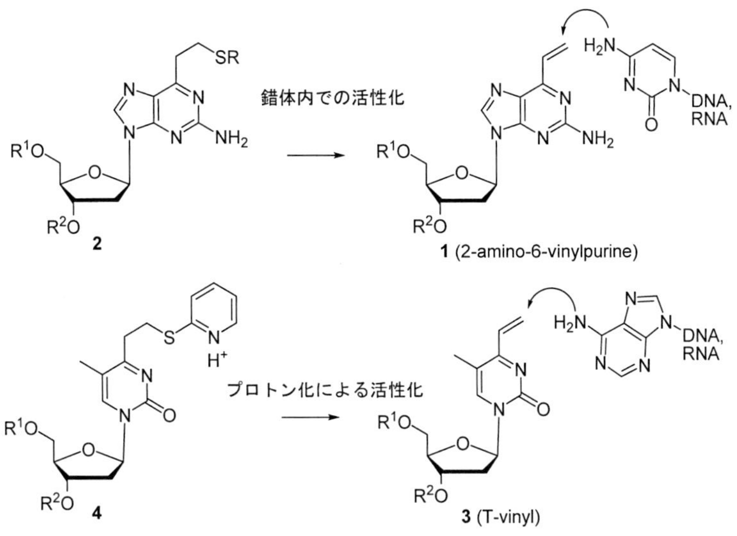

第2章　インテリジェント人工核酸―クロスリンク核酸・官能基転移核酸の合成―

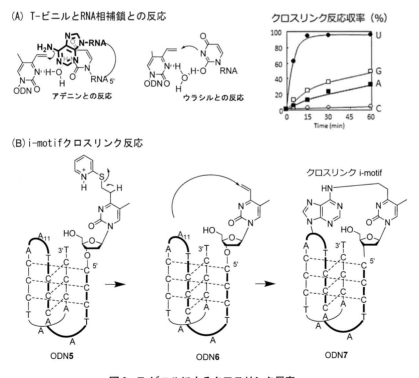

図2　シトシンアミノ基へのクロスリンク剤（2-アミノ-6-ビニルプリン，1）およびアデニンアミノ基へのクロスリンク剤（T-ビニル，3）の構造とクロスリンク反応

図3　T-ビニルによるクロスリンク反応

に加えて，5'側にあるアデニンの両方の反応が含まれていることが分かった（図 3A）。T-ビニル体を組み込んだ人工核酸は 3 本鎖 DNA 内でのクロスリンク反応も効率的に進行しプリン鎖中のアデニン塩基と選択的に反応することが確認された。さらに，酸性条件で自動活性化するチオピリジンで保護した T-ビニル体はシトシン 4 本鎖（i-motif）クロスリンク反応に適用された（図 3B）。グアノシンを多く含む配列は G-4 本鎖を形成することが知られているが，その相補鎖はシトシン豊富配列であり，酸性条件下でプロトン化したシトシンを含む塩基対形成（dC H⁺：dC）によってシトシン 4 本鎖（i-motif）を形成する。そこで，i-motif 生成配列の 5'末端に T-ビニル体のピリジニルスルフィド保護体を導入した OND 5 を合成し，酸性条件で i-motif を形成させるのと同時に，T-ビニルの活性化を行い，i-motif 分子内クロスリンクを形成させた[18]（図 3B）。天然型 i-motif は pH 6 付近ではランダムコイルに変性するのに対して，クロスリンク i-motif は pH 6.8 付近でも 4 本鎖構造を維持しており，クロスリンクの安定化効果が示された。

　T-ビニルのピリジニルスルフィド保護体は光照射や酸化反応などの活性化剤を必要とせず，標的 RNA 鎖との複合体内で活性化されるという利点があり，翻訳制御法として適用中である。

5　RNA の部位および塩基選択的化学修飾

　シトシンの 5'-メチル化など核酸塩基の化学修飾は遺伝子発現のエピジェネティック制御機構として重要な修飾反応である。一方，tRNA，rRNA などには 100 種以上の転写後修飾が見出され，機能との関連が研究されている。一方，mRNA の転写後修飾は 5'末端の CAP 構造，シトシンとアデニンの脱アミノ化編集および 3'末端のポリアデニル化など限られた化学修飾が知られているのみであったが，近年，RNA アデニンの 6-アミノ-メチル化[19]，擬シトシン塩基[20]，あるいは RNA リボースの 2'-O-メチル化[21]など，RNA に対するエピジェネティック修飾が見出され[22]，遺伝子発現制御における役割の解明が進んでいる。また，アルキル化抗がん剤は DNA だけではなく RNA もアルキル化すると考えられている[23]。

6　官能基転移核酸の創成

　アンチセンス薬はスプライシング機構において RNA の点変異に対して編集効果を発揮しることから，核酸医薬の作用機構として RNA 編集は重要な治療戦略になり得ると期待される。図 4 に例示したように RNA 塩基の選択的な化学修飾は編集のための化学的手段として展開可能と考えられる。そこで，我々は RNA を部位特異的に化学修飾できる機能性人工核酸を目的に，人工核酸と標的 RNA との錯体内での近接効果を活用することによって，人工核酸から RNA に官能基を転移させる戦略を検討した[24]（図 5）。

　最初に，S-ニトロシル-6-チオグアノシン（8）とシトシンアミノ基との間のニトロシル基転移反応を検討した（図 6）。S-ニトロシル-6-チオグアノシンはモノマーでは反応性が高いため

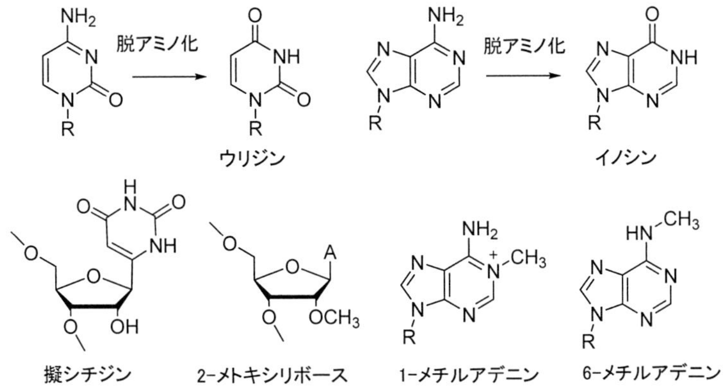

第2章　インテリジェント人工核酸―クロスリンク核酸・官能基転移核酸の合成―

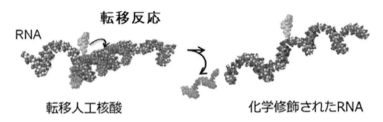

図4　RNAエピジェネティック機構に含まれる，あるいは想定されている化学修飾構造

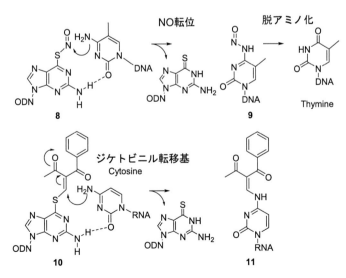

図5　官能基転移人工核酸によるRNAの特異的化学修飾反応の概念図

図6　シトシンアミノ基への選択的官能基転移反応の設計

単離できず，ジスルフィド体に酸化されるが，人工核酸中では比較的安定で，標的との複合体形成によって高い反応性が誘起された．転移反応はシトシンおよび5-メチルシトシンアミノ基に選択的に転移し，5-メチルシトシン-N-ニトロシル体 (**9**) は脱アミノ化して最終的にチミンを生成し，人工的な編集反応が確認された[25]．細胞内でのRNA修飾反応への展開を目指し，さらに安定な官能基の転移反応を検討した．S-ジケトビニル転移基 (**10**) にシトシンアミノ基がマイケル付加し，引き続く β-脱離にアミノ基への転移が完了する (**11**)[26,27] (図6)．この転移反応は中性条件化ではシトシンに選択的であるが，塩基性条件下[28]あるいは Ni^{2+} イオン存在下[29]では選択性がグアニン-2-アミノ基に変化することが見出された．図7Aに塩基性条件下でのグアニン2位アミノ基への転移反応の経時変化と塩基選択性がまとめられている．さらにベンゼン環にエチニル基を導入した転移基を用いて転移後アジド化合物との銅触媒下クリック反応によりRNA分子への種々の官能基を導入することに成功し[30]，さらに O^6 メチルグアニンの検出法[31]に展開された．

ジケトビニル転移基は様々な用途に利用可能であるが，さらに，転移基の安定性が高く，金属イオンにより活性化される新しいピリジニルケトビニル転移基を設計した[32]．ピリジニルケトビニル転移基を6-チオグアノシン体に導入するための(E)-ヨウ化ビニル体は2-シアノピリジンへのエチニルマグネシウムブロミドの付加，その後の加水分解によりアセチレンケトン体にヨウ化水素酸を処理することによって容易に合成できる．詳細な検討で，(E)-ヨウ化ビニル体を6-チオグアノシン体に導入した場合だけ，効果的な転移反応が起こることが分かった．6-チオグアノシンを含む人工核酸を炭酸緩衝液 (pH 10，0℃) で(E)-ヨウ化ビニル体と反応させると30分以内に転移人工核酸が合成できる．副生成物として約10%生成する(Z)-体は全く反応せず反応後も残存した．S-チオグアノシンにピリジニルケトビニル転移基を導入した転移人工核酸**13**と

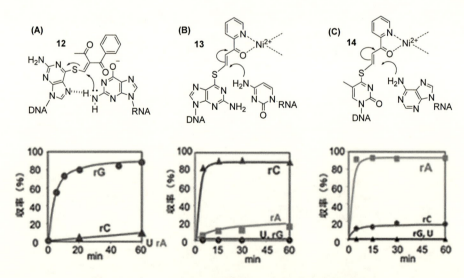

図7　ピリジニルケトビニル転移基による選択的官能基転移反応

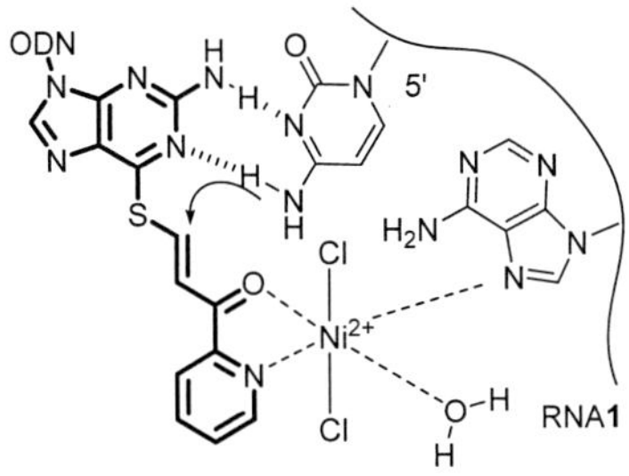

第2章　インテリジェント人工核酸—クロスリンク核酸・官能基転移核酸の合成—

図8　NiCl$_2$ による転移反応活性化機構

RNA 相補鎖の官能基移反応は，金属イオンの添加で著しく活性化され，特に NiCl$_2$ 添加により 15 分以内に 90% 以上の収率でシトシン選択的に転移生成物が得られた（図7B）。さらに，ピリジニルケトビニル転移基を 4-チオチミンに導入した転移人工核酸 **14** はアデニン選択的に高い効率で転移効率が得られた[33]。

　転移人工核酸 **13** の反応点であるシトシンの前後配列を変え，その RNA 相補鎖とのすべての 16 種類の反応解析によって，NiCl$_2$ による転移反応の活性化はピリジニルケト部とプリン塩基の 7 位窒素を橋かけするように錯体形成し，人工核酸と標的 RNA を強制的に接近させることによって，シトシン 4-アミノ基のマイケル付加反応を促進する活性化機構が示唆された（図8）。この反応機構によってピリジニルケトビニル転移基は緩衝液中では NiCl$_2$ による活性化を受けず，安定性は変化しないものの，標的 RNA との錯体内でのみ活性化を受けるものと考えられる。転移人工核酸 **14** の反応の検討でも同様に CuCl$_2$ はピリジニルケト部とプリン塩基に橋かけ構造の錯体を形成し反応点を接近させていることが示唆された。このピリジニルケト転移基の開発によって安定な反応基が錯体内で特異的に活性化される興味深い新しい活性化機構が確立した。

7　今後の展望

　環境や標的に応答し活性化されるクロスリンク能や官能基転移能をもつインテリジェント人工核酸は RNA における 1 塩基の違いを厳密に区別し化学修飾することが可能である。官能基転移核酸による mRNA 修飾の翻訳に与える効果は現在検証中であるが，これまでクロスリンク人工核酸によってアンチセンス阻害効果の増強，miRNA 機能制御，クロスリンク箇所でのタンパク質伸長の停止など，一般的なアンチセンスでは実現困難な機能を発揮することが示されてきた。インテリジェント人工核酸を薬物送達システムとの協働により動物での機能発現が可能になれば，RNA 編集機能をもつ核酸医薬として新たな可能性を切り拓くものと期待される。

中分子創薬に資するペプチド・核酸・糖鎖の合成技術

文　　献

1) www.ClinicalTrials.gov（NCT# NCT02740972）
2) E. W. Ottesen, *Transl. Neurosci.*, **8**, 1（2017）
3) J. A. Motgomery, In: Foye WO（ed.）; Cancer Chemotherapeutic Agents, pp.111-204, American Chemical Society（1995）
4) J. Stingele *et al.*, *Nat. Rev. Mol. Cell Biol.*, **18**, 563（2017）
5) Y. H. Ping *et al.*, *RNA*, **3**, 850（1997）
6) A. Murakami *et al.*, *Eur. J. Pharm. Sci.*, **13**, 25（2001）
7) M. Higuchi *et al.*, *Bioorg. Med. Chem.*, **17**, 475（2009）
8) E. M. Llamas *et al.*, *Org. Biomol. Chem.*, **15**, 5402（2017）
9) Y. Sugihara *et al.*, *J. Org. Chem.*, **81**, 981（2016）
10) A. Shigeno *et al.*, *Org. Biomol. Chem.*, **10**, 7820（2012）
11) K. Fujimoto *et al.*, *Chem. Commun.*, **46**, 7545（2010）
12) F. Nagatsugi *et al.*, *J. Am. Chem. Soc.*, **121**, 6753（1999）
13) M. M. Ali *et al.*, *Angew. Chem. Int. Ed.*, **45**, 3136（2006）
14) S. Hagihara *et al.*, *Bioorg. Med. Chem. Lett.*, **22**, 3870（2012）
15) S. Sasaki *et al.*, *Curr. Opin. Chem. Biol.*, **10**, 615（2006）
16) F. Nagatsugi *et al.*, *Bull. Chem. Soc. Jpn.*, **83**, 744（2011）
17) A. Nishimoto *et al.*, *Nucl. Acids Res.*, **41**, 6774（2013）
18) K. Kikuta *et al.*, *Bioorg. Med. Chem. Lett.*, **25**, 3307（2015）
19) Y. Niu *et al.*, *Genomics Proteomics Bioinformatics*, **11**, 8（2013）
20) T. M. Carlile *et al.*, *Nature*, **515**, 143（2014）
21) J. Ge *et al.*, *RNA*, **16**, 1078（2010）
22) N. Liu and T. Pan, *Transl. Res.*, **165**, 28（2015）
23) E. Feyzi *et al.*, *Curr. Pharm. Biotechnol.*, **8**, 326（2007）
24) S. Sasaki *et al.*, *Chem. Soc. Rev.*, **40**, 5698（2011）
25) M. M. Ali *et al.*, *J. Am. Chem. Soc.*, **126**, 8864（2004）
26) K. Onizuka *et al.*, *Bioconjug. Chem.*, **20**, 799（2009）
27) S. Sasaki *et al.*, *Curr. Prot. Nucl. Acid. Chem.*, 4.49.1（2012）
28) K. Onizuka *et al.*, *Nucl. Acids Res.*, **38**, 1760（2010）
29) K. Onizuka *et al.*, *Bioconjug. Chem.*, **21**, 1508（2010）
30) K. Onizuka *et al.*, *Chem. Commun.*, **47**, 5004（2011）
31) K. Onizuka *et al.*, *Chem. Commun.*, **48**, 3969（2012）
32) D. Jitsuzaki *et al.*, *Nucl. Acids Res.*, **42**, 8808（2014）
33) I. Oshiro *et al.*, *ChemBioChem*, **16**, 1199（2015）

第3章　リン原子修飾核酸医薬の立体制御

額賀陽平[*1]，和田　猛[*2]

1　はじめに

　現在，低分子医薬，抗体医薬に続く第三の医薬として核酸医薬が大きな注目を集めている。核酸医薬は，疾病に関わるDNA，RNAおよびタンパク質を標的とするために，従来の低分子医薬などと比較して高い標的特異性と毒性の軽減が期待され，また，疾病関連遺伝子を特定することで医薬となる候補分子の絞り込みが容易に行えるという利点から，その開発が強く望まれている。しかし，核酸医薬の実用化には，克服しなければならない課題も多い。核酸医薬の実用化において解決すべき課題は，核酸誘導体の生体内における安定性の低さが挙げられる。天然型のオリゴヌクレオチドを生体内に投与すると，ヌクレアーゼによって速やかに加水分解されるため，医薬としての効果は十分に発揮されない。このような課題を克服する手法の一つとして，我々のグループでは，核酸のリン原子の化学修飾に着目して研究を行っている。代表的なリン原子修飾核酸を図1に示す。生体内のヌクレアーゼは，DNAやRNAのリン酸ジエステル結合を認識して加水分解することから，リン酸部位に適切な化学修飾を施すことで，高いヌクレアーゼ耐性を確実に獲得することができる。また，リン酸ジエステル結合の非架橋酸素原子を疎水的な置換基で置き換えることで脂溶性を高めて，DNAやRNAの細胞膜透過性を高めることも可能である。

　現在，臨床研究において最も用いられているリン原子修飾核酸は，リン酸ジエステル結合の非架橋酸素原子の一つを硫黄原子に置換したホスホロチオエート核酸である[1]。アンチセンス医薬として上市されたサイトメガロウイルス性網膜炎治療薬のVitravene®（fomivirsen），家族性高コレステロール血症治療薬のKynamro®（mipomersen），脊髄性筋萎縮症治療薬のSpinraza®

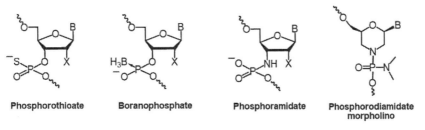

図1　代表的なリン原子修飾核酸

---

*1　Yohei Nukaga　　東京理科大学　薬学部　生命創薬科学科
*2　Takeshi Wada　　東京理科大学　薬学部　生命創薬科学科　教授

(nusinersen) のいずれもホスホロチオエート修飾が施されている[2~4]。しかしながら，これまでに臨床研究で用いられた，あるいは上市されたホスホロチオエート核酸は，すべてジアステレオマーの混合物であるという問題が存在する（図2）。

我々のグループでは，この問題を解決するために，リン原子の絶対立体配置が完全に制御されたホスホロチオエートDNAおよびRNAの合成法（オキサザホスホリジン法）を開発した。ごく最近では，米国のIONIS Pharmaceuticals（以下IONIS）やWave Life Sciences（以下Wave）がこの方法を改良し，化学合成したRp体およびSp体の絶対立体配置を有するホスホロチオエート型gapmerを用いて，アンチセンス核酸のホスホロチオエート結合の立体化学の最適化を試みた[5,6]。そのうち，Waveは，Kynamro®（mipomersen）のリン原子の立体を制御することにより，従来の立体異性体の混合物と比較して，アンチセンス活性の高活性化を実現した[6]。一方，ETHのHallらは，不完全ながらも一方の立体異性体を過剰に含む化学合成したホスホロチオエート型siRNA（$Rp:Sp=40:60\sim65:35$）を用いて，Rp体が過剰に存在するsiRNAは，立体異性体が混合した従来型のsiRNAよりも高いRNAi活性を有することを明らかにした[7]。

このように，立体制御されたホスホロチオエート核酸には，従来から用いられてきた立体異性体の混合物よりも優れた活性を示すものが存在する。しかしながら，その高活性なホスホロチオエート核酸を抽出し，立体の組み合わせの最適化を試みようとすると，現状では網羅的なスクリーニングが必要になり，それを行うために，ホスホロチオエート核酸の実用的な立体選択的合成法の開発が極めて重要な研究課題となっている。

本章では，我々が開発したオキサザホスホリジン法によるホスホロチオエートDNAおよびRNAの立体選択的合成，そして，ホスホロチオエートに代わる次世代のリン原子の化学修飾として期待されるボラノホスフェートDNAおよびRNAの立体選択的合成について，その概要を説明する。

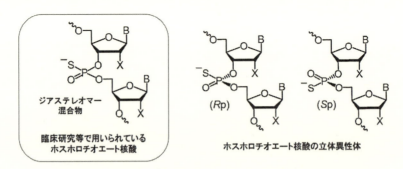

図2　臨床研究等で用いられているホスホロチオエート核酸とその立体異性体

第3章　リン原子修飾核酸医薬の立体制御

2　オキサザホスホリジン法によるホスホロチオエートDNAの立体選択的合成

我々は，リン原子の絶対立体配置が制御されたホスホロチオエートDNA（PS-DNA）の実用的な合成法としてオキサザホスホリジン法を開発した（図3）[8〜11]。オキサザホスホリジン法とは，光学活性な1,2-アミノアルコールから誘導する立体化学的に純粋なヌクレオシド3′-環状ホスホロアミダイト（オキサザホスホリジン）誘導体**1**をモノマーユニットとして，求核性の小さい活性化剤 *N*-(cyanomethyl)pyrrolidinium triflate（CMPT）を用いて立体特異的にヌクレオシドと縮合させる方法である。二環式のオキサザホスホリジンを用いることにより，リン原子上での求核置換反応におけるジアステレオマー間の活性化エネルギーの差が顕著に生じ，99：1以上の高いジアステレオ選択性を発現する。controlled-pore glass（CPG）などの固相担体に固定化したヌクレオシド誘導体**2**にモノマーユニットを縮合させた後，未反応の5′-水酸基および不斉補助基の第二級アミノ基のキャップ化，ホスファイトの硫化，5′-末端のDMTr基の脱保護を行う。目的の塩基配列に応じて各ステップを繰り返し行うことでPS-DNAを合成する。我々は，この方法により，リン原子の立体が厳密に制御されたホスホロチオエートDNA12量体all-(*S*p)- および all-(*R*p)-(C_{PS}A_{PS}G_{PS}T)_3 を合成することに成功した。

ごく最近，我々は，この方法をPO/PSキメラDNAの立体選択的合成に応用した（図4）[12]。オキサザホスホリジン法は，既存のホスホロアミダイト法に適合した合成工程〔(i) 酸性活性化剤による縮合反応；(ii) アシル化剤によるキャップ化；(iii) 硫化；(iv) 5′-DMTr基の脱保護〕

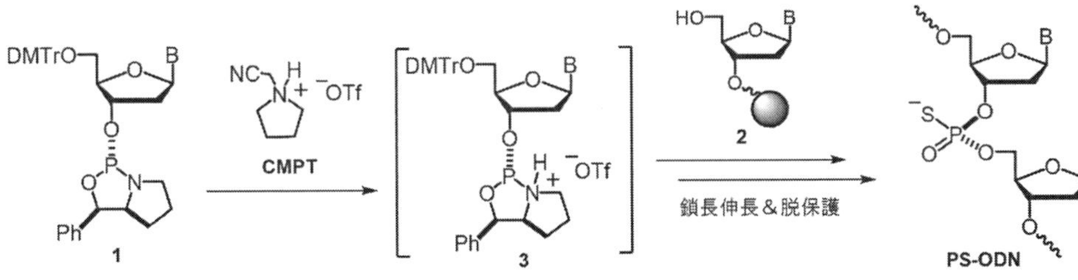

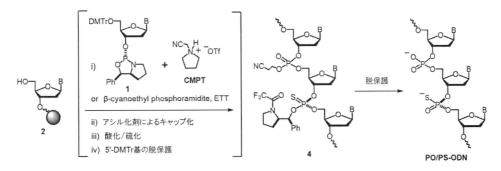

図3　オキサザホスホリジン法によるホスホロチオエートDNAの立体選択的合成

図4　オキサザホスホリジン法によるPO/PSキメラDNAの立体選択的合成

から構成されているため，ホスホロアミダイト法と組み合わせて PO/PS キメラ型の DNA オリゴマーを合成することが可能である．我々は，これら 2 つの手法を組み合わせた合成方法により，自動合成機を用いて，4 種類の核酸塩基を含むリン原子の立体が制御された PO/PS キメラ DNA12 量体を良好な単離収率で合成している．

3　オキサザホスホリジン法によるホスホロチオエート RNA の立体選択的合成

これまでに，PS-DNA の立体選択的合成法として開発されたオキサザホスホリジン法をホスホロチオエート RNA（PS-RNA）の立体選択的合成に応用している[13]．しかしながら，この合成法には，克服すべき問題点が存在する．それは，2′-水酸基の保護基として用いる TBDMS 基（t-butyldimethylsilyl 基）の立体障害により，モノマーユニットの反応性が対応する 2′-デオキシリボヌクレオチド誘導体と比較して著しく低く，縮合効率が悪いために，4 種類の核酸塩基を含む PS-RNA の立体選択的合成が従来法では極めて困難であったことである．

そこで，これらの問題を克服するため，2′-水酸基の新たな保護基として，立体障害が小さく，モノマーユニットの高い反応性が期待できる CEM 基（2-cyanoethoxymethyl 基）を用いて，4 種類の核酸塩基を含む PS-RNA の立体選択的合成を検討した（図 5）[14]．はじめに，CMPT を活性化剤として，all-(Sp)- および all-(Rp)-(U$_{PS}$)$_{11}$U を固相合成したところ，極めて高い効率で縮合反応が進行し，2′-O-CEM 基を有するモノマーユニット **6** は，対応する 2′-デオキシリボヌクレオチド誘導体 **1** と同等の高い反応性を有することがわかった．

次に，同じ縮合反応条件を用いて，4 種類の核酸塩基を含む all-(Sp)- および all-(Rp)-(C$_{PS}$A$_{PS}$G$_{PS}$U)$_3$ を合成したが，得られた平均縮合効率が低く，PS-RNA の合成には不十分なものであった．DMTr 定量では，4 種類のモノマーユニットの中で，特にシチジンモノマーの縮合効率が著しく低下していた．そこで，シチジンモノマーの反応性を向上させるため，より求核性の高い活性化剤である N-phenylimidazolium triflate（PhIMT）を用いて，PS-RNA を合成した．その結果，シチジンモノマーの縮合効率を大幅に向上させることに成功し，目的とする all-

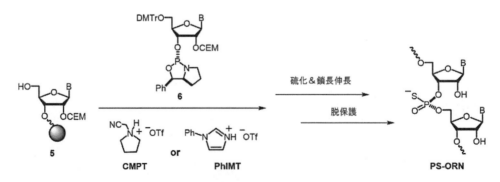

図 5　オキサザホスホリジン法によるホスホロチオエート RNA の立体選択的合成

第3章 リン原子修飾核酸医薬の立体制御

(Sp)- および all-(Rp)-($C_{PS}A_{PS}G_{PS}U$)$_3$ を 94〜97％の良好な平均縮合効率で合成することができた。PhIMT は，CMPT とは異なり求核性の高い活性化剤であるが，いずれの立体においても 98：2 以上の立体選択性で縮合反応が進行し，PS-RNA の立体選択的合成に十分適用可能であることがわかった。

オキサザホスホリジン法による PS-RNA の立体選択的合成に成功したので，次にこの方法を PO/PS キメラ RNA の立体選択的合成に応用した[15]。PO/PS キメラ DNA の立体選択的合成と同じように，オキサザホスホリジン法とホスホロアミダイト法を組み合わせて，自動合成機を用いることにより，4 種類の核酸塩基を含む PO/PS キメラ RNA12 量体を合成した（図6）。その結果，いずれの配列においても効率的に縮合反応が進行し，立体化学的に純粋な PO/PS キメラ RNA オリゴマーを良好な単離収率で合成することができた。

次に，all-(Sp)- および all-(Rp)-($C_{PS}A_{PS}G_{PS}U$)$_3$ と相補的な配列をもつ天然型 RNA オリゴマーの間で形成する二重鎖の融解温度（T_m）を評価した（図7）。その結果，Rp 体は，天然型 RNA よりも安定な二重鎖を形成するのに対して（$\Delta T_m = +0.3$℃/mod.），Sp 体は，二重鎖を不安定化することがわかった（$\Delta T_m = -1.0$℃/mod.）。これらの実験結果は，リン原子の絶対立体

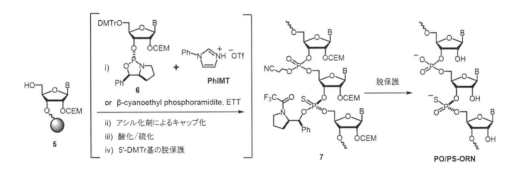

図6 オキサザホスホリジン法による PO/PS キメラ RNA の立体選択的合成

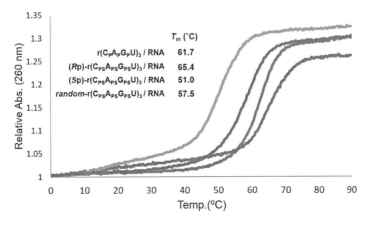

図7 立体が制御されたホスホロチオエート RNA の二本鎖形成能（T_m）（塩濃度 100 mM NaCl）

配置の違いによって，PS-RNA が形成する RNA 二重鎖の安定性が大きく異なることを示しており，今後，オキサザホスホリジン法によって初めて合成可能となったリン原子の立体が厳密に制御されたホスホロチオエート RNA の核酸医薬としての応用が大いに期待される。

4 オキサザホスホリジン法によるボラノホスフェート DNA の立体選択的合成

ボラノホスフェート DNA（PB-DNA）は，DNA のインターヌクレオチド結合の非架橋酸素原子の一つをボラン（BH_3）で置換した構造を有し，PS-DNA と比較して脂溶性が高く，細胞膜透過性に優れている。また，細胞毒性が低い一方，ヌクレアーゼ耐性は高く，RNA と形成する二重鎖は RNase H の基質となるため，アンチセンス核酸として有効である[16]。これまでに，我々のグループでは，ボラノホスホトリエステル法[17]および H-ボラノホスホネート法[18]を開発し，4 種類の核酸塩基を含む PB-DNA12 量体（$C_{PB}A_{PB}G_{PB}T$）$_3$ を合成することに成功した。これらの手法で合成される PB-DNA は，リン原子の立体が制御されていないが，相補的な配列を有する RNA オリゴマーと安定な二重鎖を形成した。PS-DNA では，立体異性体で二重鎖の安定性が大きく異なることがわかっており，PB-DNA においても望ましい立体配置を有するオリゴマーを合成できれば，二重鎖の安定性をさらに向上させることができるはずである。

我々は，オキサザホスホリジン骨格中の酸素原子に隣接する炭素原子に 2 つ置換基を導入すると，縮合反応によって得られるホスファイト中間体 9 は強酸性条件下，第三級カルボカチオンの生成を伴いながら，リン原子の立体を損なうことなく，対応する H-ホスホネートジエステル 11 へと変換可能であることを見出した（図 8）[19]。この方法は，固相合成法にも適用可能で，我々は，固相担体上で立体化学的に純粋な H-ホスホネート DNA4-12 量体を合成した後に，立体特異的な変換反応により，対応するリン原子の立体が制御された 4 種類の核酸塩基を含む PB-DNA4 量体 all-(Sp)- および all-(Rp)-$C_{PS}A_{PS}G_{PS}T$，PB-DNA12 量体 all-(Sp)- および all-(Rp)-$(T_{PB})_{11}T$ を合成することに成功した[20]。

次に，PB-DNA の絶対立体配置の違いが RNA との二重鎖の安定性に与える影響を調べるために，ボラノホスフェート DNA が相補的な配列をもつ天然型 RNA と形成する二重鎖の融解温度（T_m）を評価した（図 9）。その結果，Sp 体は，天然型 RNA よりも不安定であるが二本鎖を形成するのに対して（$\Delta T_m = -1.9℃/mod.$），Rp 体は天然型 RNA と二本鎖を形成せず，PB-DNA の絶対立体配置の違いが，二重鎖の安定性に大きな影響を及ぼすことが明らかになった。現在，この手法によって得られる立体が制御された PB-DNA はチミジル酸に限られるが，塩基部の保護基やボラノ化反応の条件を工夫することにより，4 種類の核酸塩基を含む 10 量体程度の PB-DNA の立体選択的な合成が可能となれば，立体異性体間における二重鎖の安定性の違いを詳細に比較検討することが可能になると期待される。

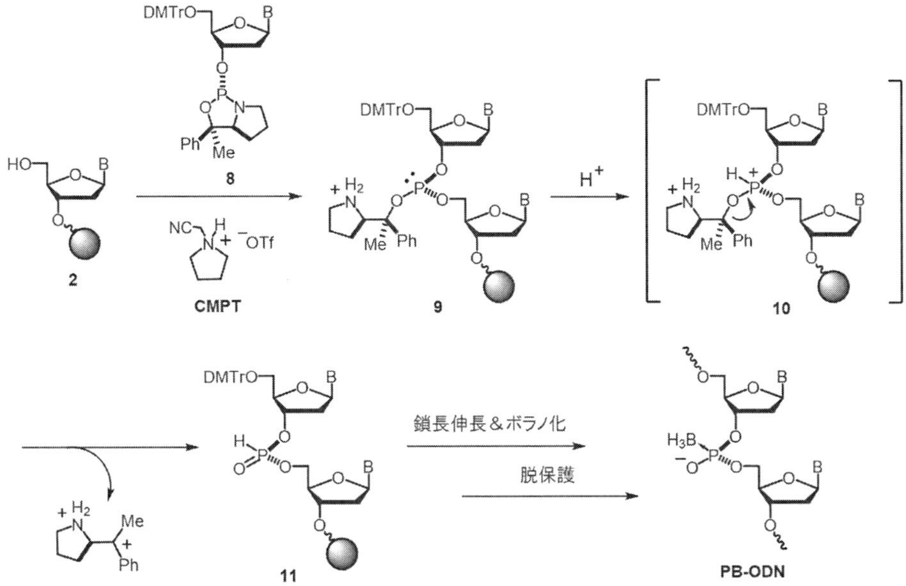

第3章　リン原子修飾核酸医薬の立体制御

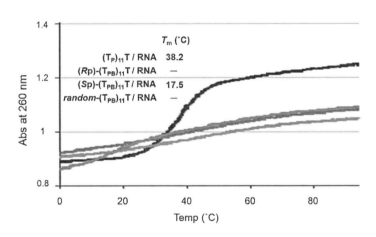

図8　オキサザホスホリジン法によるボラノホスフェートDNAの立体選択的合成

図9　立体が制御されたボラノホスフェートDNAの二本鎖形成能（T_m）（塩濃度1 M NaCl）

5　オキサザホスホリジン法によるボラノホスフェートRNAの立体選択的合成

　上述したように，オキサザホスホリジン法により，立体選択的に得られたH-ホスホネートDNAを経由して，PB-DNAを立体選択的に合成することに成功した。そこで，この方法をボラノホスフェートRNA（PB-RNA）の立体選択的な合成に応用した（図10）[21]。ボラノホスフェート修飾は，天然型と比較して酵素耐性や細胞膜透過性が向上するものの，相補鎖RNAとの二重鎖の安定性が低下するが，2′-水酸基のメチル修飾は二重鎖の安定性が向上することが知られている[16, 22]。そこで，我々は，ボラノホスフェート修飾の欠点を補うことが期待され，核酸医薬と

145

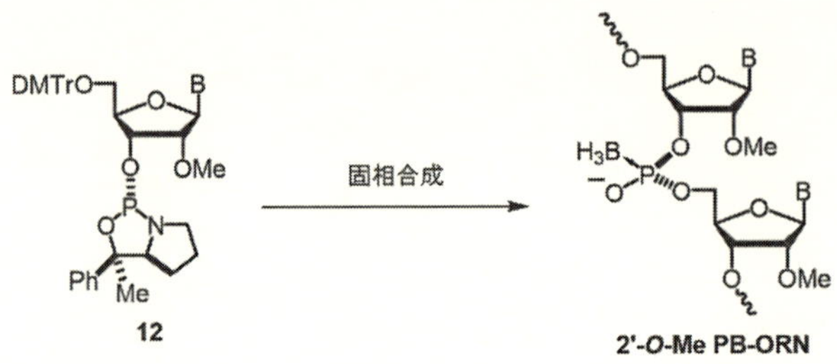

中分子創薬に資するペプチド・核酸・糖鎖の合成技術

図10 オキサザホスホリジン法による 2′-O-Me ボラノホスフェート RNA の立体選択的合成

して有望な 2′-O-Me PB-RNA の立体選択的合成を行った．Sp 体，Rp 体の立体を有するそれぞれのモノマーユニットを立体選択的に合成し，それらを用いて，固相担体上で立体選択的に H-ホスホネートジエステルを合成した後，立体特異的にボラノ基に変換することにより，2′-O-Me PB-RNA10 量体 all-(Sp)- および all-(Rp)-(U*$_{PS}$)$_9$U* を合成した．

次に，得られた 2′-O-Me PB-RNA と相補的な天然型 RNA と形成する二重鎖の熱力学的安定性を温度可変 UV 測定により評価した（図11）．興味深いことに，生理的条件下（100 mM NaCl）において，Sp 体の T_m 値は天然型よりも上昇し，顕著な二重鎖の安定化が見られた（ΔT_m = +2.6℃/mod.）．一方，Rp 体の絶対立体配置を有するオリゴマーは二本鎖を形成しなかった．

また，ごく最近，我々は，オキサザホスホリジン法による PO/PS キメラ RNA の合成サイクルの硫化のステップをボラノ化に置き換えることにより，リン原子の立体が制御された PO/PB キメラ RNA の合成法を開発した（図12）[23]．この方法により，自動合成機を用いて，リン原子の立体が制御された PO/PB キメラ RNA12 量体を効率的に合成できたので，天然型 RNA と形

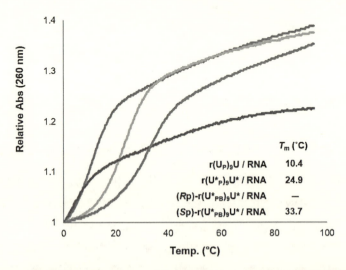

図11 立体が制御された 2′-O-Me ボラノホスフェート RNA の二本鎖形成能（T_m）
　　　（塩濃度 100 mM NaCl）

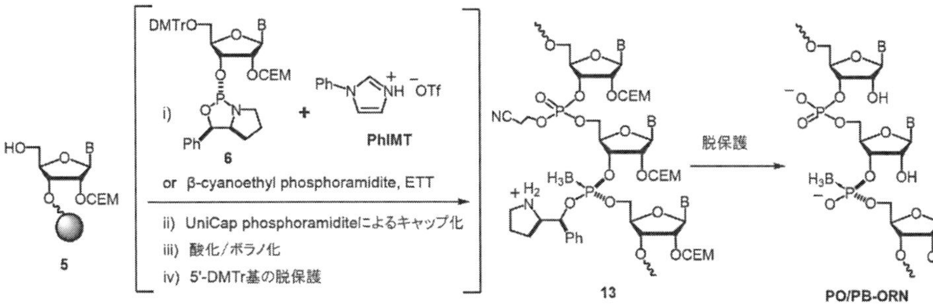

第 3 章　リン原子修飾核酸医薬の立体制御

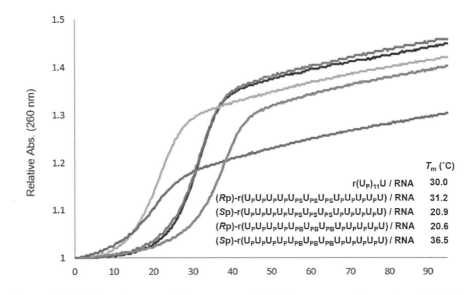

図 12　オキサザホスホリジン法による PO/PB キメラ RNA の立体選択的合成

図 13　立体が制御されたホスホロチオエート RNA およびボラノホスフェート RNA の二本鎖形成能（T_m）（塩濃度 1 M NaCl）

成する二重鎖の融解温度（T_m）を評価した（図 13）。

　2′-O-Me PB-RNA と類似した傾向がみられ，Sp 体が顕著に二重鎖を安定化したのに対して（ΔT_m = +2.2℃/mod.），Rp 体は，大きく二重鎖を不安定化した（T_m = −3.1℃/mod.）。これまでに知られている最も二重鎖形成能が高いリン原子修飾 RNA 類縁体は，Rp 体の絶対立体配置を有する PS-RNA であるが，天然型と比較した T_m 値の上昇は僅かであり（T_m = +0.4℃/mod.），これと比較しても Sp 体の PB-RNA は二重鎖形成能が極めて高い。加えて，Sp 体の PB-RNA は，Rp 体の PS-RNA よりも高いヌクレアーゼ耐性や RNAi 活性を有することからも，核酸医薬として極めて有望であるといえる[24]。今後，リン原子の立体を制御したボラノホスフェート RNA 類縁体が siRNA やアプタマー等の化学修飾型核酸医薬の研究分野に大きく貢献することが期待される。

6 今後の展望

　以上，述べてきたように，オキサザホスホリジン法により，リン原子の立体が厳密に制御されたホスホロチオエート DNA およびホスホロチオエート RNA，そして次世代のリン原子化学修飾であるボラノホスフェート DNA およびボラノホスフェート RNA が自動合成機を用いた簡便な方法で合成できるようになった。また，この方法は，従来の核酸合成法であるホスホロアミダイト法と組み合わせて，オリゴマーの任意の位置を立体選択的にホスホロチオエート DNA やホスホロチオエート RNA，そしてボラノホスフェート RNA で化学修飾を施すこともできる。現在，我々のグループでは，4 種類の核酸塩基を含んだボラノホスフェート核酸の立体選択的合成への応用を検討しており，近い将来，ホスホロチオエート核酸とボラノホスフェート核酸の絶対立体配置と生理活性の関係が明らかにされると期待される。

文　　献

1)　G. Zon, *New J. Chem.*, **34**, 795（2010）

2)　K. Jiang, *Nat. Med.*, **19**, 252（2013）

3)　R. S. Geary *et al.*, *Clin. Pharmacokinet.*, **54**, 133（2015）

4)　C. A. Chiriboga *et al.*, *Neurology*, **86**, 890（2016）

5)　P. P. Seth *et al.*, *Nucleic Acids Res.*, **42**, 13456（2014）

6)　N. Iwamoto *et al.*, *Nat. Biotech.*, **35**, 845（2017）

7)　J. Hall *et al.*, *Nat. Commun.*, **6**, 6317（2015）

8)　N. Oka *et al.*, *Chem. Soc. Rev.*, **40**, 5829（2011）

9)　N. Oka *et al.*, *J. Am. Chem. Soc.*, **124**, 4962（2002）

10)　N. Oka *et al.*, *J. Am. Chem. Soc.*, **125**, 8307（2003）

11)　N. Oka *et al.*, *J. Am. Chem. Soc.*, **130**, 16031（2008）

12)　額賀陽平ほか，アンチセンス・遺伝子・デリバリーシンポジウム 2014 講演要旨集，p.52（2014）

13)　N. Oka *et al.*, *Org. Lett.*, **11**, 967（2009）

14)　Y. Nukaga *et al.*, *J. Org. Chem.*, **77**, 7913（2012）

15)　額賀陽平ほか，第 42 回国際核酸化学シンポジウム 講演要旨集，p.316（2015）

16)　B. R. Shaw *et al.*, *Chem. Rev.*, **107**, 4746（2007）

17)　M. Shimizu *et al.*, *J. Org. Chem.*, **71**, 4262（2006）

18)　S. Uehara *et al.*, *J. Org. Chem.*, **79**, 3465（2014）

19)　N. Iwamoto *et al.*, *Angew. Chem. Int. Ed.*, **48**, 496（2009）

20)　N. Iwamoto *et al.*, *Tetrahedron Lett.*, **53**, 4361（2012）

21)　Y. Nukaga *et al.*, *RSC Adv.*, **5**, 2392（2015）

第 3 章　リン原子修飾核酸医薬の立体制御

22)　J. Winkler *et al., Expert Opin. Biol. Ther.*, **13**, 875（2013）
23)　額賀陽平ほか，日本核酸医薬学会第 1 回年会 講演要旨集，p.62（2015）
24)　A. H. S. Hall *et al., Nucleic Acids Res.*, **32**, 5991（2004）

第4章　ゼノ核酸アプタマーの開発

萩原健太[*1]，尾崎広明[*2]，桑原正靖[*3]

1　はじめに

　核酸アプタマーは，抗体のように標的分子に対して特異的に結合する核酸分子である。そのため，核酸アプタマーは分子の検出（診断薬）や医薬品としての応用が検討されている。特に医薬品への応用では，標的への特異性や親和性の向上，体内における核酸分解酵素への耐性向上に関心が払われている。それらの問題は，アプタマーの多様な化学修飾によって克服され，実際に医薬品として利用されるアプタマーは，化学修飾が施されている。しかし，化学修飾が施されたアプタマーの創製の際には，核酸合成酵素（ポリメラーゼ）に化学修飾オリゴヌクレオチド三リン酸が基質として認識される必要があるため，ポリメラーゼの探索や改良が重要となる。

　本章では，核酸アプタマーと化学修飾核酸アプタマーの開発およびそれらのセンサや治療薬などへの応用について述べる。

2　ライブラリの構築

　核酸アプタマーは，試験管内選択（以下 SELEX）法と呼ばれる方法で作製される。SELEX法は，"標的分子対する選択"と"核酸の増幅"の2つの工程からなる。出発物質である DNAや RNA は，10^{12}〜10^{14} 通りの異なる配列を含むもの（ライブラリ）を使用する。増幅の過程においてDNAは，ポリメラーゼ連鎖反応（PCR）によって増幅される。RNA アプタマーの創製では，逆転写の過程が追加される。人工核酸アプタマーの創製の場合は，人工核酸を含むライブラリを効率的に構築する必要がある。

　これまで，修飾 RNA の合成に T7 RNA ポリメラーゼ改変体が利用されてきた。Padilla らは，糖 2′位の水酸基がフッ素基，アミノ基，メトキシ基やアジド基に化学修飾された基質を T7 RNA ポリメラーゼ改変体（Y639F あるいは Y639F/H784A）が触媒できることを報告した[1,2]。修飾 DNA の合成では，*Taq* DNA ポリメラーゼ，*Vent* (*exo-*) DNA ポリメラーゼ，*KOD Dash* DNA ポリメラーゼ，*Therminator* DNA ポリメラーゼなどが利用される。*Taq* DNA ポリメラーゼは，5位修飾チミジン三リン酸が基質になることが報告されている[3,4]。*Vent* (*exo-*)

---

*1　Kenta Hagiwara　群馬大学　大学院理工学府
*2　Hiroaki Ozaki　群馬大学　大学院理工学府　教授
*3　Masayasu Kuwahara　群馬大学　大学院理工学府　准教授

第 4 章　ゼノ核酸アプタマーの開発

DNA ポリメラーゼは，2′位フッ素基やヘキシトール核酸（HNA）のような糖修飾核酸[5]や塩基修飾核酸の合成[3]が報告された。*KOD Dash* DNA ポリメラーゼは，塩基修飾核酸の合成[6,7]のほか，かさ高い糖修飾核酸である 2′-O と 4′-C がメチレン鎖で架橋された 2′,4′-BNA/LNA を合成することができる[8]。*Therminator* DNA ポリメラーゼは，トレオース核酸（TNA）を合成することができることが知られる[9]。また，ポリメラーゼの改変法である Compartmentalized self-tagging（CST）法によって HNA や 2′,4′-BNA/LNA を合成することができるポリメラーゼが開発された[10]。

3　RNA アプタマー

3. 1　RNA アプタマー

　1990 年に Tuerk と Gold は，SELEX 法を開発し T4 DNA ポリメラーゼに結合する RNA アプタマーを報告した[11]。これは，RNA アプタマーのはじめての報告例である。彼らは，同様の方法で HIV-1 逆転写酵素 RNA アプタマー（解離定数：$K_d \approx 5$ nM）[12]や HIV-1 インテグラーゼ結合性 RNA アプタマー（$K_d = 10 \sim 800$ nM）[13]を取得した。同年，Ellington と Szostak は，*in vitro* セレクション法を開発し，シバクロンブルー3GA やリアクティブブルー4 などの有機色素に結合する RNA アプタマーを創製した[14]。K_d は，シバクロンブルー3GA のアプタマーCB-42 が 100 μM 未満となり，リアクティブブルー4 のアプタマーB4-25 が，〜600 μM となった。

3. 2　修飾 RNA アプタマー

3. 2. 1　塩基修飾

　Gold らは，HIV-1 rev タンパク質に対するアプタマー（$K_d = 1 \sim 50$ nM）を取得した[15]（表 1）。アプタマーには，T7 RNA ポリメラーゼの基質になる 5-ヨードウリジン三リン酸（5-IUTP）が UTP の代わりに使用されている。この修飾基をもつアプタマーは，タンパク質へ架橋することができる性質をもつ。Vaish らは，5-（3-アミノプロピル）ウリジン三リン酸を用いて，ATP 結合性アプタマーの創製に成功した[16]。このアプタマーは，マグネシウムイオン濃度依存的に標的と 1：1 で結合し，6 mM のマグネシウムイオン存在下では，K_d が 0.45〜1.1 μM を示す。Liu らは，ヘミンを標的としたアプタマーの取得に成功した[17]。アデニン塩基の 6 位にアゾベンゼン残基を有するこのアプタマーは，可視光下でトランス体になることでヘミンと結合し，紫外光下によるシス体への光異性化ヘミンを開放する性質をもつ。

3. 2. 2　糖修飾

　糖修飾ヌクレオチドを用いた SELEX 法の初期の報告例は，1994 年の Jayasena らの 2′-アミノ-ピリミジン（U，C）ヌクレオシドを用いたヒト好中球エラスターゼ（HNE）に対する修飾 RNA アプタマーのセレクションである[18]（表 2）。取得されたアプタマーのヒト血清中の安定性は，20 時間で天然型と比較すると約 300 倍向上している。Janjić らは，2′-フルオロピリミジン

151

表1 塩基修飾 RNA アプタマーの例

核酸のタイプ	標的	解離定数	参考文献
RNA (A, G, C) 5-ヨードUTP	HIV-1 rev タンパク質	1–50 nM	15
RNA (A, G, C) 5-(3-アミノプロピル)UTP	ATP	0.45–1.1 μM	16
RNA (G, C, U) アゾ-ATP	ヘミン		17

（U，C）とプリン（A，G）ヌクレオシドを含むオリゴヌクレオチドで血管内皮細胞増殖因子（VEGF）に対するセレクションを行い，取得されたアプタマーはペガプタニブ（マクジェン®）として開発が行われた[19]。その後，Burmeister らは改変 T7 RNA ポリメラーゼ（Y639F，H784A，K378R）を用いることで，VEGF に対する完全な 2′-メトキシアプタマーを得た[20]。

加藤らは，4′位の酸素原子が硫黄原子に置き換わった 4′-チオピリミジン（U，C）ヌクレオシドを含むトロンビン結合性アプタマー（$K_d = 4.7$ nM）を開発した[21]。このアプタマーは，RNA と比べるとリボヌクレアーゼ A に対する耐性が約 50 倍に増加した。その後，同じ標的で全てのヌクレオシドの 4′位が硫黄に置き換わった完全修飾アプタマー（$K_d = 7.2 \sim 16.5$ nM）の作製に成功している[22]。

L-ヌクレオシドを用いて作製されたミラーイメージアプタマー（Spiegelmer®）がある。Spiegelmer® は，鏡像体の標的分子を用いて，D-アプタマーを取得後，L-ヌクレオシドホスホロアミダイトによって合成される。Kluβmann らとそのグループは，D-アデノシン（$K_d = 1.1 \sim 10\ \mu$M）[23]や L-アルギニン（$K_d = 129\ \mu$M）[24]に対して L-RNA アプタマーの創製を報告した。

3. 2. 3 リン酸修飾

リン酸部位へは，ホスホロチオエートやボラノホスフェートといった修飾がある。Kang らは，ベネズエラウマ脳炎ウイルス（VEEV）のカプシドタンパク質に結合するホスホロチオエートアプタマー（A のみ）を 7 nM の K_d で得た[25]。この研究は，ホスホロチオエートのアプタマーにおける効果を検証した最初の例である。その結果，このアプタマーは修飾基によって結合親和

第 4 章　ゼノ核酸アプタマーの開発

表 2　糖・リン酸修飾 RNA アプタマーの例

核酸のタイプ	標的	解離定数	参考文献
RNA (A, G) 2′-アミノ NTP (C, U)	HNE	7–28 nM	18
RNA (A, G) 2′-フルオロ NTP (C, U)	VEGF	49–130 pM	19
2′-メトキシ NTPs	VEGF	2 nM	20
RNA (A, G) 4′-チオ NTP (C, U)	トロンビン	4.7 nM	21
4′-チオ NTPs	トロンビン	7.2 –16.5 nM	22
L-RNA	D-アデノシン	1.1-10 μM	23
	L-アルギニン	129 μM	24
NTP (G, C, U) ホスホロチオエート (A)	VEEV	7 nM	25
ホスホロチオエート (A, G, C, U)	bFGF	1.8 nM	26
NTP (A, C) ボラノホスフェート (G, U)	ATP		27

153

性が高められていると示された。Jhaveri らは，線維芽細胞増殖因子（bFGF）に結合する完全修飾型のホスホロチオエートアプタマー（$K_d = 1.8$ nM）を得ることに成功している[26]。

ホウ素中性子捕捉治療（BNCT）のために Lato らは，ボラノホスフェート（G，U）を用いて ATP 結合性アプタマーを取得した[27]。

4　DNA アプタマー

4. 1　DNA アプタマー

DNA アプタマーは，1992 年に Ellington ら，Bock らによって開発された。Ellington らは，RNA アプタマーの創製技術を DNA に適用した[28]。一方，Bock らは，トロンビンを標的とした DNA アプタマーを初めて報告した[29]。このアプタマーは，25〜200 nM の K_d を示し，得られた配列のランダム領域に 5′-GGNTGGN$_{2-5}$GGNTGG-3′の共通な配列を含むことを報告した。その後，Tasset らが 0.5 nM の K_d を示すトロンビン結合性 DNA アプタマーを取得した[30]。彼らが得たアプタマー配列にも Bock らと似た配列が含まれていることが分かった。

4. 2　修飾 DNA アプタマー

4. 2. 1　塩基修飾

初期に開発された修飾 DNA アプタマーは，1994 年の Latham らの 5-(1-ペンチニル)-2′-デオキシウリジンを含むトロンビン結合性 DNA アプタマー（$K_d = 400$〜$1,000$ nM）である[31]（表3）。しかし，同グループの天然型 DNA アプタマーの K_d と比較すると，親和性が弱いことが明らかとなった。

筆者らは，5-N-(6-アミノヘキシル)カルバモイルメチル-dUTP を含む R 体サリドマイドを選択的に認識する修飾 DNA アプタマーを創製した[32]。さらに，(E)-5-(2-(N-2(N^6-アデニル)エチニル)カルバミルビニル)-dUTP を用いて，抗がん剤であるカンプトテシンの誘導体に対して，アプタマーを取得した[33]。得られたアプタマーは，K_d が 0.039 μM となり，修飾アプタマーが未修飾のアプタマーよりも，高い親和性を示すことを実証した。また，Gold らはプロテオミクスのために利用できる SOMAmer® を開発した[34]。アミノ酸側鎖をウラシル塩基の 5 位へ修飾した SOMAmer® は，多くの標的（813 種類）のための高親和性のアプタマーで，例えばフラクタルカインやオステオプロテゲリンなどに対するアプタマーは，ナノからピコモーラーの親和性をもつ。とくに，5-トリプトアミノカルボニル-dUTP を含むアプタマーは，他の修飾基では結合活性がないのにも関わらず，ナノモラーレンジの活性を示すことが明らかとなった。

人工塩基は 4 種の遺伝文字以外に新たに追加された核酸塩基である。木本らは，疎水性の人工塩基である Ds（7-(2-チエニル)イミダゾ[4,5-b]ピリジン）を導入したアプタマーを VEGF（$K_d = 0.65$ pM）とインターフェロン-γ（IFN-γ）（$K_d = 0.038$ nM）に対して取得した[35]。Ds は同じく人工塩基である Px（2-ニトロ-4-プロピニルピロール）に対して形状適合性があり，塩

第4章　ゼノ核酸アプタマーの開発

表3　塩基修飾 DNA アプタマーの例

核酸のタイプ	標的	解離定数	参考文献
DNA (A, G, C) 5-(1-ペンチニル)-2′-dUTP	トロンビン	400–1000 nM	31
DNA (A, G, C) 5-N-(6-アミノヘキシル)カルバモイルメチル-dUTP	サリドマイド	1.05 μM	32
DNA (A, G, C) (E)-5-(2-(N-2(N⁶-アデニル)エチニル))カルバミルビニル)-dUTP	カンプトテシン誘導体	0.039 μM	33
DNA (A, G, C) アミノ酸残基修飾dUTP	フラクタルカイン，オステオプロテゲインなど	ピコモラーレンジ	34
DNA (A, G, C, T) Ds	VEGF	0.65 pM	35
	インターフェロン-γ	38 pM	
DNA (A, G, C, T) Z P	HepG2	14~727 nM	37
	グリピカン3	6 nM	38
	炭疽菌防御抗原	35 nM	39

基対を形成することができる。Benner らも Z（6-アミノ-5-ニトロ-3-(1′-β-D-2′-デオキシ-リボフラノシル)-2(1H)ピリドン）と P（2-アミノ-8-(1′-β-D-2′-デオキシ-リボフラノシル)-イミダゾ[1,2-α]-1,3,5-トリアジン-4(8H)-オン）の水素結合のパターンを変えた人工塩基対を報告した[36]。6つの塩基（GACTZP）用いて，ヒト肝がん由来細胞である HepG2 に結合するアプタマー（K_d = 14~727 nM）の取得に成功した[37]。さらに，肝がんのバイオマーカーであるグリ

中分子創薬に資するペプチド・核酸・糖鎖の合成技術

ピカン 3 を過剰発現させた細胞を標的としたアプタマー（$K_d = 6$ nM）[38]や炭疽菌の防御抗原に対するアプタマー（$K_d = 35$ nM）[39]も取得にも成功した。

4. 2. 2　糖修飾

　Pinheiro らは，CST 法による改変ポリメラーゼによって HNA を合成し，HIV trans-activating response RNA（TAR）やニワトリ卵白リゾチーム（HEL）に対するアプタマーを創製した[10]（表 4）。K_d は，TAR が 28〜67 nM，HEL が 107〜141 nM であった。さらに，Ferreira-Brano らが CST 法で得られた改変ポリメラーゼを用いて，HIV-1 逆転写酵素結合性

表 4　糖・リン酸修飾 DNA アプタマーの例

核酸のタイプ	標的	解離定数	参考文献
HNA (A, G, C, T)	TAR	28–67 nM	10
	HEL	107–141 nM	
FANA (A, G, C, T)	HIV-1 逆転写酵素	4 pM	40
TNA (D, G, C, T)	トロンビン	200 nM	41
プライマー領域 DNA (A, G, C, T) 2',4'-BNA/LNA (A, G, C^{me}, T) ランダム領域 DNA(A, G, C) 2',4'-BNA/LNA (T)	トロンビン	20 nM	42
プライマー領域 DNA (A, G, C, T) 2',4'-BNA/LNA (A, G, C, T) ランダム領域 DNA (A, G, C) (E)-5-(2-(N-2(N⁶-アデニル)エチニル))カルバミルビニル)-dUTP	トロンビン	0.039 nM	43

156

第4章　ゼノ核酸アプタマーの開発

表4　糖・リン酸修飾 DNA アプタマーの例（つづき）

核酸のタイプ	標的	解離定数	参考文献
プライマー領域 DNA (A, G, C, T) 2′,4′-BNA/LNA (A, G, C^{me}, T) ランダム領域 DNA (A, C, T) 2′-フルオロGTP	トロンビン	10 nM	44
DNA (G, C, T) ホスホロチオエート (A)	Nueclear factor for IL6	2 nM	45
DNA (G, T) ホスホロチオエート (A, C)	TGF-β1	90 nM	46

2′-フルオロアラビノ（FANA）アプタマー（$K_d = 4$ pM）を取得した[40]。Yu らは, *Therminator* DNA ポリメラーゼによって合成された TNA ライブラリ（A の代わりにジアミノプリン：D）からトロンビン結合性アプタマーの創製を報告した[41]。筆者らは, 初めて 2′,4′-BNA/LNA-チミジンを含むアプタマーの創製を報告した[42]。さらに同グループはライブラリのプライマー領域に 2′,4′-BNA/LNA を含み, 非プライマー領域に (*E*)-5-(2-(*N*-2(*N*^{6}-アデニル)エチニル)カルバミルビニル)-dUTP を基質に用いて作製されたトロンビン結合性キメラアプタマーを報告した[43]。また, 同様の 2′,4′-BNA/LNA を含むプライマーを用いて, 非プライマー領域に 2′-フッ素グアノシンを導入したトロンビン結合性キメラアプタマーの創製にも成功した[44]。

4. 2. 3　リン酸修飾

リン酸修飾 DNA アプタマーは, King らが Nueclear factor for IL6 に対するホスホロチオエートアプタマー（アデニンのみ修飾, $K_d < 2$ nM）を取得している[45]。さらに同グループは, dATP と dCTP の代わりに dATPαS と dCTPαS を用いて, トランスフォーミング増殖因子-β1（TGF-β1）結合性アプタマーを 90 nM の K_d で取得した[46]。

5　核酸アプタマーの応用

5. 1　バイオセンサ

5. 1. 1　小分子／有機分子

これまでに ATP 結合性アプタマーを利用したセンサがいくつか開発されている。Zuo らは，ATP アプタマーを利用して，電気化学的に ATP の結合を検出する方法を開発した[47]。このアプタマーは，5′末端にフェロセンが修飾されており，電極への距離の違いからシグナルを検出する。標的である ATP が存在すると，アプタマーの高次構造が変化し，フェロセンが電極へ近づくためシグナルとして検出されるシステムである。ATP 以外にもコカインを標的としたセンサがあり，Baker らは電気化学的に検出可能なコカインセンサの作製を報告している[48]。このアプタマーは，末端が電極に取り付けられており，もう一方の末端がメチレンブルーで修飾されている。標的の結合により構造変化したアプタマーのメチレンブルーが電極に近づくことでシグナルを発し，それを検出する。川野らは，脂質二重膜に筒状の膜タンパク質を埋めセンサとして利用した。この膜タンパク質は，コカインや DNA アプタマーは通過できるが，コカイン-アプタマー複合体は通過できず，この変化によりコカインを検出することができると報告した[49]。

5. 1. 2　タンパク質

Xiao らは，トロンビン結合性アプタマーを用いて末端に修飾されたメチレンブルーによる電気化学的な検出法を開発した[50]。標的の結合によりアプタマーの構造が変化し，メチレンブルーと電極の相互作用がなくなることでシグナルが弱くなるシステムである。Jiang らは，免疫グロブリン E（IgE）を標的としたシュードノット構造のアプタマーによるセンサを開発した[51]。アプタマー末端のメチレンブルーは，アプタマーの構造により電極から遠い位置にあり，IgE の結合による構造変化でシグナルを検出するシステムである。

5. 2　医薬品

抗体医薬品は，治療費が高額になることや抗体ができにくい標的には使用できないことなどの問題がある。一方，アプタマーのセレクションは試験管内で実施でき，取得されたアプタマーは化学合成で大量に合成できるメリットがある。2016 年 7 月時点でアプタマーの開発は，非臨床試験以上で 38 件あり，疾患別にみると，がん（34％），眼疾患（13％），自己免疫・炎症性疾患（10％）である。また，臨床に使用されるアプタマーの主な化学修飾は，2′位にフッ素基やアミノ基，メトシキ基が多い。5′末端にはポリエチレングリコールが修飾されており，3′側は 3′-3′-デオキシチミジンキャップが施されている[52]。

現在，市販されているアプタマーは，2004 年に米国のアメリカ食品医薬品局（FDA）によって認可された Pfizer 社の加齢黄斑変性症（AMD）治療薬マクジェン®（ペガプタニブ）がある。マクジェンは，27 量体で VEGF に対して $K_d = 49$ pM の高い親和性をもち，ヌクレアーゼ耐性の向上のためにピリミジンヌクレオシドに 2′-フッ素基，プリンヌクレオシドに 2′-メトキシ基

第 4 章　ゼノ核酸アプタマーの開発

の修飾を施してある。さらに，5′側には半減期の増加のために 40 kDa のポリエチレングリコールが，3′側には 3′-3′-デオキシチミジンキャップが修飾されている[53]。

　ほかの血管新生阻害剤には，Opthotech 社の Zimura®（フェーズ II / III 併用試験）がある。Zimura® は，Biesecker らによって，2′-フッ素基をもつ 38 量体の修飾 RNA アプタマーが開発され，ヒト補体 C5 を阻害することで AMD の炎症と血管新生を阻害できる可能性がある[54]。Zimura® は，3 つのプリン塩基を除く全てを 2′-メトキシ基に置換されている。さらに末端には，マクジェンと同様の修飾が施されている。Fovista® は，PDGF-AB を標的とした DNA アプタマーで，2′-フッ素基や 2′-メトキシ基の修飾が施されている。フェーズ III が Opthotech 社で行われ，現在は研究が完了している[55]。

　Spiegelmer® は，ドイツの NOXXON Pharma 社によって開発と臨床試験が行われている[56]。開発された Spiegelmer® の NOX-E36 は，単球走化性タンパク質-1（MCP-1/CCL2）に対して結合し，糖尿病性の腎障害からの合併症の治療を目的としたアプタマーでフェーズ II が完了している。NOX-A12 は，腫瘍の増殖や心血管形成および転移の促進，腫瘍のアポトーシスを減少させるストロマ細胞由来因子のケモカインタンパク質（SDF-1(CLCX12)）を標的としている。NOX-A12 は，フェーズ I / II 併用試験の試験を受けている。

6　総括

　化学修飾核酸アプタマーの開発は，改変ポリメラーゼの開発や SELEX 法の改良などによって着実に発展を遂げてきた。それらの技術の進歩により，天然型の DNA や RNA のみからなるアプタマーに比べ，より高い結合親和性や核酸分解耐性をもつものが取得できるようになった。今後，さらなる機能の拡張や向上によって，センサや医薬品の研究開発など実用化に向けた展開に期待したい。

文　　　献

1)　R. Padilla *et al.*, *Nucleic Acids Res.*, **27**, 1561（1999）

2)　R. Padilla *et al.*, *Nucleic Acids Res.*, **30**, e138（2002）

3)　K. Sakthivel *et al.*, *Angew. Chem. Int. Ed.*, **37**, 2872（1998）

4)　T. Ono *et al.*, *Nucleic Acids Res.*, **25**, 4581（1997）

5)　K. Vastmans *et al.*, *Biochemistry*, **39**, 12757（2000）

6)　H. Sawai *et al.*, *Chem. Commun.*, **24**, 2604（2001）

7)　M. M. Masud *et al.*, *Chembiochem*, **4**, 584（2003）

8)　M. Kuwahara *et al.*, *Nucleic Acids Res.*, **36**, 4257（2008）

9) J. K. Ichida *et al., Nucleic Acids Res.,* **33**, 5219 （2005）

10) V. B. Pinheiro *et al., Science,* **336**, 341 （2012）

11) C. Tuerk *et al., Science,* **249**, 505 （1990）

12) C. Tuerk *et al., Proc. Natl. Acad. Sci. U. S. A.,* **89**, 6988 （1992）

13) P. Allen *et al., Virology,* **209**, 327 （1995）

14) A. D. Ellington *et al., Nature,* **346**, 818 （1990）

15) K. B. Jensen *et al., Proc. Natl. Acad Sci. U. S. A.,* **92**, 12220 （1995）

16) N. K. Vaish *et al., Biochemistry,* **42**, 8842, （2003）

17) M. Liu *et al., Bioorg. Med. Chem. Lett.,* **20**, 2964 （2010）

18) Y. Lin *et al., Nucleic Acids Res.,* **22**, 5229 （1994）

19) J. Ruckman *et al., J. Biol. Chem.,* **273**, 20556 （1998）

20) P. E. Burmeister *et al., Chem. Biol.,* **12**, 25 （2005）

21) Y. Kato *et al., Nucleic Acids Res.,* **33**, 2942 （2005）

22) N. Minakawa *et al., Bioorg. Med. Chem. Lett.,* **16**, 9450 （2008）

23) S. Klu*β*zmann *et al., Nat. Biotech.,* **14**, 1112 （1996）

24) A. Nolte *et al., Nat. Biotech.,* **14**, 1116 （1996）

25) J. Kang *et al., FEBS Lett.,* **581**, 2497 （2007）

26) S. Jhaveri *et al., Bioorg. Med. Chem. Lett.,* **8**, 2285 （1998）

27) S. M. Lato *et al., Nucleic Acids Res.,* **30**, 1401 （2002）

28) A. D. Ellington *et al., Nature,* **355**, 850 （1992）

29) L. C. Bock *et al., Nature,* **355**, 564 （1992）

30) D. M. Tasset *et al., J. Mol. Biol.,* **272**, 688 （1997）

31) J. A. Latham *et al., Nucleic Acids Res.,* **22**, 2817 （1994）

32) A. Shoji *et al., J. Am. Chem. Soc.,* **129**, 1456 （2007）

33) Y. Imaizumi *et al., J. Am. Chem. Soc.,* **135**, 9412 （2013）

34) L. Gold *et al., PloS One,* **5**, e15004 （2010）

35) M. Kimoto *et al., Nucleic Acids Res.,* **44**, 7487 （2016）

36) Z. Yang *et al., Nucleic Acids Res.,* **35**, 4238 （2007）

37) L. Zhang *et al., J. Am. Chem. Soc.,* **137**, 6734 （2015）

38) L. Zhang *et al., Angew. Chem. Int. Ed.,* **55**, 12372 （2016）

39) E. Biondi *et al., Nucleic Acids Res.,* **44**, 9565 （2016）

40) I. Alves Ferreira-Bravo *et al., Nucleic Acids Res.,* **43**, 9587 （2015）

41) H. Yu *et al., Nat. Chem.,* **4**, 183 （2012）

42) Y. Kasahara *et al., Bioorg. Med. Chem. Lett.,* **23**, 1288 （2013）

43) Y. Kasahara *et al., Anal. Chem.,* **85**, 4961 （2013）

44) K. Hagiwara *et al., Mol. BioSyst.,* **11**, 71 （2015）

45) D. J. King *et al., Biochemistry,* **37**, 16489 （1998）

46) J. Kang *et al., Bioorg. Med. Chem. Lett.,* **18**, 1835 （2008）

47) X. Zuo *et al., J. Am. Chem. Soc.,* **129**, 1042 （2007）

48) B. R. Baker *et al., J. Am. Chem. Soc.,* **128**, 3138 （2006）

第 4 章　ゼノ核酸アプタマーの開発

49)　R. Kawano *et al.*, *J. Am. Chem. Soc.*, **133**, 8474（2011）

50)　Y. Xiao *et al.*, *Angew. Chem. Int. Ed.*, **44**, 5456（2005）

51)　B. Jiang *et al.*, *Anal. Chem.*, **87**, 3094（2015）

52)　K. E. Maier *et al.*, *Mol. Ther. Methods Clin. Dev.*, **5**, 16014（2016）

53)　E. W. M. Ng *et al.*, *Nat. Rev. Drug Discov.*, **5**, 123（2006）

54)　G. Biesecker *et al.*, *Immunopharmacology*, **42**, 219（1999）

55)　L. S. Green *et al.*, *Biochemistry*, **35**, 14413（1996）

56)　A. Vater *et al.*, *Drug Discov. Today*, **20**, 1（2015）

第5章 光架橋性人工核酸の合成と応用

藤本健造[*1]，中村重孝[*2]

1 はじめに

　短鎖の合成オリゴヌクレオチドは，標的DNAあるいはRNAに対する配列選択的な複合体形成による正確な発現制御が可能と考えられ，様々な疾患の効果的な治療薬として期待されている。生体分子との複合体形成の際に用いられる手法の一つとして化学架橋（クロスリンク）法が挙げられるが，このクロスリンク法は標的遺伝子に対して共有結合を形成することにより複合体をより安定化できるため，タンパク質発現をより効果的に阻害できるものと考えられる。また，この標的遺伝子との安定性を外部刺激により制御することができれば，外部刺激による遺伝子発現制御が可能となる。実際に，クロスリンク反応を光照射のみで誘起することができれば，外部からの試薬の添加が不要という点で非常に有効である。本章では，psoralenなどの古くから知られている光架橋性人工核酸とともに，我々が開発した3-cyanovinylcarbazole（[CNV]K）を用いた超高速光架橋反応とその応用例をいくつか紹介したい。

　天然物であるpsoralenは光照射によりDNA鎖中のチミンに対して光架橋することが知られている[1,2]。光照射により励起されたソラレンは2つある反応活性部位のうち，フラン環の4,5位で，チミンの5,6位と［2+2］光環化反応を行い，シクロブタン誘導体を生成する。相補鎖DNA中の最適な位置にチミン残基が存在する場合には，もう一方の反応活性部位であるピロン環の3,4位がこのチミンと［2+2］光環化反応を行い，シクロブタン誘導体を形成することにより，DNAの相補的な二重鎖が架橋される（図1）[3,4]。このpsoralenを含むオリゴヌクレオチドプローブは細胞内においてmRNAと光架橋することにより遺伝子発現を抑制[5]するだけでなく，

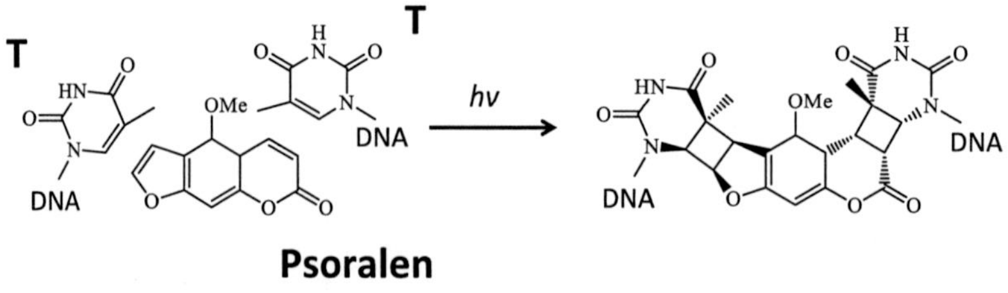

Psoralen

図1　ソラレンを用いた光架橋反応

---

*1　Kenzo Fujimoto　北陸先端科学技術大学院大学　先端科学技術研究科　教授

*2　Shigetaka Nakamura　北陸先端科学技術大学院大学　先端科学技術研究科　助教

第 5 章 光架橋性人工核酸の合成と応用

RISC の機能抑制[6]や三本鎖 DNA 形成を利用したアンチジーン法[7]などに利用されている。その他, psoralen を介した RNA-RNA 光架橋反応をハイスループット塩基配列解読法と組み合わせることにより, ヘルペスウイルス内に存在する核内低分子非コード RNA の作用機序の解明[8]などにも利用されている。

ソラレン以外に coumarin[9]や stilbazole[10]などの光架橋性人工核酸が報告されているが, 我々はこれまで [2+2] 光環化反応を誘起可能な 3-cyanovinylcarbazole (^{CNV}K)[11]や 5-carboxyvinyldeoxyuridine (^{CV}U)[12]などの光架橋性人工核酸を組み込んだ光クロスリンク法ならびに光ライゲーション法の開発に成功している(図 2)。これら光架橋性人工核酸を用いた核酸類光操作法は酵素のように pH や塩濃度などの至適条件に縛られず, 化学試薬の添加も必要なく光照射のみで核酸類を連結・切断することができる。また, 光源として LED を用いることにより, 数秒の光照射で核酸類を操作することができるため, 酵素を用いた核酸類操作法よりも安価に使用することができる。さらに核酸類光操作法には天然に存在しないユニークな構造の構築および細胞内での使用が可能という利点がある。

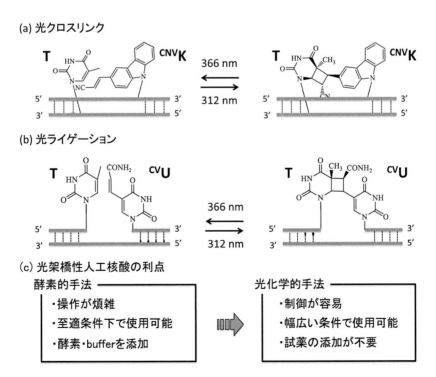

図 2 光架橋性人工核酸 (a) ^{CNV}K を用いた光クロスリンク法, (b) ^{CV}U を用いた光ライゲーション法, (c) 光化学的核酸類操作法

2　光クロスリンク法

　様々な光架橋性人工核酸が報告されている中で，我々は 3-cyanovinylcarbazole（[CNV]K）を用いた超高速光架橋反応を報告している。図 3 に [CNV]K の合成経路を示している。塩基部分の 3-cyanovinylcarbazole はカルバゾールを出発物質としてヨウ素化を行った後，Heck 反応を用いシアノビニル基を導入することにより合成した。その後，Chlorosugar とカップリングを行い得られた [CNV]K の Tol 保護体をナトリウムメトキシドにより保護基を外した後，トリチル保護とアミダイト化により [CNV]K アミダイト体を合成した。その後，DNA 自動合成により目的配列を有する DNA を合成後，28％アンモニア水を用いて固相からの切り出し・脱保護を行い，[CNV]K を含むオリゴヌクレオシド（ODN）を得た。

　[CNV]K を用いた光架橋反応を Ultra Performance Liquid Chromatography（UPLC）を用い追跡したところ，光照射前，[CNV]K を含む ODN とその相補鎖由来のピークがそれぞれ確認された。366 nm の光照射を行うと，出発物質に該当する両ピークが減少し，光架橋体由来の新ピークが出現した。1 秒の光照射により 90％以上の光架橋反応が進行しており，[CNV]K が非常に高い光反応性を有していることが明らかとなった（図 4b）。さらに，312 nm の光を照射することにより光開裂反応を誘起することが可能であることから，光照射時の波長により核酸類への光架橋反応を可逆的に操作することできる。次に上記の反応をより詳細に考察するために，反応生成物の構造決定を行った。オリゴ内での構造決定を行うのは非常に困難であると考えられるため，[CNV]K を組み込んだオリゴ DNA と標的 DNA との光架橋体を単離し，酵素加水分解により分解した後，NMR による構造解析を行った。NMR 解析結果より，図 4c に示したように [CNV]K は光架橋後，シクロブタン環に対してチミン 5 位のメチル基と [CNV]K のシアノ基が同じ面にある構造で架橋していること，また [CNV]K の光架橋部位であるシアノビニル基が trans 体で光架橋することなどが明らかとなった[13]。

　この [CNV]K の高い光反応性を用いることにより，生細胞内でのアンチセンス効果の光制御に成

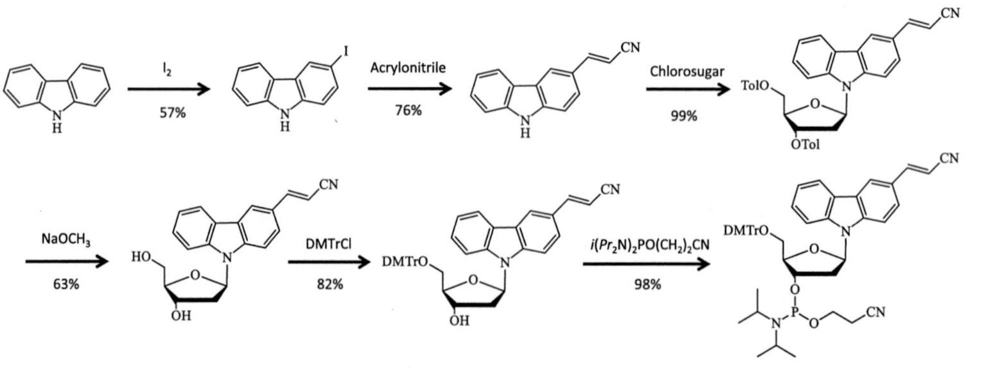

図 3　[CNV]K 合成スキーム

第5章　光架橋性人工核酸の合成と応用

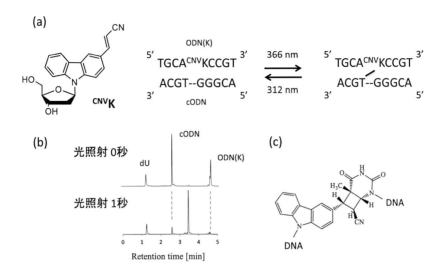

図4　(a) ^{CNV}K を用いた光クロスリンク反応，(b) HPLC 解析結果，(c) 光架橋構造解析

功している。近年，siRNA やアンチセンス核酸などが核酸医薬として注目されている。光架橋反応は標的の DNA もしくは RNA と共有結合を介して繋がるため，非常に安定な二本鎖を形成することが可能であるとともに，光照射によりその機能を時空間的に制御することができるのではと考えた。合成した ^{CNV}K を含むアンチセンス核酸をリポフェクション法により GFP-HeLa 細胞内へ導入し，蛍光観察による GFP タンパク質発現量の定量および細胞から抽出した RNA の定量 PCR 法による評価を行った。その結果，光照射による GFP 遺伝子発現の抑制が確認でき，10秒の光照射で mRNA の量を50％近く低減することに成功した（図5）。また，その24時間後に再度10秒照射を行うことにより mRNA の量が15％程度まで低下したことから，光照射により遺伝子発現が自在に制御できることが明らかとなった[14]（図5）。

また，我々は ^{CNV}K 以外にも光架橋性人工核酸として各種 3-vinylcarbazole 誘導体を報告している（図6a）。可逆的な超高速光架橋反応を用いたシトシンからウラシルへの変異誘導において，これら 3-vinylcarbazole 誘導体はそれぞれ固有の変換効率を有することを見出した。この変異誘導の際，光架橋されたシトシンは C5C6 間が二重結合ではなく単結合となり，結果的にシトシン4位のアミノ基の脱離を促進する[15]。その後，光開裂反応を組み合わせることで，シトシンからウラシルへと変換できる（図6b）。この変異誘導の際，脱アミノ化過程において90℃，2時間の加熱処理が必要であった。3-vinylcarbazole 誘導体の中でも ^{OHV}K を用いた場合，^{CNV}K よりもアミノ基の脱離が短時間で促進できることを見出している[16]。さらに標的となるシトシンの対合塩基をグアニンではなくイノシンを用いた場合，37℃，数日でシトシンからウラシルへのピンポイント変換が可能となり，細胞内での応用が期待される。

一方で，通常のヌクレオシドが有するリボース骨格部分を変化させることにより，光架橋反応を向上させることにも成功している。図7a に我々が最近開発したトレオニノール骨格をする光

中分子創薬に資するペプチド・核酸・糖鎖の合成技術

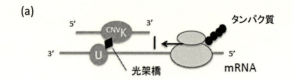

図5 細胞内アンチセンス効果の光制御

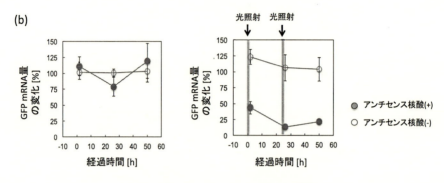

図6 (a) 3-vinylcarbazole 誘導体, (b) 光化学的シトシンからウラシルへの変換

架橋素子 ^{CNV}D が示されている。^{CNV}K が核酸中のシトシンに対して定量的に架橋させるために 366 nm の光照射が 10 秒程度必要であるのに対し, この ^{CNV}D は核酸中のシトシンに対して 366 nm の光照射 2 秒で定量的に光架橋できることを見出した[17]。環状のリボース骨格と比較し, 非環状のトレオニノール骨格は自由度が高いため, 光架橋素子の反応点であるビニル基が架橋部位であるピリミジン塩基の C5C6 間とより効果的に重なりやすくなり, 光反応性が向上したと考えられる。

また, 我々は光架橋性人工核酸である p-carbamoylvinyl phenol nucleoside ($^{p\text{-}CV}$P) を有す

第 5 章　光架橋性人工核酸の合成と応用

る ODN が相補鎖中のアデニンとクロスリンクすることを見出している[18]。p-CVP を用いたクロスリンク反応はピリミジン塩基選択性を有する ^{CNV}K とは異なり，相補鎖中の対となる位置にある塩基であればどんな塩基と出会っても光架橋することができる（図8）。クロスリンク反応により二本鎖 DNA の安定性を高めるため，アンチセンス核酸などへの応用が期待される。

その他，N^3-methyl-5-cyanovinyl-2'-deoxyuridine（^{MCV}U）が DNA 鎖の末端を光架橋させることで DNA endcapping 構造を形成させることで末端を閉じることが可能である[19]（図9）。^{MCV}U はウリジン骨格の 3 位にメチル基が導入された構造を有しており，対合塩基となるアデニンと水素結合を作ることができないため，N-グリコシド結合をアンチ型からシン型へ誘起することで反応点となるビニル基を相補鎖中の対合塩基に向けることができる。この末端を光架橋した DNA は DNA 分解酵素に対して高い酵素耐性を有することを見出しており，デコイ DNA として用いることで細胞内での遺伝子発現制御に利用できるのではと期待される。

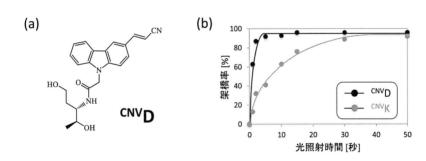

図7　(a) ^{CNV}D，(b) シトシンに対する光架橋速度

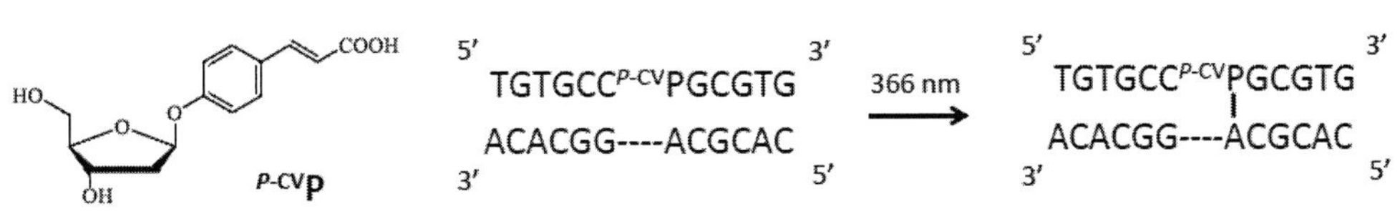

図8　$^{p\text{-}CV}$P を用いた光クロスリンク法

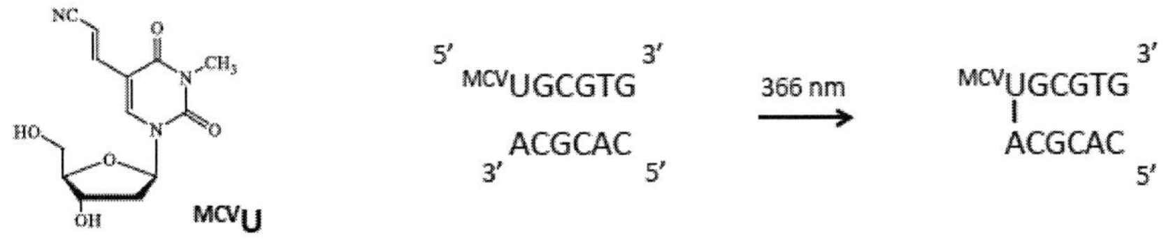

図9　^{MCV}U を用いた DNA endcapping

3 光ライゲーション法

光ライゲーション法は酵素のリガーゼと同様に，鋳型となるDNAもしくはRNA鎖上で隣接する2つの鎖を光照射により連結することが可能である。この光ライゲーションに用いられる光応答性人工核酸として5-vinyldeoxyuridine (^{V}U)[20]や5-carboxyvinyldeoxyuridine (^{CV}U)などが挙げられる（図10）。これら化合物は5-iododeoxyuridineを出発物質としてビニル誘導体とHeck反応を用いることで合成することができる。これら^{V}Uならびに^{CV}Uといった光応答性人工核酸は鋳型鎖上で隣接するピリミジン塩基と366 nmの光照射によりシクロブタン環を介して連結される。366 nmの光照射15分により90%以上の収率で光ライゲーション反応が進行する。光ライゲーションを使う利点として，天然には存在しない図10のような特殊な分岐構造を有するbranched DNAの作製が挙げられる。酵素ではDNA鎖の末端同士を連結することしかできないが，光ライゲーション法ではDNA鎖中の^{CV}UとDNA鎖の末端に存在するピリミジン塩基を連結することにより非天然な構造を構築することが可能である。

これら^{V}Uや^{CV}Uといった光応答性人工核酸塩基はより5'側に存在するピリミジン塩基としか光連結できず，光連結の方向に制限が課せられていた。そこで，光応答性人工核酸塩基をα配向の形で組み込ませたα-5-cyanovinyldeoxyuridine (α^{CNV}U)を設計，合成した。このα^{CNV}Uを用いることで今まで難しかった3'側のピリミジン塩基と光架橋することが可能となった。そこで従来のβ配向型のβ^{CNV}Kとα^{CNV}Uを組み合わせ，双方向DNAの光架橋を試行することにした。5'末端にβ^{CNV}K，3'末端にα^{CNV}Uをそれぞれ同時に導入したODNに対して鋳型鎖存在下，光照射を行ったところ，5'末端と3'末端がそれぞれ光連結されたDNAを高収率で得ることに成功した（図11）[21]。筆者らはこのバイパス構造を有するDNAをアルファベットの「R」と似ていることからR shaped DNAと名付けることにした。今までこのようなR型構造を有するDNAは作製させておらず，光架橋反応を用いた新しい遺伝子操作として位置づけられる。

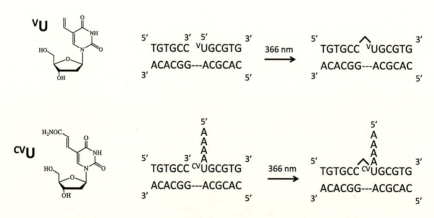

図10 光ライゲーション法に用いる光応答性人工ヌクレオシド

第5章 光架橋性人工核酸の合成と応用

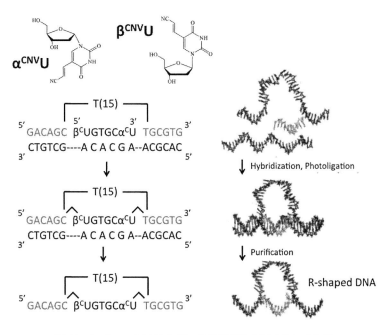

図11　R-shaped DNA と用いる光応答性人工ヌクレオシド

4　まとめ

　以上のように，光架橋性人工核酸を用いた核酸類光操作法は，従来の酵素を用いた遺伝子操作と比較して様々な利点がある．具体的に，①ハンドリングが容易，②超高速操作（秒単位），③低コスト，④局所操作性能，⑤光をあてるタイミングで操作可能，⑥PCRなど既存の遺伝子工学と併用可能といった利点が挙げられる．この核酸類光架橋反応を用いることで，酵素では困難であったDNAチップ上での高速遺伝子診断への展開が期待される．また，最近では細胞内の遺伝子操作にも応用可能であることを見出しており，細胞内アンチセンス法や光化学的シトシンからウラシルへの細胞内ゲノム編集や核酸医薬への応用など，今後の発展が期待される．

文　　献

1) R. B. Selow, *Science*, **153**, 379（1996）
2) J. L. Kao, S. Nadji *et al.*, *Chem. Res. Toxicol.*, **6**, 561（1993）
3) P.-S. Song & K. J. Tapley, *Photochem. Photobiol.*, **29**, 1177（1979）
4) J. P. Calvent & T. Pederson, *Nucleic Acids Res.*, **6**, 1993（1979）

5) B. L. Lee & A. Murakami, *Biochemistry*, **27**, 3197 (1988)

6) Y. Matsuyama, A. Yamayoshi *et al.*, *Bioorg. Med. Chem.*, **22**, 1003 (2014)

7) A. Mukherjee & K. M. Vasquez, *Nucleic Acids Res.*, **44**, 1151 (2016)

8) C. Gorbea, T. Mosbruger *et al.*, *Nature*, **550**, 275 (2017)

9) M. M. Haque, H. Sun *et al.*, *Angew. Chem. Int. Ed. Engl.*, **53**, 7001 (2014)

10) H. Kashida, T. Doi *et al.*, *J. Am. Chem. Soc.*, **135**, 7960 (2013)

11) Y. Yoshimura & K. Fujimoto, *Org. lett.*, **10**, 3227 (2008)

12) Y. Yoshimura, K. Fujimoto *et al.*, *Org. Lett.*, **8**, 5049 (2006)

13) K. Fujimoto, A Yamada *et al.*, *J. Am. Chem. Soc.*, **135**, 16161 (2013)

14) T. Sakamoto, A. Shigeno *et al.*, *Biomater. Sci.*, **2**, 1154 (2014)

15) K. Fujimoto, K. Konishi-Hiratsuka *et al.*, *Chem. Commun.*, **46**, 7545 (2010)

16) S. Sethi, Y. Takashima *et al.*, *Bioorg. Med. Chem. Lett.*, **27**, 3905 (2017)

17) T. Sakamoto & Y. Tanaka., *Org. Lett.*, **17**, 936 (2015)

18) Y. Yoshimura, Y. Ito *et al.*, *Bioorg. Med. Chem. Lett.*, **15**, 1299 (2005)

19) K. Fujimoto & Y. Yoshimura, *Chem. Commun.*, **25**, 3177 (2005)

20) K. Fujimoto, S. Matsuda *et al.*, *J. Am. Chem. Soc.*, **122**, 5646 (2000)

21) M. Ogino & K. Fujimoto, *Angew. Chem. Int. Ed. Engl.*, **45**, 2006 (2006)

第6章 機能性核酸合成を指向した化学的核酸連結反応

木村康明[*1], 阿部　洋[*2]

　核酸の化学的連結反応（ケミカルライゲーション反応）は2つのオリゴ核酸を連結する化学反応である（図1）。通常ライゲーション反応は，連結部位に相補的な配列を有するテンプレート鎖と呼ばれる第3のオリゴ核酸を必要とする。核酸の化学的連結反応には様々な応用先がある。物質生産の観点では，長鎖のオリゴ核酸の合成や核酸のナノ構造体を構築する上で基盤となる反応である。また，連結反応のテンプレート鎖依存性を利用し，連結反応と蛍光分子の生成反応を共役させることにより，細胞内でのRNA検出などにも応用されてきた。

　長鎖の核酸合成に関しては，現状広く利用されている固相合成法では100〜200塩基長程度の長さが上限であり，これより長い塩基長の核酸を合成する場合には，固相合成により調製した核酸断片を連結させるライゲーション反応を利用する必要がある。長鎖核酸を合成する方法としては，複製酵素あるいは転写酵素を利用した酵素法も存在するが，生成物の均一性が低い点や大量合成が困難などの問題があり，mRNA医薬等の核酸医薬分子合成の応用には適さない。

　化学的連結反応については，リン酸末端をシアン化臭素やEDCIなどの活性化剤で活性化し，もう一方の鎖の水酸基末端が求核攻撃することでホスホジエステル結合を持つ核酸鎖を与える連結法が広く知られている。一方，我々の研究グループでは連結反応の応用先として，長鎖核酸合成に加え，後の節で説明する細胞内での連結反応によるsiRNA分子構築法への応用も視野に入れ，連結反応の開発を進めてきた。上記のEDCI法などの手法では，活性化剤の毒性や活性化

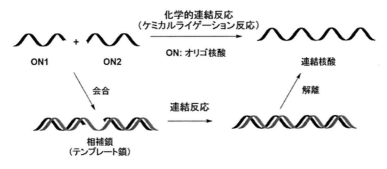

図1　核酸の化学的連結反応

---

*1　Yasuaki Kimura　名古屋大学　大学院理学研究科　物質理学専攻（化学系）　助教
*2　Hiroshi Abe　名古屋大学　大学院理学研究科　物質理学専攻（化学系）　教授

中分子創薬に資するペプチド・核酸・糖鎖の合成技術

体の不安定性などの問題があり，後者の細胞内での応用を目指すうえで適切な反応ではない。本稿では，我々のグループで研究を行った①新規の核酸連結反応の開発[1]と，②細胞内での化学的連結反応によるsiRNA分子の構築[2]の2つのトピックについて紹介する。

1　求電子性ホスホロチオエステル基を用いた連結反応の開発

　上記のような研究背景を踏まえ，長鎖核酸合成と細胞内での生理活性核酸の構築に適した化学的連結反応の開発に着手した。新しい連結反応を開発する上で，チオカルボン酸を用いたペプチドのライゲーション反応[3]を参考にした。この反応では，チオカルボン酸末端を持つペプチド鎖が，2,4-ジニトロフルオロベンゼンの処理により対応する活性エステルに変換される。これに対しアミノ末端を持つもう一方のペプチド鎖が求核攻撃を行い，アミド結合を持つ連結体を与える。同様の反応形式が，ホスホロチオエート（PS）末端を持つオリゴ核酸と，アミノ末端を持つオリゴ核酸を用いて可能ではないかと考えた（図2）。以降，ホスホロチオエートと求電子剤を反応させて生じる活性エステル基をEPT基（electrophilic phosphorothioester）と呼ぶことにする。この反応で生じるホスホロアミデート結合[4〜6]は，天然のホスホジエステル結合と極めて類似した構造を持ち，生体条件下での安定性も知られている。これらの点を踏まえ反応開発に着手した。

　まず，ホスホロチオエート末端を持つオリゴ核酸が，DNFBによって対応する活性エステルに変換されるかを検討した。PS-DNAを過剰量のDNFBで処理をすると，ほぼ定量的に対応する活性エステルに変換されることが分かった。生じた活性化DNA（EPT-DNA）は，HPLCで単離可能であり，室温pH 7の条件における加水分解の半減期は約8時間ほどであった。

　続いて，10塩基長の3'-EPT DNA，13塩基長の5'-アミノ DNAおよび27塩基のテンプレート鎖を基質として，pH 6〜8の条件でライゲーション反応の検討を行った。検討結果は変性PAGEによって解析を行った（図3）。5'-アミノ DNAはフルオレセイン（FAM）でラベル化さ

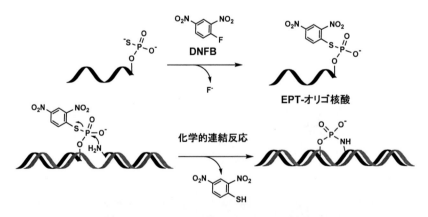

図2　ホスホロチオエステル基を利用した新しい核酸連結反応のメカニズム

第6章 機能性核酸合成を指向した化学的核酸連結反応

れており，ゲルを蛍光検出で解析することにより反応収率を算出した。ライゲーション反応はpH依存性を示し，pH 8では2時間後に75％の収率で連結体が得られた。一方pH 6の条件では2時間後でも23％の連結体しか得られなかった。

ライゲーション反応の速度論的な解析の結果，この反応のpH依存性はアミノ末端のプロトン化状態を反映していることが示唆された。上記の反応の場合，5'-アミノ核酸のプロトン付加体のpKaの値に基づき，pH 6では98％のアミノ基がプロトン化されているのに対し，pH 8では39％がプロトン化されていると算出され，この差が反応収率の差に反映されていると考えられた。また，5'-EPT-DNAと3'-アミノDNAを用いた逆方向の連結反応についても同様に進行し，pH依存性や反応速度についても同様の結果であった。

RNAの場合も同様にライゲーション反応は進行した（図4）。RNAライゲーションでは，

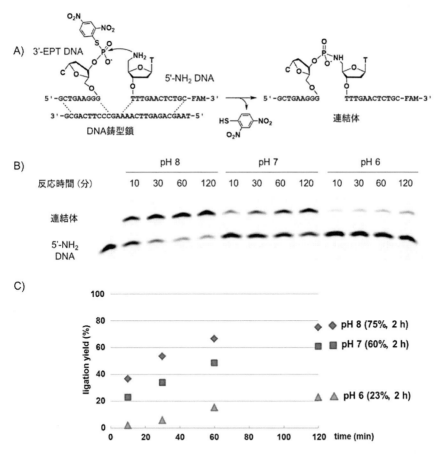

A) 反応条件: EPT-DNA (4 μM), 5'-NH₂ DNA (2 μM), template DNA (4 μM), 20 mM phosphate buffer, 10 mM MgCl₂ at 25 ℃. B) 15% denaturing PAGEによる解析 蛍光シグナルを検出 C) 反応収率の時間依存性

図3　EPT-DNAを利用したDNAの化学的連結反応

3'-EPT RNA を基質として用いる場合，3'末端部位のみ 2'-OMe RNA を用いることが必要であった。これは通常の RNA の場合，ホスホロチオエート基の活性化と同時に 2'-水酸基がリン酸中心を攻撃し，活性種である EPT 基が分解されるためである。この点を除けば，RNA を用いた場合でも DNA と同様に反応を行うことが可能であり，本反応が汎用性の高い手法であることが示された。

また上記の短鎖の基質に加え，長鎖の DNA のライゲーション反応についても検討を行った（図 5）。67 塩基長と 45 塩基長の DNA を基質として，112 塩基長の DNA の合成を行った。短鎖の場合と比較して，反応の完結には 19 時間と長時間を要し，また収率も 41% に低下したものの，従来の核酸自動合成機での合成が難しい長鎖の DNA 合成への応用も可能であった。

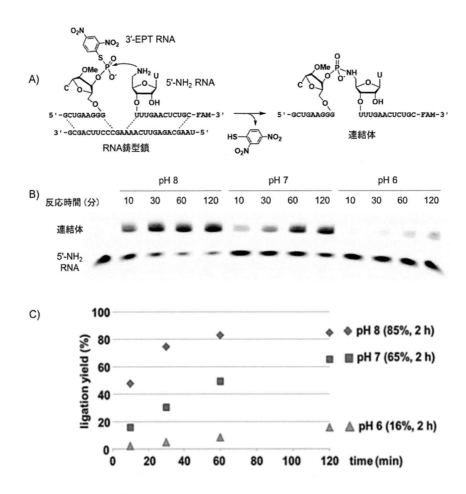

A) 反応条件: EPT-RNA (4 μM), 5'-NH$_2$ RNA (2 μM), template RNA (4 μM), 20 mM phosphate buffer, 10 mM MgCl$_2$ at 25 ℃. B) 15% denaturing PAGEによる解析 蛍光シグナルを検出 C) 反応収率の時間依存性

図 4　EPT-RNA を利用した RNA の化学的連結反応

第6章 機能性核酸合成を指向した化学的核酸連結反応

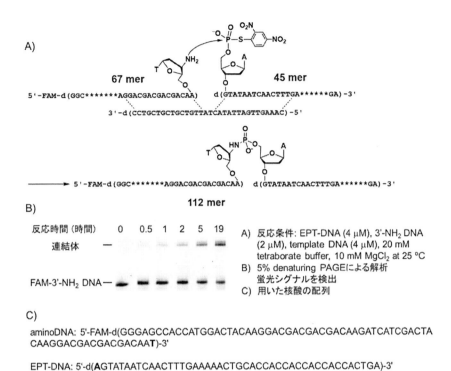

図5 EPT-DNA を利用した長鎖 DNA の合成

さらに DNFB 処理によるオリゴ核酸に対する副反応の評価を，上記の反応産物の配列解析により行った。その結果，DNFB 処理による変異はほぼ無視できるレベルであることが示唆された。現在はこれらの結果を踏まえて，長鎖の機能性 RNA 分子の合成に向けた検討を進めている。

2 細胞内での化学的連結反応による siRNA 分子の構築

この節では，細胞内で化学的連結反応を行う新規の RNA 干渉法について取り上げる。RNA 干渉法は標的特異的な遺伝子発現抑制法[7,8]で，遺伝子ノックダウン法として有用であり，疾病治療法への応用も期待されている。図6には RNA 干渉の簡単なメカニズムを記載した。RNA 干渉の活性分子は，siRNA（short-interfering RNA）と呼ばれる 20 塩基程度の二重鎖 RNA である。siRNA は RISC（RNA-Induced Silencing Complex）と呼ばれる RNA 分解酵素複合体に取り込まれ，二本鎖のうち一方が除去され，残った RNA 鎖に相補的な配列を持つ mRNA が RISC によって分解される。

RNA 干渉は有用な手法であるものの，siRNA 分子の細胞膜透過性や免疫応答の惹起の問題点も知られている。こうした RNA 干渉法の問題点を解決するために，断片化 RNA 分子を siRNA 前駆体とする新しい RNA 干渉法の開発を行った（図7）。

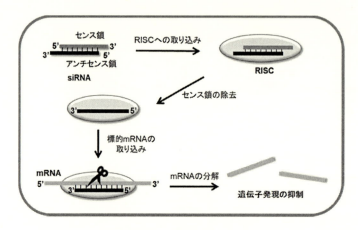

図6 RNA干渉のメカニズム

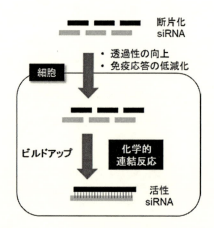

図7 ビルドアップ型RNA干渉法のコンセプト

　免疫応答の引き金を担うToll-like受容体は，核酸分子のサイズに基づいて活性化されるため[9]，分子サイズの小さな前駆体を用いることで，この問題を回避できること期待した。この系では，断片化RNAに反応性官能基を組み込み，これが細胞内で活性化され化学的連結反応を引き起こすことでsiRNA分子が細胞内で組み上がるような分子設計を行った。この特徴的なメカニズムに基づき，以降このような系をビルドアップ型RNA干渉法と呼ぶことにする。

　細胞内で速やかに連結反応を進行させるために，反応性官能基として，求核性のホスホロチオエート基と，求電子性のヨードアセチル基を選択した。これらを組み込んだ核酸は，対応するアミダイトモノマーを利用して核酸合成機とオリゴ核酸合成後の修飾反応を用いて容易に調製が可能である。この官能基の組み合わせを利用したビルドアップ型RNA干渉法の詳細なメカニズムを図8に記載した。

　細胞外での余計な反応を防ぐために，ホスホロチオエート基はジスルフィド結合で保護する。

第6章　機能性核酸合成を指向した化学的核酸連結反応

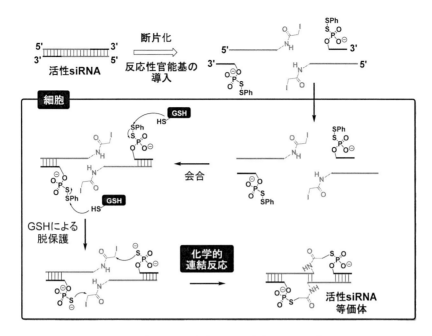

図8　ビルドアップ型RNA干渉法のメカニズム

これらRNA断片が細胞内に取り込まれた後，細胞内のGSHがジスルフィド結合を切断し，求核性のホスホロチオエート基が露出する．4つのRNA断片は相補的配列に基づいて会合し，求核部位と求電子部位が接近して初めて連結反応が進行し，活性siRNAが細胞内で生じると考えられる．

上記のような設計に基づいて細胞内ビルドアップ型RNA干渉法の検討を行った．用いた基質の構造を図9に示した．RNA干渉能の評価法としてルシフェラーゼアッセイ系を選択し，ポジティブコントロールとしてホタルルシフェラーゼを標的とした25塩基長のsiRNA分子（A）を選択した．Aの断片として，19塩基長と18塩基長のホスホロチオエートRNA（RS-RNA；**1**，**2**）と，7塩基長と6塩基長のヨードアセチルRNA（IAc-RNA；**3**，**4**）を調製した．IAc-RNAの非反応性のコントロール核酸としてアセチル末端を持つAc-RNA（**5**，**6**）と，連結反応生成物の2重鎖RNA（E），およびそれを断片化した分子Fについても合成を行った．

まず*in vitro*においてライゲーション反応の評価を行った．RNA断片をDTT有無の条件下，室温でインキュベーションを行い，その結果を変性ゲル電気泳動で解析を行った（図10）．GSH存在下では原料のPS-RNAは消失し連結体が生じたのに対し（lane 4），GSH非存在下では連結反応は進行しなかった（lane 5）．相補的配列が存在しない条件においては，GSH存在下でもライゲーション反応は進行せず（lanes 6, 7），本連結反応はGSH依存的かつ相補鎖依存的であることが示唆された．

続いて細胞系においてホタルルシフェラーゼを定常的に発現しているHeLa細胞を用いて，

中分子創薬に資するペプチド・核酸・糖鎖の合成技術

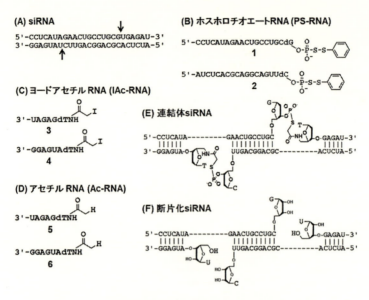

図9 ビルドアップ型 RNA 干渉に用いた RNA 断片の構造

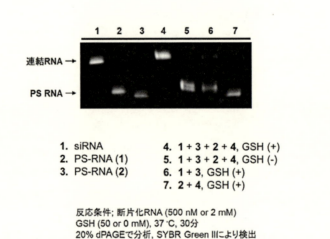

図10 *in vitro* での連結反応の評価

RNA 干渉能の評価を行った。天然型の siRNA 分子が 25 nM の濃度で 60％ 程の抑制効果を示したのに対し，*in vitro* での連結反応で調製した siRNA 分子（E）は同じ濃度で 40％ の抑制効果を示した（図11）。反応性断片を投与したビルドアップ型 RNA 干渉法（**1, 2, 3, 4**）は，同じ濃度でさらなる効果の減弱が見られたが，濃度を 100 nM まで上昇させることで，天然型 siRNA 25 nM と同等の効果を示すことが分かった。非反応性の断片（**1, 2, 5, 6**）を用いた場合では，RNA 干渉効果は観測されず，本ビルドアップ法の RNA 干渉効果は連結反応依存的であることが分かった。

第 6 章 機能性核酸合成を指向した化学的核酸連結反応

続いて T98G 細胞を用いた免疫応答の評価を行った。免疫応答のレベルは，インターフェロン β の定量 RT-PCR を利用して行った。通常の siRNA が 100 nM の濃度で，免疫応答を惹起する分子として知られる polyI:C を 0.11 ng/μL 用いた場合と比較して，3 倍以上の強い免疫応答を観測したのに対して，切断型 siRNA（F）あるいはビルドアップ型 siRNA（**1**，**2**，**3**，**4**）ではほとんど免疫応答は観測されなかった（図 12）。この結果から，本ビルドアップ型 RNA 干渉法は，通常の RNA 干渉法と比較してほぼ同等の RNA 干渉効果を持ちながら，免疫応答の問題を回避できることが分かった。

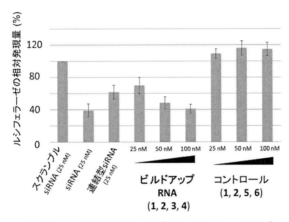

ルシフェラーゼ定常発現のHeLa細胞に2.5, 5.0, 10 pmolのRNAを50 μLのリポソームで処理し投与した。16時間後にルシフェラーゼ発現量を測定した。

図 11 ビルドアップ RNA 干渉の干渉能の評価

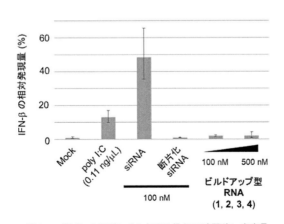

IFN-β mRNA の発現レベルをRNA投与24時間後に半定量的RT-PCRで評価した。IFN-β mRNA の量はβ-actin mRNA の量で規格化を行った。

図 12 ビルドアップ型 RNA 干渉法に対する免疫応答

このように siRNA 前駆体を巧みに分子設計し，細胞内での化学的連結反応を活用することにより RNA 干渉法の問題の一つを効果的に解決できることを実証した。

まとめ

以上のように化学的連結反応は長鎖の核酸分子の合成や，細胞内での生理活性分子の構築に用いることができ，ライフサイエンスの領域で有用な反応であると言える。今後の展望としては，長鎖の機能性核酸分子合成においては，様々な官能基に耐えうる化学選択性の高い反応の開発が求められる。また，ビルドアップ型 RNA 干渉法などの細胞内における連結反応では，細胞内での分子夾雑系の条件で他の生体分子と干渉しない生体直交性の高い連結反応の開発が重要である。現在これらの目標に向けた検討が進行中である。

文　　献

1) H. Maruyama *et al.*, *Nucleic Acids Res.*, **45**, 7042（2017）
2) H. Maruyama *et al.*, *Chem. Commun.*, **50**, 1284（2014）
3) D. Crich *et al.*, *Angew. Chem., Int. Ed.*, **48**, 2355（2009）
4) S. M. Gryaznov *et al.*, *Nucleic Acids Res.*, **26**, 4160（1998）
5) M. Ora *et al.*, *J. Am. Chem. Soc.*, **124**, 14364（2002）
6) S. M. Gryaznov, *Chem. Biodivers.*, **7**, 477（2010）
7) A. Fire *et al.*, *Nature*, **391**, 806（1998）
8) S. M. Elbashir *et al.*, *Nature*, **411**, 494（2001）
9) M. E. Kleinman *et al.*, *Nature*, **452**, 591（2008）

第7章 新規グリコシル化反応の開発―Pummerer型チオグリコシル化反応の開発と展開―

若松秀章[*1], 名取良浩[*2], 斎藤有香子[*3], 吉村祐一[*4]

1 はじめに

核酸医薬は，抗体医薬とともに 21 世紀の治療薬として大きな期待が寄せられている。しかし，同じ生体高分子である抗体医薬に比べ，核酸医薬は，その開発開始から 30 年近い年月が流れているにも関わらず，世界的に見ても上市された核酸医薬は 4 品に過ぎない。さらに，内 2 品は眼内注射薬であり，作用部位が限定されている。このように，核酸医薬の作用部位は限定的で，静注等で全身の任意の病変に適応可能な製品はまだないのが現状である。核酸医薬が抱えている問題点としては，①ターゲット DNA や RNA への特異的結合と二重鎖の形成ならびにオフターゲット効果の抑制，②ヌクレアーゼなどの核酸代謝酵素に対する抵抗性の獲得，③核酸医薬の組織・細胞移行性の改善，④インターフェロン応答による自然免疫活性化の回避などが挙げられる。これらの問題解決策の一つとして，修飾ヌクレオチドを含む核酸医薬の利用がある。このような修飾ヌクレオチドユニットの導入は，核酸医薬の安定性で大きな障害となる血液中のヌクレアーゼによる鎖切断に対する抵抗性の獲得について，特に有効と考えられる。これまでにも図 1 に示す様々なヌクレオシド誘導体がオリゴヌクレオチドを構成するヌクレオシドユニットとして開発されている。著者らは，多彩なヌクレオシド誘導体の合成を可能とする新規グリコシル化反応の開発とこれに基づくヌクレオシド誘導体の合成研究を展開してきた。本稿では，これらヌクレオシド誘導体のうち，糖部環内酸素原子を硫黄原子で置換した 4'-チオヌクレオシド合成のた

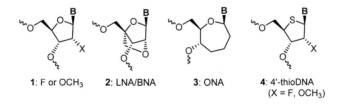

図1 核酸医薬の安定化が期待されるヌクレオシドユニット

---

* 1 Hideaki Wakamatsu 東北医科薬科大学 薬学部 分子薬化学教室 講師
* 2 Yoshihiro Natori 東北医科薬科大学 薬学部 分子薬化学教室 助教
* 3 Yukako Saito 東北医科薬科大学 薬学部 分子薬化学教室 助教
* 4 Yuichi Yoshimura 東北医科薬科大学 薬学部 分子薬化学教室 教授

めに開発した Pummerer 型チオグリコシル化反応とその応用について紹介する。

2　Pummerer 型チオグリコシル化反応の開発と 2'-置換 4'-チオヌクレオシドの合成

　1990 年代の半ば，我々は新たな抗腫瘍活性を持つ化合物の開発を目指し，最初にターゲットとしたのが 2'-置換 4'-チオヌクレオシドであった。その頃既に，松田らによって抗腫瘍性ヌクレオシド DMDC[1] の合成とその抗腫瘍活性が報告されており，DMDC の 4'-チオ誘導体についても，同様に高い抗腫瘍活性が期待できると考え，はじめに同誘導体の合成を目指した。ヌクレオシド骨格の構築法としてグリコシル化反応がしばしば用いられるが，最も汎用されているのが Vorbrüggen 法と呼ばれる反応である。Vorbrüggen 法では，1-アセテート 5 のような糖供与体をシリル化した核酸塩基存在下，ルイス酸と処理し，生じたカチオン中間体 6 がシリル化塩基と反応しヌクレオシド誘導体を与える反応である。これに従い，前述の 2'-置換 4'-チオヌクレオシドを合成するにあたり，4-チオ糖を 1-デオキシ糖として合成した後，対応するスルホキシド 8 へ変換し，Pummerer 転位によりグリコシル化反応の基質となる 1-アセトキシ体 9 を得るルートを計画した。しかしながら，最初に検討した合成方法では，最終工程での脱保護が困難であったことから合成計画の見直しを迫られた。その際，単純に合成ルートの変更を行うだけでなく，鍵段階となるグリコシル化反応について，Pummerer 転位-グリコシル化反応の 2 工程を 1 段階で行う新たなチオグリコシル化反応の開発を試みることとした。ヒントになったのは 1985 年に北らによって開発された sila-Pummerer 転位を基盤とする反応である[2]。すなわち，スルホキシド 8 に対し適切な塩基存在下，ルイス酸としてトリメチルシリルトリフラート（TMSOTf）を作用させれば，シラノールの脱離によりスルフェニウムイオン 10 が直接生じるものと考えた。ここにシリル化した核酸塩基が存在していれば速やかに反応し，目的とする 4'-チオヌクレオシド 11 を与えるはずである（図 2）。

　3-ベンジル-1-メチルキシロース 12 を出発原料とし，2 つのヒドロキシ基をメシル化後，硫化ナトリウムで処理することによりビシクロ体 13 へと導いた。アセタール部を酸処理により開裂させ対応するアルデヒドとし，生じたアルデヒドを還元することで 2-置換 4-チオ糖合成中間体となる 1-デオキシ-4-チオアラビノース 14 を得た。14 の 5 位をシリル基で保護し，2 位の酸化，Wittig 反応によるメチレン基の導入，3 位の脱ベンジル化，そして m-クロロ過安息香酸（mCPBA）を用いた酸化によりスルホキシド体 16 を得た。TMSOTf 存在下，得られたスルホキシド 16 とシリル化した N-アセチルシトシン 17 を反応させたところ，先の作業仮説通りに反応が進行し，シチジン体 19 を良好な収率で得ることができた。最後にシチジン体 19 の保護基を除去し，アノマーの分離を経て目的とする 4'-thioDMDC 20 の合成を達成した[3]。また，14 より導かれたケト体を経由し得られるジフルオロ体の Pummerer 型チオグリコシル化反応も同様に進行し，引き続く脱保護により 4'-チオゲムシタビン 21 の合成も達成することができた（図

第7章 新規グリコシル化反応の開発—Pummerer型チオグリコシル化反応の開発と展開—

3)[3]。得られた化合物のうち，4'-チオゲムシタビン 21 には中程度の抗腫瘍活性しか認められなかったのに対し，4'-thioDMDC 20 には，*in vitro*, *in vivo* いずれの評価系においても，消化器癌などに対する強い抗腫瘍活性が認められた[4]。

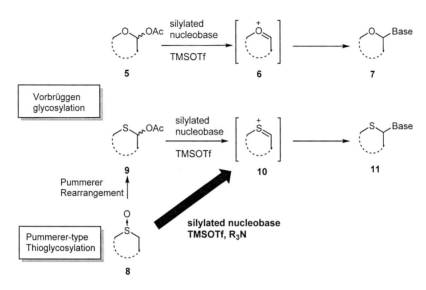

図2 Pummerer型チオグリコシル化反応

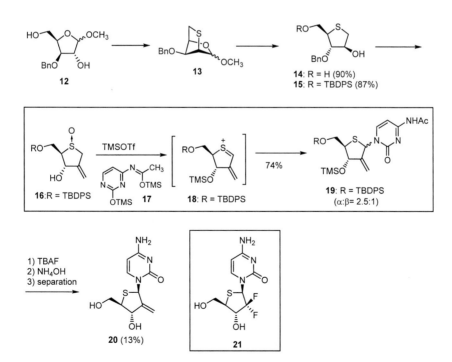

図3 2'-置換4'-チオヌクレオシドの合成

183

3　4'-チオリボヌクレオシドの合成

次にPummerer型チオグリコシル化反応の応用例として，4'-チオリボヌクレオシドの合成を計画した．L-アラビノースから導いたチオピラノシド 22 のシスジオール部分をアセトナイドで保護しチオピラノシド誘導体 23 を得た．同誘導体から所望の 4-チオフラノース骨格への変換は新たな縮環反応を開発し，その合成を達成した．23 のヒドロキシ基をメシル化した後，水素化ホウ素ナトリウムと処理すると，図4 に示した還元的縮環反応が進行し，4-チオリボフラノース誘導体 28 が高収率で得られた．その後，ヒドロキシ基の保護，酸化を経てスルホキシド体 29 を合成した．29 に対する Pummerer 型チオグリコシル化反応は，モデル実験により反応条件の最適化を行った．その結果，ビス（トリメチルシリル）ウラシル（30）とルイス酸であるトリメチルシリルトリフラートに加え，大過剰のジイソプロピルエチルアミン存在下で，収率良く進行することを見出した．実際の 29 に対する Pummerer 型チオグリコシル化反応では，高い化学収率に加え，その立体選択性も 1:6 の比で望みの β-アノマーが主生成物であった．本反応の高い β 選択性は，中間体であるスルフェニウムイオン中のイソプロピリデン基による立体障害の結果と推定される．引き続き酸処理により全ての保護基を除去し，4'-チオウリジン 32 の合成を達成した（図 4）[5]．

一方，松田らは2位をジメトキシベンゾイル（DMBz）基，3,5位をテトライソプロピル-1,3-

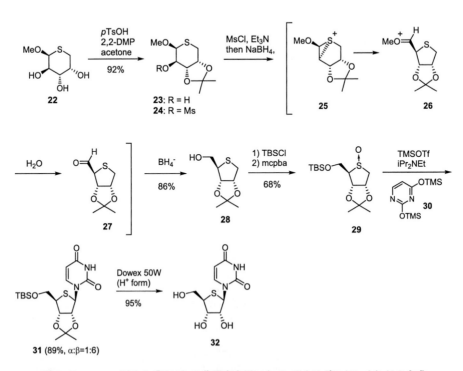

図4　Pummerer 型チオグリコシル化反応を用いた 4'-チオリボヌクレオシドの合成

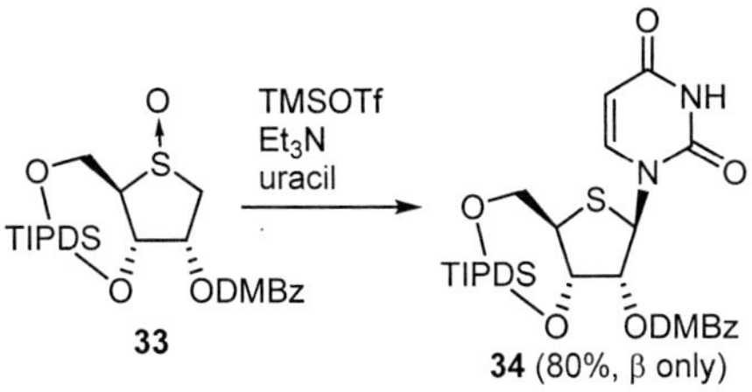

第7章　新規グリコシル化反応の開発—Pummerer型チオグリコシル化反応の開発と展開—

図5　隣接基関与による立体選択的 Pummerer 型チオグリコシル化反応

ジシロキサンで保護したスルホキシド体 **33** の Pummerer 型チオグリコシル化反応を行うことで，β体選択的に 4'-チオウリジン誘導体 **34** が合成できることを報告した[6]。松田らの方法では，**33** の 2 位ヒドロキシ基を保護するジメトキシベンゾイル基の隣接基関与によって，その高い立体選択性が達成されている（図5）。

4　チオピラノースを用いた Pummerer 型チオグリコシル化反応

次に我々は，抗 HIV 性ヌクレオシドとして知られる 4'-thioD4C[7]をもとに環サイズを拡張したジヒドロチオピランを母核とするヌクレオシド誘導体 **39** をデザインし，標的分子とした。

2-ブチン-1,4-ジオールの部分還元，メトキシメチル（MOM）基によるヒドロキシ基の保護，エポキシ化によって得られた **35** への有機銅試薬によるエポキシ環の開環，メシル化，スルフィド基の導入，引き続くアリル化によりジエン体 **36** を得た。閉環メタセシスによりジヒドロチオピラン環を構築し，MOM 基から TBS 基へ保護基を変換し酸化することでスルホキシド体 **37** へと導いた。Pummerer 型チオグリコシル化反応による **37** への核酸塩基の導入は，α-アノマーと β-アノマーをほぼ 1：1 の生成比で与えた。アノマーを分離し，塩基部のシトシンへの変換，脱保護を経て目的とするジヒドロチオピラノシチジン誘導体 **39** の合成を達成した（図6）。**39**

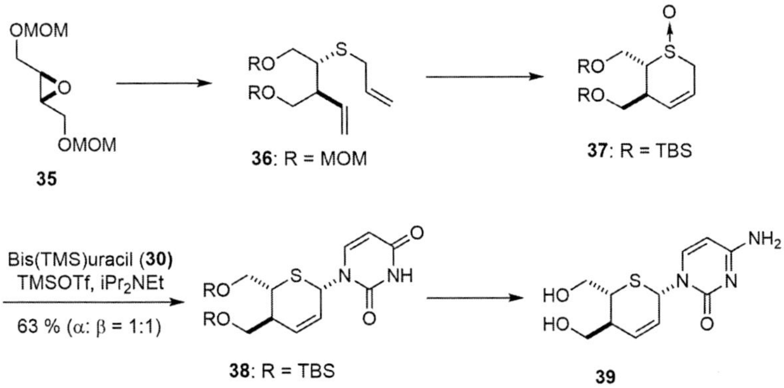

図6　ジヒドロチオピラノヌクレオシドの合成

185

の抗 HIV 活性を測定したところ，低濃度（10 nM）で有意な抗 HIV 効果を示す一方，高濃度では抗 HIV 効果が消失するという奇妙な現象が確認された[8]。

5　超原子価ヨウ素を用いたグリコシル化反応の開発と展開

これまで述べてきた Pummerer 型チオグリコシル化反応では，環状スルフィドの酸化によって得られるスルホキシド体をルイス酸，およびシリル化した核酸塩基で処理することで目的とする 4'-チオヌクレオシドを与える。

この酸化反応とルイス酸処理を組み合わせたグリコシル化反応の新たなアプローチとして超原子価ヨウ素を用いたグリコシル化反応の開発に取り組んだ。そのきっかけの一つが 1985 年に落合らによって開発された超原子価ヨウ素試薬による Friedel-Crafts 型反応である[9]。電子豊富なエノールエーテルを超原子価ヨウ素試薬およびルイス酸触媒存在下，シリル化した核酸塩基と処理すれば，ヌクレオシド誘導体が得られると考えた。実際にジヒドロピラン（40）を用い反応を検討したところ，目的とするジヒドロピラニル化されたウラシルは確かに得られるものの，その収率向上は困難を伴った。そこで，補助反応剤としてジフェニルジセレニド（(PhSe)$_2$）の添加を試みた。当初の目論見とは異なる結果ではあったが，鎖状エノールエーテル，各種ジヒドロピラン誘導体を用いた場合には良好な収率で，フェニルセレニル化を伴うカップリング体を得ることができた（図 7）[10]。

ここで我々は超原子価ヨウ素試薬を用いた酸化的グリコシル化によるジヒドロピラノヌクレオシドの合成を計画した。本合成が達成できるならば，先に抗 HIV 活性を示したジヒドロチオピラノシチジン誘導体 39 との構造活性相関研究にも繋がると考えた。2-ブチン-1,4-ジオールから容易に合成可能なジヒドロピラン誘導体 50 の二重結合を，Wilkinson 触媒により異性化させグリカール 51 とした。続いて，ビス(トリメチルシリル)ウラシル（30）との酸化的グリコシル化反応を行ったところ，分離不能なアノマー混合物 52（$\alpha : \beta = 1 : 2$）を 51％の収率で得た。セレノキシドへの酸化と脱離により 53 へと導いた後，PMB 基をアセチル基に交換することでアノマーの分離を行った。最後に，β-アノマーの核酸塩基部分をシトシンへと変換し，目的とするジヒドロピラニルシトシン誘導体 54 の合成を達成した（図 8）[11]。

6　おわりに

新規グリコシル化反応の開発は種々のヌクレオシド誘導体合成へと展開させることが可能であると考えられる。特に糖部デザインの自由度が飛躍的に向上するため，医薬品化学的にその有用性は高い。我々は新たな 4'-チオヌクレオシドのデザインと合成を行う研究過程において，Pummerer 型チオグリコシル化反応を開発した。さらに超原子価ヨウ素試薬を用いた酸化的グリコシル化反応へと発展させることができた。今後も新規グリコシル化反応を始めとし，様々な

第 7 章 新規グリコシル化反応の開発—Pummerer 型チオグリコシル化反応の開発と展開—

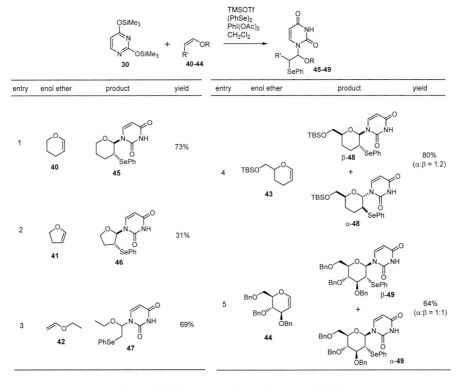

図 7　超原子価ヨウ素を用いたグリコシル化反応

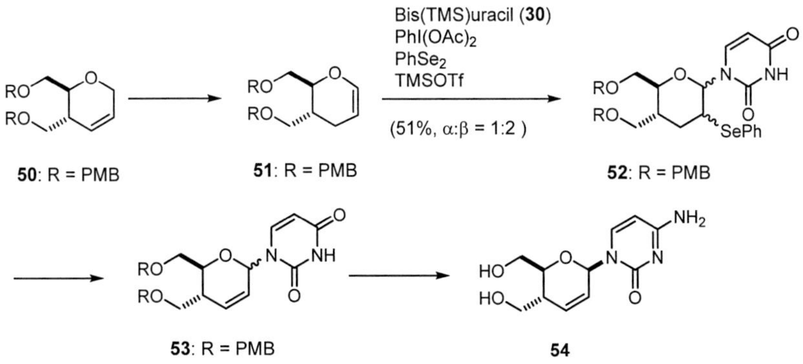

図 8　超原子価ヨウ素を用いたジヒドロピラノヌクレオシドの合成

新規反応の開発を通じて多種多様なヌクレオシド誘導体のデザインと合成を行い，優れた生物活性を有する化合物の創製を目指していきたい。そして，これらの研究が核酸医薬の進歩に貢献できることを期待している。

文　　献

1)　A. Matsuda *et al.*, *J. Med. Chem.*, **34**, 812（1991）
2)　Y. Kita *et al.*, *Chem. Pharm. Bull.*, **33**, 4235（1985）
3)　(a) Y. Yoshimura *et al.*, *J. Org. Chem.*, **61**, 822（1996）; (b) Y. Yoshimura *et al.*, *J. Org. Chem.*, **62**, 3140（1997）
4)　S. Miura *et al.*, *Biol. Pharm. Bull.*, **19**, 1311（1996）
5)　Y. Yoshimura *et al.*, *Tetrahedron Lett.*, **47**, 591（2006）
6)　T. Naka *et al.*, *J. Am. Chem. Soc.*, **122**, 7233（2000）
7)　R. J. Young *et al.*, *Bioorg. Med. Chem. Lett.*, **5**, 2599（1995）
8)　Y. Yoshimura *et al.*, *Bioorg. Med. Chem. Lett.*, **21**, 3313（2011）
9)　M. Ochiai *et al.*, *Chem. Pharm. Bull.*, **33**, 41（1985）
10)　Y. Yoshimura *et al.*, *Synthesis*, **44**, 1163（2012）
11)　H. Kan-no *et al.*, *Synthesis*, **46**, 879（2014）

第8章　siRNA，miRNA-mimic および anti-miR 核酸の設計指針

山吉麻子[*]

はじめに

1998 年，線虫において，小分子 RNA によって引き起こされる遺伝子発現抑制機構の一つである「RNA 干渉」（RNA interference：RNAi）が発見された[1]。その後，2001 年に RNA 干渉の哺乳類細胞での応用法（small interfering RNA：siRNA）が見出され[2]，siRNA は強力で簡便な遺伝子発現抑制法として爆発的に普及した。今や，標的遺伝子の機能を抑制しようとする際に，最初に挙げられる選択肢となったと言っても過言ではない。RNA 干渉の発見は分子生物学の根底を覆す大きなインパクトを与え，さらに近年では，生体には RNAi 様の機構で遺伝子発現を制御する小分子 RNA が種を超えて存在し（microRNA（miRNA），piRNA など），細胞増殖制御機構だけでなく発生や分化の過程に深く関与していることも明らかとなった[3~5]。これに伴い，miRNA の機能を模倣して遺伝子発現を制御する分子（miRNA-mimic）や，miRNA を標的とした機能性核酸（anti-miR 核酸）を駆使した解析法が広く用いられるようになった。また，siRNA や miRNA-mimic，anti-miR 核酸を医薬品へ発展させようという試みが，大手製薬企業や大学など世界各地の研究機関で進められている。本章では，siRNA，miRNA-mimic ならびに anti-miR 核酸の設計指針について紹介する。

1　siRNA の設計法

1.1　siRNA の作用機序

siRNA とは 21 塩基程度の 2 本鎖 RNA からなる小分子 RNA である[2,6]。細胞内に導入すると Argonaute（AGO）を中核としたタンパク質に取り込まれ，2 本鎖のうち 1 方の鎖（ガイド鎖）が AGO 中に残り，RISC（RNA-induced silencing complex）と呼ばれるタンパク質-RNA 複合体を形成する（この際，取り除かれるもう一方の RNA 鎖はパッセンジャー鎖と呼ばれる）[7]。RISC は，自身の有するガイド鎖のシード配列（5'末端から 2 塩基目から 8 塩基目）に相補的な配列をもつ mRNA に結合し切断することで遺伝子発現を抑制する（図 1）[8]。すなわち，siRNA はそれ単独が遺伝子発現抑制能を持つのではなく，RISC となって初めてその機能を獲得する。それゆえ，効果的な siRNA を設計するには，RISC が細胞内で成熟する機構に着目した分子設

---

*　Asako Yamayoshi　京都大学　白眉センター　特定准教授

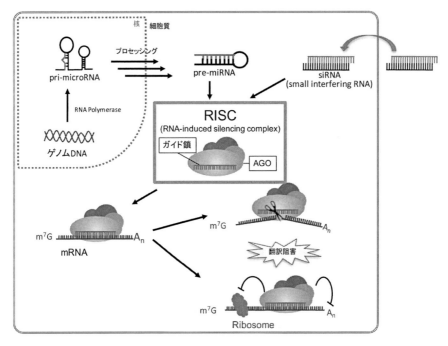

図1 siRNA ならびに miRNA による遺伝子発現抑制機構

計が重要となる。

1.2 siRNA の配列選択法

　siRNA が AGO に取り込まれ RISC を形成する際，siRNA が AGO に取り込まれる向きによって，どちらの鎖がガイド鎖になるか（あるいはパッセンジャー鎖になるか）が決定される[7]。パッセンジャー鎖が RISC に取り込まれることに起因するオフターゲット効果を抑制するためにも，配列選定は siRNA を設計する上で最も重要な部分である。AGO への siRNA 取り込みの過程はランダムに起こるのではなく，siRNA の両末端の塩基対安定性に支配され，5'末端側により弱い塩基対を持つ RNA がガイド鎖となりやすい[7]。ガイド鎖が選ばれた後，ガイド鎖の5'末端は AGO の塩基性ポケット（5'-pocket）に結合することで AGO 中に保持されるが，ヒトの場合，5'-pocket のアミノ酸残基との相互作用によって，5'-pocket に保持されやすい塩基が X 線結晶構造解析から明らかとなっており，A あるいは U が望ましいとされている[9]。

　これまで遺伝子発現抑制効果の高い siRNA の配列選択法については複数の報告がなされているが[10]，ハエや線虫などではどのような配列の siRNA でも比較的効果の高い RNA 干渉を誘導できるのに対し，ヒトなどの哺乳類では，RNA 干渉効果は siRNA の配列によって大きく異なる[11]。世界的に利用されている代表的なものとして Ui-Tei 法[11]，Reynolds 法[12]，Amarzguioui 法[13]の3つが挙げられる（図2）。このうち，Ui-Tei 法を用いて設計した siRNA は95％以上の確率で標的遺伝子を抑制できることが実験的に示されており，公開されている siDirect2.0 を用

第8章 siRNA, miRNA-mimic および anti-miR 核酸の設計指針

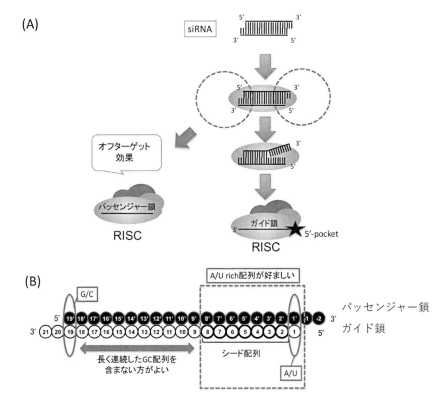

図2 (A) siRNA の RISC (AGO) への取り込み経路と, (B) siRNA の配列選択法
(B) の図は Ui-Tei *et al.*, *Methods in Mol. Biol.*, **361**, 201 (2007) より抜粋して一部改変。

いて web 上でデザインすることも可能である[14, 15]。筆者も siDirect を用いて何度も siRNA を設計したことがあるが，効果が認められなかったことはなく，現時点で最も信頼している siRNA の配列選定法である。配列設計ウェブサイトは他にも複数公開されているため，目的に応じた使い分けをされたい。

1.3 siRNA の化学修飾法

日本をはじめ世界各国で様々な修飾核酸が開発されており（図3 (A)），siRNA に対しても各々の目的に応じた化学修飾を施すことが可能である。以下に，各用途に応じた修飾法の一例を示した。先述したように siRNA は RISC となって初めてその機能を獲得する。このため，過剰な化学修飾は RISC 形成効率を低下させる可能性があることに留意しながら化学修飾を取り入れることを推奨する。

1.3.1 ヌクレアーゼ耐性を向上させるための化学修飾

siRNA の主流のデザインとしては，両鎖が21塩基程度の鎖長で，各々の3'末端に2塩基のオーバーハングを有しているものが挙げられるが（図3 (B)），この3'末端のオーバーハング領

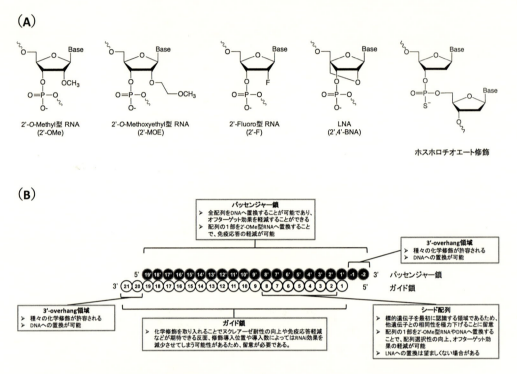

図3 様々な修飾核酸の化学構造（A）と，siRNAへの化学修飾導入に際する留意点（B）

域（3'-overhang領域）はRNA骨格である必要性はなく，比較的化学修飾が許容される[16,17]。哺乳類の血清中において，核酸は主に3'末端から分解されるため[18]，3'末端の2塩基オーバーハングにヌクレアーゼ耐性を付与する修飾を施すことは有効な分子設計である。DNAへの置換，リン酸ジエステル結合の酸素原子の1つを硫黄原子に置き換えたホスホロチオエート修飾は，siRNAのヌクレアーゼ耐性を向上させるために有効である[19]。また，センス鎖の3'-overhang領域をLNA（Locked Nucleic Acid）などの修飾核酸へ置換することで，ヌクレアーゼ耐性が向上されるだけでなく，パッセンジャー鎖のRISCへの取り込みを抑制できる効果があることも報告されている[16,19〜22]。その他，様々な化学修飾が3'-overhang領域で許容されるため，siRNAの細胞内局在や体内動態などを検証する場合には3'-overhang領域に蛍光基などを導入することも可能である[23]。

1.3.2 オフターゲット効果を軽減させるための化学修飾

パッセンジャー鎖がRISCに取り込まれることに起因するオフターゲット効果を抑制することは，効果的なsiRNAを得るために重要な検証項目である。1.2節で先述したように，siRNAの配列を慎重に選択することである程度オフターゲット効果を軽減することができるが，それでも回避できない場合を想定し様々な化学修飾法が検討されている[19]。RNA鎖の5'末端がリン酸化され，AGOの5'-pocketに結合することがRISC形成過程で重要なステップであるため，パッ

第 8 章　siRNA，miRNA-mimic および anti-miR 核酸の設計指針

センジャー鎖の 5'末端にアミノ基などを導入することで RISC への取り込みを阻害することが可能である[24]。また，siRNA のパッセンジャー鎖は全て DNA に置換可能であり，DNA 置換することでパッセンジャー鎖の RISC への取り込みが抑制できることも明らかとなっている[25, 26]。さらに，同報告によって，ガイド鎖の 5'末端の約 1/3 の領域（シード配列を含む）は DNA に置換することが可能であることも見出されている[25, 26]。DNA-RNA 結合は RNA-RNA 結合よりも弱いため，ガイド鎖のシード配列を DNA に置換することで，シード配列が標的遺伝子以外にミスハイブリダイゼーションすることに起因するオフターゲット効果を抑制することが可能である。さらに，ガイド鎖のシード領域に 2'-O-methyl（2'-OMe）型 RNA を導入することで，RISC への導入効率には影響なく，標的遺伝子との相互作用様式を調整することも可能であることが見出されている[27]。

1. 3. 3　細胞内導入効率の向上のための化学修飾，標的細胞指向性を付与するための化学修飾

siRNA への細胞内導入効率を向上させるために種々の化学修飾 siRNA が報告されている。コレステロール[28]，RGD や Tat などの細胞膜透過性ペプチド[29, 30]を導入する例が報告されている。また，標的細胞へのリガンド分子を結合させることで細胞選択的に siRNA を送達することが可能となっている。肝臓へのデリバリーを指向した例では，アシアロ糖タンパク質レセプターを認識する N-アセチルガラクトサミン（GalNac）導入型 siRNA が開発されており，臨床応用もされている[31, 32]。また，標的細胞表面抗原を認識する抗体や短鎖抗体を siRNA に導入することで，標的細胞への特異的 siRNA 送達を可能としている例も報告されている[33]。抗体は既に医薬品として数多く認可されているため，抗体と核酸のコンジュゲート体は実用化の上でも極めて現実的な分子設計であると言えるだろう。

1. 3. 4　免疫応答回避のための化学修飾

哺乳類細胞では，ウイルス感染などに対する生体防御機構として，長い 2 重鎖 RNA が細胞内に導入されると種々の免疫応答が惹起される。Tsuschl 博士らはこの免疫応答を回避するために，長い 2 重鎖 RNA が Dicer によって切断された RNA 産物に類似した形態を持つ siRNA を設計し，哺乳類細胞において人為的に RNAi を誘導することに成功した[2]。しかし近年，siRNA でも自然免疫が活性化される報告がなされたため[34]，免疫応答を回避するさらなる化学修飾が種々検討されている。siRNA に 2'-OMe 型 RNA あるいは 2'-Fluoro（2'-F）型 RNA を導入することにより，siRNA が起こす非特異的な免疫応答を回避できる報告がなされている[35, 36]。siRNA の使用用途に応じて，これらの修飾を取り入れることを推奨する。

2　miRNA-mimic の設計法

2. 1　miRNA の作用機序

miRNA は，細胞の分化，増殖，代謝，アポトーシスなどの極めて重要な生命活動を制御する Non-coding RNA である。2001 年に哺乳類の miRNA が発見されて以来，現在までに報告され

ている miRNA の数はヒトで 2,500 種類を超えており，哺乳類遺伝子の約 60％以上が miRNA による発現抑制を受けていると考えられている。また，miRNA の発現異常が癌をはじめとした様々な疾患の原因の一つであることが知られており，ヒト由来の正常細胞と癌細胞間における miRNA 発現量が実際に異なることも報告されている[37]。このほか，miRNA の発現異常は，慢性炎症性疾患，精神疾患，神経管疾患，さらには生活習慣病への関連も指摘されており，多様な疾患の診断マーカーとして世界中から高い注目が集まっている[38]。

　miRNA はゲノム DNA から転写された後，Drosha，Exportin-5，タンパク質によって転写後プロセッシングや核外輸送を受け，hairpin-loop 構造を持つ二重鎖 RNA（pre-miRNA）となり細胞質へ移送される（図 1）。pre-miRNA は Dicer によるプロセッシングを受け，haipin 構造が切断された後，siRNA と同様に AGO に取り込まれ，RISC を形成する[39, 40]。miRNA をガイド鎖として持つ RISC は，ガイド鎖と相補的な配列領域をもつ mRNA と結合した後，siRNA のように mRNA を切断する機構に加え，mRNA 切断を介さない機構（RNA ポリメラーゼに対する翻訳阻害・ポリ A 鎖の短縮など）によって遺伝子発現を抑制する（図 1）。siRNA が完全相補的な単一の mRNA に結合するのに対して，miRNA は標的 mRNA の 3′領非翻訳領域に対して部分相補的に結合して遺伝子発現を抑制することが可能である。すなわち，1 種類の miRNA が複数の mRNA の遺伝子発現の調整を行うことが可能である[41, 42]。

2.2　miRNA-mimic の配列選択法

　miRNA mimic は，miRNA 分子を模倣した分子である。細胞内に導入された後，内在性 miRNA と同様にプロセッシングを受け，RISC として機能する。miRNA-mimic の配列設計法としては，大きく分けて以下の 3 つが挙げられる。

　（a）　生体に存在する pre-miRNA の配列（Hairpin-loop 型 1 本鎖 RNA）をそのまま用いる[43]。

　（b）　ガイド鎖の配列とパッセンジャー鎖の配列を保存した 2 本鎖 RNA を用いる[44]。

　（c）　ガイド鎖の配列だけ保存し，ガイド鎖と完全相補的な相補鎖と組み合わせた 2 本鎖 RNA を用いる[45]。

　miRNA の分子生物学的な機能を解析する場合には（a）や（b）を，miRNA-mimic を用いて miRNA 関連遺伝子を簡便にノックダウンしたい際には（c）を用いる場合が多い。市販されている miRNA-mimic は（c）の形態が多く簡便に使用できる反面，パッセンジャー鎖の配列や化学構造を改変しているため，実際の miRNA の機能を完全に模倣していない可能性もあることに留意して使用することを推奨する。また，siRNA と同様に，ガイド鎖を選択的に RISC へ取り込ませるために，miRNA の場合にも 2 本鎖 RNA の熱力学的安定性のバランスが重要であることが報告されている[44]。この点にも留意して設計の際に参照されたい。

第 8 章　siRNA，miRNA-mimic および anti-miR 核酸の設計指針

2.3　miRNA-mimic の化学修飾法

siRNA と同様に，miRNA-mimic に対しても各々の目的に応じた化学修飾を施すことが可能である。適用可能な化学修飾に関しては，RISC になって機能を発現するという観点から基本的に siRNA と同様であり，1.3 節を参照されたい。

3　anti-miR 核酸の設計法

3.1　anti-miR 核酸の作用機序

anti-miR 核酸は，miRNA に相補的な配列を持つ 1 本鎖核酸であり，miRNA（RISC）に結合することでその機能を阻害する[46,47]。様々な化学修飾が施された anti-miR 核酸が開発されており，市販品も多いことから簡便に利用することが可能になった。anti-miR 核酸が RISC 中の miRNA に結合した後の運命に関しては，様々な議論がなされながらも明解な解答がない状態だったが，近年，筆者らは anti-miR 核酸によって miRNA が RISC から解離する現象を見出した[48,49]（図 4（A））。さらに，anti-miR 核酸の miRNA 解離効果を促進することで，RISC 機能阻害効果が向上することも確認しており[50]，これらの知見から，これまでとは異なった作用機序に立脚した miRNA 阻害剤の開発も期待される。

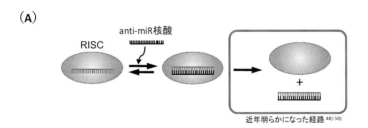

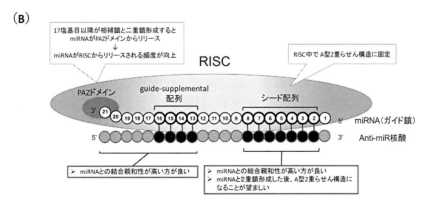

図 4　anti-miR 核酸の作用機序（A）と，Anti-miR 核酸を設計する上で重要な領域（B）

中分子創薬に資するペプチド・核酸・糖鎖の合成技術

3. 2　anti-miR 核酸の配列選択法

　anti-miR 核酸は RISC 中の miRNA に結合してその機能を阻害するため，標的 miRNA に対して完全に（あるいは，ほぼ完全に）相補的な配列を用いるのが一般的であるが[46, 47]，標的 miRNA への結合親和性が担保されれば，シード配列に相補的な部分のみを anti-miR 核酸として用いることも可能である[51]（図 4）。ただし，miRNA の種類によっては様々なファミリーが存在し，わずか 1 塩基のみ異なるものも存在する。このため，類似配列の多い miRNA を標的にする場合には，シード配列に相補的な部分のみを anti-miR 核酸として使用することは配列特異性を担保するために推奨しない。逆に，例えば has-miR-30 ファミリーでは，シード配列は同一でその他の領域が異なる miRNA である。よってシード配列に相補的な anti-miR 核酸を用いることで，has-miR-30 ファミリーの機能を一括阻害することも可能である。目的に応じて配列を慎重に選択されたい。

3. 3　anti-miR 核酸の化学修飾法

　siRNA や miRNA-mimic と異なり，anti-miR 核酸は細胞内でプロセッシングされ RISC を形成する必要がないため，様々な化学修飾が許容される。RISC 中の標的 miRNA に対し高い結合親和性を持つこと，生体内での使用に耐えられるよう核酸分解酵素耐性や細胞膜透過性を持つこと，細胞毒性が低いことなどの条件が求められる。これらの条件を達成するために，ホスホロチオエート型修飾や，2'-OMe 型 RNA，2'-O-Methoxyethyl（2'-MOE）型 RNA，LNA などが anti-miR 核酸によく用いられている。この際，miRNA ガイド鎖のシード配列（5'末端から 2 塩基目から 8 塩基目）と guide-supplemental 配列（5'末端から 13 塩基目から 16 塩基目）にミスマッチが含まれると，miRNA への結合親和性が低下することから，この領域に相補的な部分への化学修飾は慎重に検討する必要がある[52, 53]（図 4（B））。また，CpG 配列を持つ AMO は Toll 様受容体 9（TLR9）を活性化することで，様々な自然免疫応答を誘導してしまうが，CpG 配列のシトシンの 5 位をメチル化することによって TLR9 の活性を抑制できることが報告されている[54, 55]。

まとめ

　RNAi 機構の発見ならびに siRNA の考案によって，遺伝子機能の解析技術は飛躍的な進歩を遂げた。標的遺伝子の配列さえわかれば，慎重に配列を選択し，適切な化学修飾を施すことで，標的遺伝子のノックダウンが非常に簡便にできる時代となった。さらには細胞に内在する miRNA の機能に焦点を当てた miR-mimic や anti-miR 核酸などの登場で，より深い生命科学現象の解明が急速に進んでいる。また，これらの修飾核酸は，実験室レベルに止まらず，医薬品への展開も近年非常に注目を集めている。本稿では言及しなかったが，医薬品へ展開上での課題は各臓器への送達技術の開発，および細胞内導入効率を向上させる手法の開発など，現状では

第 8 章　siRNA，miRNA-mimic および anti-miR 核酸の設計指針

DDS に関するハードルが議論されているが，これらも近年中に素晴らしい技術が開発されると予想されている。日本は核酸化学の知見，合成技術で世界トップクラスに位置しており，今後，より素晴らしい人工核酸が開発され，これまでにない遺伝子制御分子へと発展することに期待したい。

文　　献

1) A. Fire *et al.*, *Nature*, **391**, 806（1998）
2) S. M. Elbashir *et al.*, *Nature*, **411**, 494（2001）
3) M. Lagos-Quintana *et al.*, *Science*, **294**, 853（2001）
4) N. C. Lau *et al.*, *Science*, **294**, 858（2001）
5) R. C. Lee *et al.*, *Science*, **294**, 862（2001）
6) D. S. Schwarz *et al.*, *Cell*, **115**, 199（2003）
7) H. I. Suzuki *et al.*, *Nat. Struc. Mol. Biol.*, **22**, 512（2015）
8) B. P. Lewis *et al.*, *Cell*, **120**, 15（2005）
9) F. Frank *et al.*, *Nature*, **465**, 818（2010）
10) K. Ui-Tei *et al.*, *Methods in Mol. Biol.*, **361**, 201（2007）
11) K. Ui-Tei *et al.*, *Nucleic Acids Res.*, **32**, 936（2004）
12) A. Reynolds *et al.*, *Nat. Biotechnol.*, **22**, 326（2004）
13) M. Amarzguioui *et al.*, *Biochem. Biophys. Res. Commun.*, **316**, 1050（2004）
14) Y. Naito *et al.*, *Nucleic Acids Res.*, **32**, W124（2004）
15) Y. Naito *et al.*, *BMC Bioinformatics*, **10**, 392（2009）
16) Y.-L. Chiu *et al.*, *RNA*, **9**, 1034（2003）
17) F. Czauderna *et al.*, *Nucleic Acids Res.*, **31**, 2401（2003）
18) M. Manoharan, *Biochim. Biophys. Acta*, **1489**, 117（1999）
19) Z. Y. Li *et al.*, *RNA*, **9**, 1034（2003）
20) J. B. Bramsen *et al.*, *Nucleic Acids Res.*, **37**, 2867（2009）
21) T. P. Prakash *et al.*, *J. Med. Chem.*, **48**, 4247（2005）
22) Q. Ge *et al.*, *RNA*, **16**, 118（2009）
23) J. B. Bramsen *et al.*, *Biochem. Biophys. Res. Commun.*, **329**, 1026（2005）
24) Y.-L. Chiu *et al.*, *Mol. Cell*, **10**, 549（2002）
25) K. Ui-Tei *et al.*, *Front. Genet.*, **3**, 101（2012）
26) K. Ui-Tei *et al.*, *Nucleic Acids Res.*, **36**, 2136（2008）
27) H. Iribe *et al.*, *ACS Omega*, **2**, 2055（2017）
28) I. V. Chernikov *et al.*, *Mol. Ther. Nucleic Acids*, **6**, 209（2017）
29) A. Gandioso *et al.*, *Chem. Commun.*, **53**, 2870（2017）
30) B. Fang *et al.*, *Biochimie*, **95**, 251（2013）

31) M. Manoharan, TIDES (2014); [online] http://www.alnylam.com/web/assets/ALNY-ESC-GalNAc-siRNA-TIDES-May2014-Capella.pdf

32) K. G. Rajeev *et al.*, *Chembiochem*, **16**, 903 (2015)

33) Y. Ma *et al.*, *ACS Chem. Biol.*, **6**, 962 (2011)

34) M. E. Kleinman *et al.*, *Nature*, **452**, 591 (2008)

35) L. Cekaite *et al.*, *J. Mol. Biol.*, **365**, 90 (2007)

36) M. Robbins *et al.*, *Mol. Ther.*, **15**, 1663 (2007)

37) J. Krol *et al.*, *Nat. Rev. Genet.*, **11**, 597 (2010)

38) H. Ling *et al.*, *Nat. Rev. Drug Discov.*, **12**, 847 (2015)

39) W. P. Kloosterman & R. H. Plasterk, *Cell*, **11**, 441 (2006)

40) N. Bushati & S. M. Cohen, *Annu. Rev. Cell Dev. Biol.*, **23**, 175 (2007)

41) C. M. Croce, *N. Engl. J. Med.*, **358**, 502 (2008)

42) G. A. Calin *et al.*, *Proc. Natl. Acad. Sci. U.S.A.*, **99**, 15524 (2002)

43) K. Rai *et al.*, *Mol. Cancer Ther.*, **10**, 1720 (2011)

44) H. Hibio *et al.*, *Sci. Rep.*, **2**, 996 (2012)

45) Z. Wang, MicroRNA and Cancer, p.211, Humana Press (2011)

46) J. Krützfeldt *et al.*, *Nature*, **438**, 685 (2005)

47) K. A. Lennox *et al.*, *Gene Ther.*, **18**, 1111 (2011)

48) J. Ariyoshi *et al.*, *Bioconjug. Chem.*, **26**, 2454 (2015)

49) J. Ariyoshi *et al.*, *Chem. Lett.*, **46**, 1265 (2017)

50) J. Ariyoshi *et al.*, *Nucleic Acids Ther.*, **27**, 303 (2017)

51) S. Obad *et al.*, *Nat. Genet.*, **43**, 371 (2011)

52) D. Scott *et al.*, *Nucleic Acids Res.*, **34**, 2294 (2006)

53) L. M. Wee *et al.*, *Cell*, **151**, 1055 (2012)

54) B. Cornélie *et al.*, *J. Biol. Chem.*, **279**, 15124 (2004)

55) K. R. Reddy, *Cancer Cell Int.*, **15**, 38 (2015)

第9章　核酸コンジュゲートの合成

新貝恭広[*1]，藤井政幸[*2]

はじめに

　核酸コンジュゲートは遺伝子サイレンシング，ドラッグデリバリー，バイオセンシング，バイオイメージング等の多くの用途に利用されている。特に，細胞系，生体系での応用を指向した核酸医薬，ナノ粒子，高分子，デンドリマーなどの多機能化における有用性が報告されている[1]。

　小分子核酸による遺伝子サイレンシング技術は分子生物学分野では遺伝子機能解析ツールとして汎用されるようになり，医薬としての応用にも関心が高まっている[2]。小分子核酸が医薬として生体内で機能を発揮するためには，生体内で分解されずに安定で，血中滞留性，標的細胞特異性，細胞膜透過性，細胞内局在性に優れ，生体内での毒性，副作用，免疫応答を回避して，特異的かつ効率的に標的遺伝子の発現を制御しなければならない。

　これまでに核酸コンジュゲートを用いる遺伝子サイレンシングの研究例として，①血中滞留性，ヌクレアーゼによる分解耐性を向上させるポリエチレングリコール（PEG）[3]やヒアルロン酸[4]，②細胞膜透過性を向上させるコレステロール[5]，長鎖脂肪酸[6]，ポリアミン[7]，膜透過性ペプチド（CPP）[8]，③特定の細胞への標的デリバリーを可能にする GalNac[9]，α-トコフェロール（ビタミン E）[10]，葉酸[11]，cRGD ペプチド[12]，ガストリン放出ペプチド[13]，インスリン様成長ホルモン受容体結合ペプチド[14]，RNA アプタマー[15]，抗体[16]，④細胞内トラフィッキングを制御するタンパク質輸送シグナルペプチド[17]などが報告されている。

　これらの精巧な機能を備えた核酸医薬として核酸コンジュゲートへの注目が集まる中，本稿では合成化学的な見地から実用性，汎用性に重きを置きながら核酸コンジュゲート合成法を整理，分類し，それぞれの合成戦略上の特徴についてまとめてみたい。

1　液相合成法

1.1　クリック反応

　銅(I)触媒存在下または非存在下におけるアルキンとアジドとの［3＋2］双極子付加環化反応（Huisgen 付加環化反応）[18]，いわゆるクリックケミストリーは様々なコンジュゲート合成に汎用されるようになり，核酸コンジュゲート合成においても非常に有用である[19]（図1）。アジド基

　＊1　Yasuhiro Shinkai　近畿大学大学院　産業理工学研究科　産業理工学専攻
　＊2　Masayuki Fujii　近畿大学　産業理工学部　生物環境化学科　教授

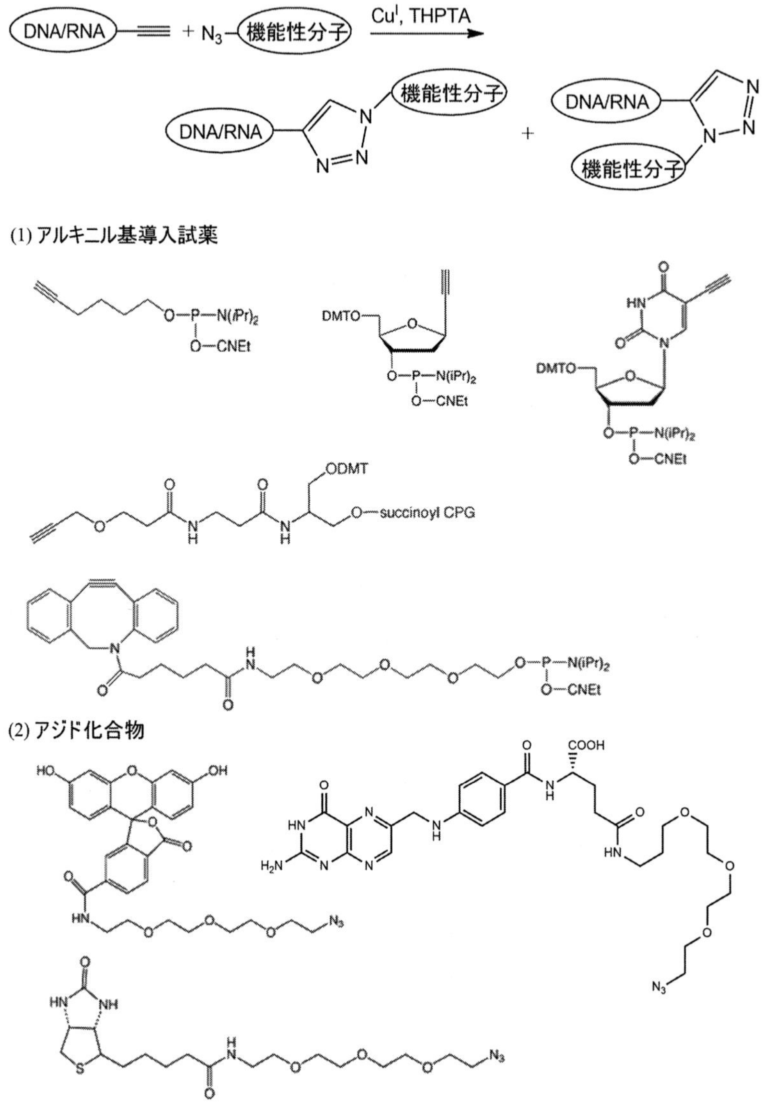

中分子創薬に資するペプチド・核酸・糖鎖の合成技術

図1 クリック反応と市販関連試薬

は3価リン化合物と反応するため，通常，核酸側をアルキンで修飾し，相手分子側をアジド基で修飾する。反応は官能基選択性，反応効率ともに高く，今では多くの関連試薬が市販されているので，実用的な価値は高い。ただし，付加生成物には2つの位置異性体を生じる可能性があり，機能的な影響も考慮する必要がある。

1. 2　二価性リンカーを用いるフラグメント縮合法

　異なる2つの官能基を持つ二価性試薬をリンカーとして2つの分子を液相中でつなぐ方法は

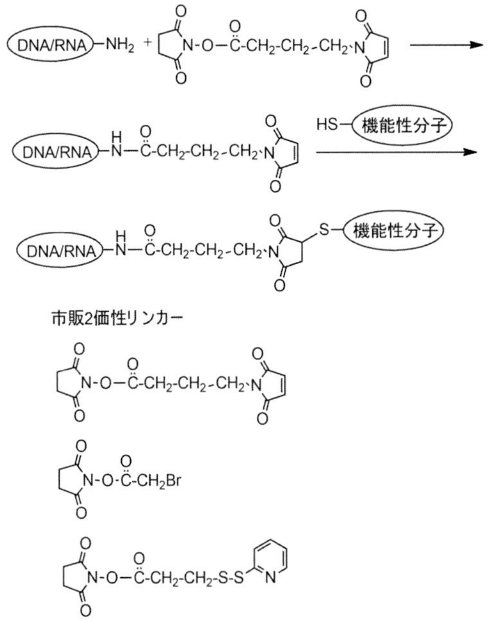

第9章　核酸コンジュゲートの合成

DNA/RNA–NH₂ + （市販2価性リンカー）

HS–機能性分子

DNA/RNA

市販2価性リンカー

図2　液相フラグメントカップリング反応と市販2価性リンカー

タンパク質などのコンジュゲート合成法として古くから利用され，核酸コンジュゲート合成にも利用されている[20]（図2）。様々な二価性試薬が市販されており，核酸および相手分子のどの官能基を利用するかによって選択することができる。

　例えば，核酸フラグメントをアミノ基で修飾し，20〜50倍等量の二価性試薬と室温で10時間程度反応させる。余剰の試薬を除去するためにゲル濾過カラムを用いて精製する。得られた生成物を濃縮した後，10〜20倍等量の相手分子とやはり室温で10時間程度反応させる。もう一度，ゲル濾過カラムまたは高速液体クロマトグラフにより分離精製して，目的のコンジュゲート体を得る。過剰の化合物と長い反応時間を必要とし，二度の分離精製のために目的物の収率が低いのが欠点である。通常，2つのフラグメントは保護基を持たないものが用いられるので反応性の官能基が複数存在するような分子では複数箇所で反応してしまう恐れが強く，カチオン性の分子は核酸分子と静電的に会合してしまうために反応がうまく進行しないこともある。

1.3　ネイティブライゲーション法

　核酸および相手分子中の反応点を限定できる方法として Gait 等によってネイティブライゲーション法が報告されている[21]。図3に示すアミダイト誘導体 **1**（Glen Research 社から販売）を用いて DNA の5'-末端を S-SBu 化システイン誘導体で修飾し，C-末端をベンジルチオエステル化したペプチドフラグメントと液相中で反応させる。システイン誘導体のジスルフィド結合はジチオスレイトール（DDT）存在下に還元的にチオール基を遊離し，ペプチドの C-末端と反応

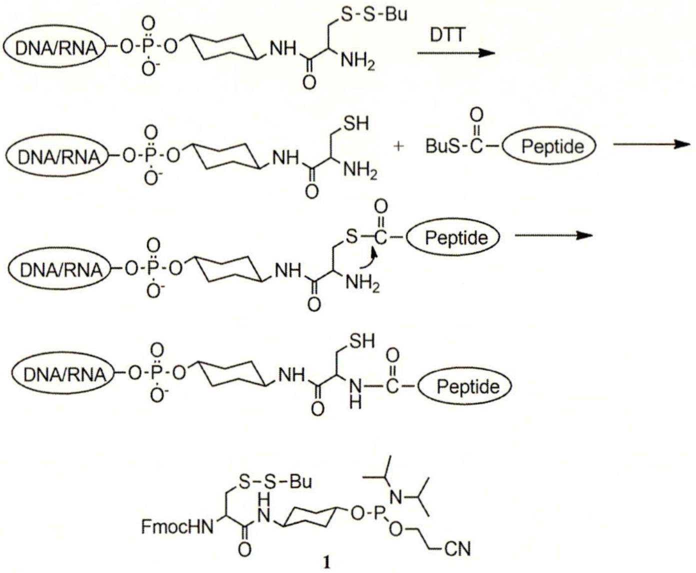

図3　ネイティブライゲーションによるDNA-ペプチドコンジュゲートの合成

してチオエステルを生成する。続いて，システインのアミノ基が分子内でチオエステル結合を攻撃して安定なアミド結合を形成する。この方法ではペプチド中に別のシステインやリジンなどが存在すると副反応を起こしやすいという制限はあるが比較的小さな核酸とペプチドフラグメントどうしのコンジュゲート合成法としては従来法に比べて汎用性の高い方法である。

1. 4　オキシム，ヒドラゾン形成反応

　ホルミル基またはケト基で修飾した核酸とアルコキシアミン誘導体またはヒドラジン誘導体と反応させると，それぞれオキシム，ヒドラゾンを形成して核酸コンジュゲートが生成する[22]。核酸をカルボニル基で修飾するための市販試薬は限られているが，過ヨウ素酸による酸化等を利用して化学修飾を施すことができればその応用範囲は広がる。Stetsenko等はこの方法でDNA-ペプチドコンジュゲートを合成している[23]（図4）。

2　固相合成法

2. 1　ホスホアミダイト法

　核酸自動合成機によるオリゴDNAおよびRNAの合成はシアノエチルホスホアミダイト法に基づいて行われているため，コンジュゲートする分子の官能基をアンモニア処理により脱保護可能なアシル基やフッ化物試薬により脱保護可能なシリル基で保護できる場合には，シアノエチルホスホアミダイト誘導体に変換して，核酸自動合成機上で用いるのが最も効率的で便利である。

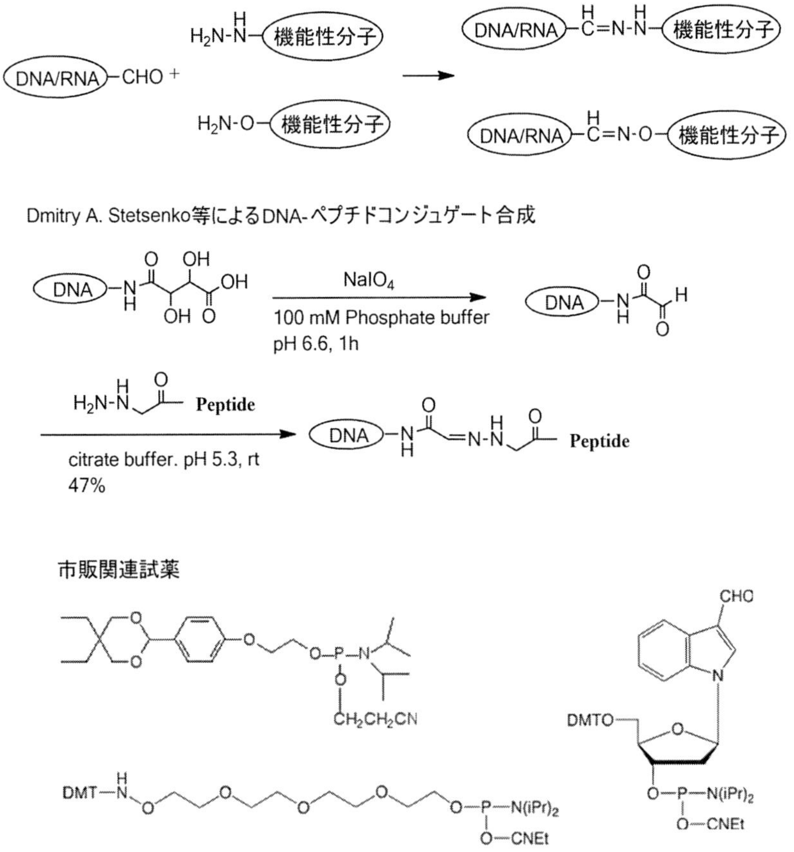

第9章　核酸コンジュゲートの合成

図4　オキシム，ヒドラゾン形成反応と市販関連試薬

現在，そのようなアミダイト試薬が多種類市販されており，核酸の 5'-末端，3'-末端，中間部位
に各種機能性分子をコンジュゲートすることが可能である[24]。図5にその一例を示す。

2．2　タンデム合成法

　核酸-ペプチドコンジュゲートの合成法として，固相担体上で核酸とペプチドを順次合成する
タンデム合成法が研究されてきた。自動合成装置を用いて任意のアミノ酸配列を有するペプチド
が核酸の任意の部位でコンジュゲートできれば理想的であるが，DNA 自動合成とペプチド自動
合成のプロトコルの違いから両者を連続的に合成するにはかなりの工夫が必要とされる。

直列合成法

　水酸基を持つリンカーで修飾した固相担体 CPG（controlled pore glass）に，まずペプチドを
Boc 法または Fmoc 法で合成する。続いて，ω-ヒドロキシカルボン酸を反応させてもう一度水
酸基を末端に導入する。その水酸基をきっかけとしてアミダイト法により DNA/RNA を合成す
る。ペプチドと DNA/RNA の合成は自動合成装置を用いることが可能である。ただし，後半の

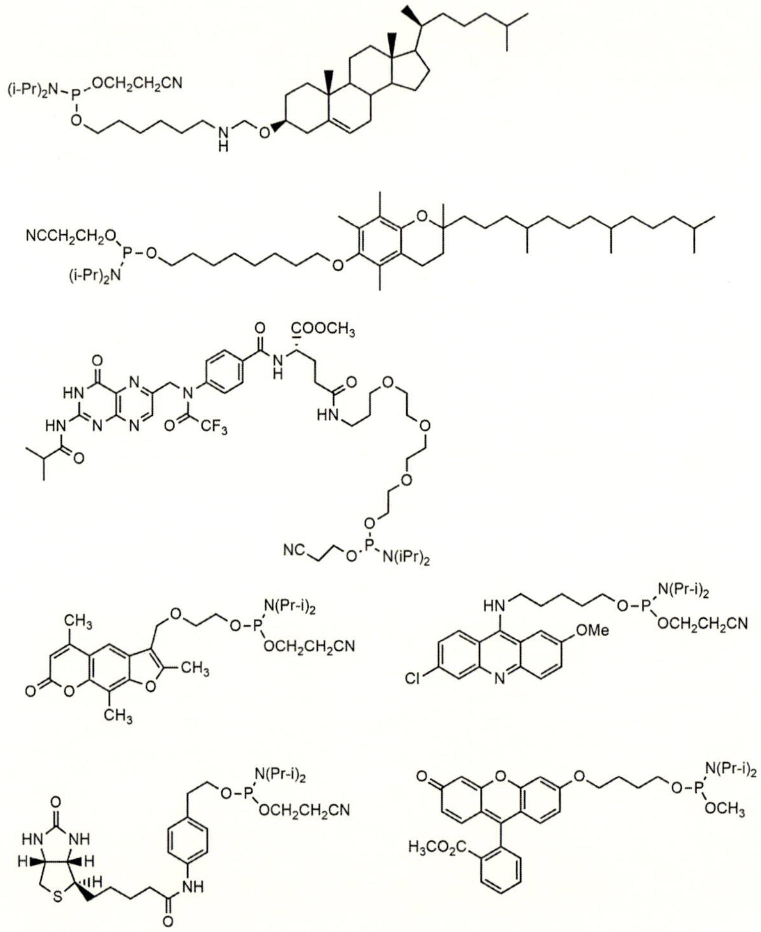

中分子創薬に資するペプチド・核酸・糖鎖の合成技術

図5　市販シアノエチルホスホアミダイト試薬

DNA/RNA 合成プロトコルは酸である3%トリクロロ酢酸（TCA）溶液による脱ジメトキチトリチル（DMT）化，テトラゾールを活性化剤とするカップリング，無水酢酸／ピリジン溶液によるキャッピング，0.1 M ヨウ素水による酸化という一連の過程を含んでおり，ペプチド中のアミノ酸側鎖の保護基はこれらの反応条件下に安定で，かつ，最終の濃アンモニア水処理（60℃，12 時間）により脱離するものでなくてはならない。

Haralambidis 等は図6に示す方法で HIV 膜貫通タンパク質 gp41 由来の 17 量体ペプチド（AVGAIGALFLGFLGAAG）をオリゴ DNA にコンジュゲートさせることに成功している[25]。この方法で数種の DNA-ペプチドコンジュゲート体 **15**，**16**，**17** の合成が報告されている。これらのペプチド中リジン（K）の ε-アミノ基の保護には（4,4-ジメチル-2,6-ジオクソシクロヘキシ-1-リデン）エチル（dde）基（エタノールアミンで脱離），フルオレニルメチルオキシカルボニル（fmoc）基（濃アンモニア水で脱離），t-ブチルオキシカルボニル（boc）基がそれぞれ用

204

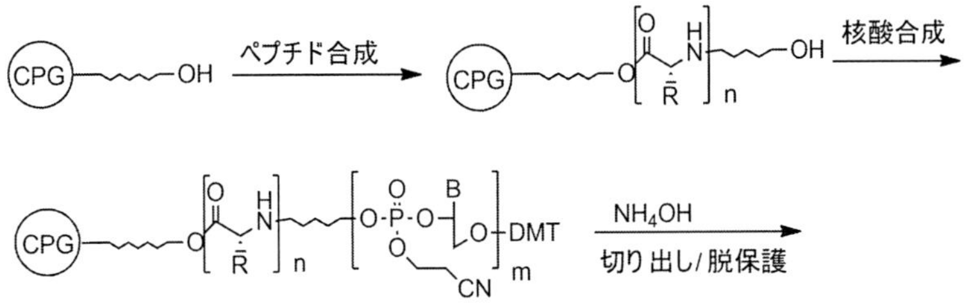

第 9 章　核酸コンジュゲートの合成

5'-CACCGACGGCGC-3'-O-(CH$_2$)$_9$-CO-LKKLLKKLLKKL-NH(CH$_2$)$_2$OH

15

5'-AGCCCAGCTCAGCTC-3'-O-(CH$_2$)$_6$-NHCO(CH$_2$)$_2$CONH-QAKKKLDK-OH

16

5'-GGTCTTCACAACATCTGTGATGTCAGCAGG-3'-O-(CH$_2$)$_6$-NHCO(CH$_2$)$_2$CONH-
AKAKAKAKAKA-OH

17

図 6　固相直列合成法

いられている。また，**16** のアスパラギン酸（D）の β-カルボキシル基はフルオレニルメチル
（fm）基で保護されており，濃アンモニア水処理による固相担体からの切り出しと同時に脱保護
される。

並列合成法

　CPG 固相担体に最初に水酸基とアミノ基の両方を持つ枝分かれリンカーを導入して DNA/
RNA 合成とペプチド合成を並列に行う方法である。そのための固相担体も市販されている。図
7 に示すとおり，Azhyev 等は 15 量体ホスホロチオエート DNA（TGGCGTCTTCCATTT）と
カポジ繊維芽細胞成長因子由来 16 量体膜透過性ペプチド（AAVALLPAVLLALLAP）のコン
ジュゲートなど数種の合成に成功している[26]。コンジュゲート体 **18** の合成においては，ペプチ
ド中のアミノ酸側鎖には保護基を必要としない。一方，コンジュゲート体 **19** と **20** の合成にお
いてはリジン（K）の側鎖 ε アミノ基にはトリフルオロアセチル（tfa）基を用い，アルギニン
（R）の導入にはメトキシトリチル基で保護したオルニチンをまず導入して，DNA 合成前にその
側鎖アミノ基を Fmoc 保護したグアニジル基に変換するという手法をとっている。その他のアミ
ノ酸側鎖は無保護のまま用いている。

　前述の直列法の場合，ペプチドの配列によってはその二次構造が後半の DNA/RNA 合成の収
率に影響を与える可能性があるが，並列法ではそういった問題が解消される。しかしながら，ア
ミノ酸側鎖上の保護基の問題は直列法と同様で，任意のアミノ酸組成，配列を有するペプチドの
コンジュゲート合成は難しい。

2．3　フラグメントカップリング法

　アミダイト法およびタンデム合成法の合成化学上の限界を克服するブレイクスルーとして，

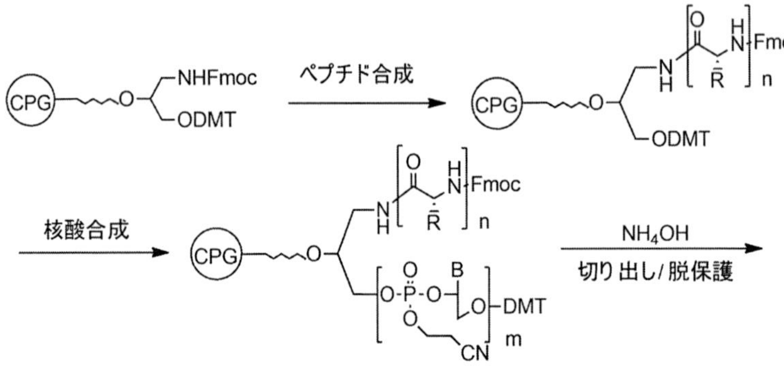

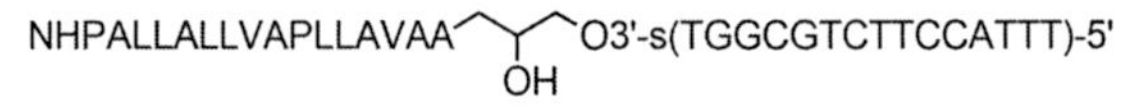

中分子創薬に資するペプチド・核酸・糖鎖の合成技術

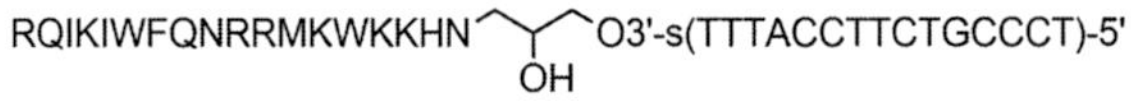

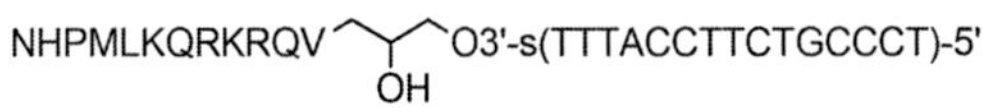

図7　固相並列合成法

CPG上で自動合成した化学修飾核酸フラグメントを相手分子とカップリングする方法が報告されており，固相担体上で行うことにより反応，精製の操作が簡便であり，純度の高い生成物を得られやすい点で利点がある。特に，任意のアミノ酸組成，配列を有するペプチドフラグメントと特定の部位でカップリングすることを可能にする点で優れている。

　筆者等が報告した方法では，固相担体上でアミノ基修飾核酸フラグメントを合成し，アミノ基を有する相手分子と固相上でジイソシアナトアルカンまたはジカルボニルイミダゾールをリンカーとして縮合させる[27]（図8）。最終的にアンモニア処理により，固相からの切り出しと脱保護を行う。ペプチドをコンジュゲートする場合には部分的に保護したペプチドフラグメントを用いる。ペプチド中の水酸基，カルボキシル基，イミダゾリル基はアミノ基より求核性が弱く，無保護のままでよい。保護すべきリジンのアミノ基はトリフルオロアセチル基で，システインのチオール基はアセチル基でそれぞれ保護する。アルギニンのグアニジル基はpKaが高く，カップリング反応の条件下ではプロトン化されているので通常無保護のまま用いて差し支えない。すなわち，リジンとシステインの側鎖以外は無保護のまま反応に用いることができ，任意のアミノ酸を含むペプチドとのコンジュゲート体を得ることができる。また，この方法を利用すればペプチドに限らず，多くの官能基を有する分子とのコンジュゲート体も比較的簡便に合成できる。例えば，アミノ基を有する糖誘導体も水酸基を保護することなく用いることができる。

　クリック反応も固相上で行うことができ，反応後の銅触媒の除去や精製操作を簡便にする利点がある[28]。

206

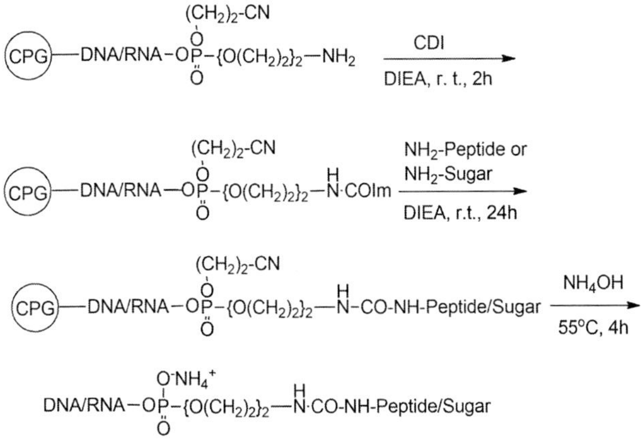

第 9 章　核酸コンジュゲートの合成

(CH$_2$)$_2$-CN

CPG—DNA/RNA—OP-{O(CH$_2$)$_2$}$_2$—NH$_2$ $\xrightarrow[\text{DIEA, r. t., 2h}]{\text{CDI}}$

(CH$_2$)$_2$-CN

CPG—DNA/RNA—OP-{O(CH$_2$)$_2$}$_2$—N-COIm $\xrightarrow[\text{DIEA, r.t., 24h}]{\text{NH}_2\text{-Peptide or} \atop \text{NH}_2\text{-Sugar}}$

(CH$_2$)$_2$-CN

CPG—DNA/RNA—OP-{O(CH$_2$)$_2$}$_2$—N-CO-NH-Peptide/Sugar $\xrightarrow[\text{55}^\circ\text{C, 4h}]{\text{NH}_4\text{OH}}$

O$^-$NH$_4^+$

DNA/RNA—OP-{O(CH$_2$)$_2$}$_2$—N-CO-NH-Peptide/Sugar

ペプチドフラグメント上の保護基:
-NHtfa (Lys), -SAc (Cys)
フリー: -OH (Ser, Thr), -COOH(Asp, Glu), -CONH$_2$ (Asn, Gln),
-guanidiny l(Arg), -imidazolyl (His)

図 8　固相フラグメントカップリング

文　　　献

1) (a) K. Lu *et al.*, *Bioconjug. Chem.*, **21** (2), 187 (2010); (b) R. L. Juliano *et al.*, *Acc. Chem. Res.*, **45** (7), 1067 (2012); (c) R. L. Juliano *et al.*, *Nucleic Acids Res.*, **44** (14), 6518 (2016)

2) (a) J. Winkler, *Ther. Deliv.*, **4** (7), 791 (2013); (b) J. H. Jeong *et al.*, *Bioconjug. Chem.*, **20** (1), 5 (2009); (c) H. Baigude *et al.*, *Chembiochem*, **10** (15), 2449 (2009); (d) M. Gooding *et al.*, *Eur. J. Pharm. Biopharm.*, **107**, 321 (2016)

3) T. G. Park *et al.*, *J. Control. Release*, **116**, 123 (2006)

4) (a) K. Park *et al.*, *Bioconjug. Chem.*, **24** (7), 1201 (2013); (b) H. Mok *et al.*, *Bioconjug. Chem.*, **18** (5), 1483 (2007); (c) Y. L. Jang *et al.*, *J. Nanosci. Nanotechnol.*, **14** (10), 7388 (2014)

5) (a) S. C. Wong *et al.*, *Nucleic Acids Ther.*, **22** (6), 380 (2012); (b) M. A. Zenkova *et al.*, *Mol. Ther. Nucleic Acids*, **6**, 209 (2017); (c) M. Raouane *et al.*, *Bioconjug. Chem.*, **23** (6), 1091 (2012)

6) (a) J. Soutschek *et al.*, *Nature*, **432** (7014), 173 (2004); (b) C. Wolfrum *et al.*, *Nat. Biotechnol.*, **25** (10), 1149 (2007); (c) T. S. Zimmermann *et al.*, *Nature*, **441** (7089), 111 (2006); (d) A. Akinc *et al.*, *Nat. Biotechnol.*, **26** (5), 561 (2008)

7) (a) R. Noir *et al.*, *J. Am. Chem. Soc.*, **130** (40), 13500 (2008); (b) J. Winkler *et al.*, *Eur. J. Med. Chem.*, **44** (2), 670 (2009); (c) M. Menzi *et al.*, *Future Med. Chem.*, **7** (13), 1733 (2015)

8) (a) H. F. Said *et al.*, *Cell. Mol. Life Sci.*, **67** (5), 715 (2010); (b) A. van den Berg

中分子創薬に資するペプチド・核酸・糖鎖の合成技術

et al., Curr. Opin. Biotechnol., **22** (6), 888 (2011); (c) A. Eguchi *et al.*, *Trends Pharmacol. Sci.*, **30** (7), 341 (2009); (d) J. M. Gump *et al.*, *J. Biol. Chem.*, **285** (2), 1500 (2010); (e) S. Lindberg *et al.*, *Ther. Deliv.*, **2** (1), 71 (2011); (f) T. S. Zatsepin *et al.*, *Curr. Pharm. Des.*, **11** (28), 3639 (2005)

9) (a) Y. Huang, *Mol. Ther. Nucleic Acids*, **6**, 116 (2017); (b) O. Khorev *et al.*, *Bioorg. Med. Chem.*, **16** (9), 5216 (2008)

10) (a) K. Nishina *et al.*, *Mol. Ther.*, **16** (4), 734 (2008); (b) Y. Uno *et al.*, *Hum. Gene Ther.*, **22** (6), 711 (2010)

11) (a) S. H. Kim *et al.*, *Bioconjug. Chem.*, **17** (1), 241 (2006); (b) C. Dohmen *et al.*, *Mol. Ther. Nucleic Acids*, **1**, e7 (2012)

12) (a) M. R. Alam *et al.*, *Bioconjug. Chem.*, **22** (8), 1673 (2011); (b) S. He *et al.*, *Drug Deliv.*, **24** (1), 471 (2017); (c) A. Bianchi *et al.*, *Org. Biomol. Chem.*, **13** (27), 7530 (2015); (d) X. Liu *et al.*, *Nucleic Acids Res.*, **42** (18), 11805 (2014)

13) (a) X. Ming *et al.*, *Nucleic Acids Res.*, **38** (19), 6567 (2010); (b) R. L. Juliano *et al.*, *J. Drug Target.*, **21** (1), 27 (2013); (c) X. Ming, *Expert Opin. Drug Deliv.*, **8** (4), 435 (2011)

14) (a) G. Cesarone *et al.*, *Bioconjug. Chem.*, **18** (6), 1831 (2007); (b) *ibid.*, *J. Cell. Biochem.*, **98** (2), 440 (2006)

15) (a) J. P. Dassie *et al.*, *Ther. Deliv.*, **4** (12), 1527 (2013); (b) X. Li *et al.*, *J. Control. Release*, **171** (2), 152 (2013); (c) S. Kruspe *et al.*, *Biomedicines*, **5** (3), pii: E45 (2017); (d) K. D. Tawiah *et al.*, *Biomedicines*, **5** (3), pii: E51 (2017); (e) M. Takahashi *et al.*, *Adv. Exp. Med. Biol.*, **848**, 211 (2015)

16) (a) X. Ming *et al.*, *Adv. Drug Deliv. Rev.*, **87**, 81 (2015); (b) E. L. Sievers *et al.*, *Ann. Rev. Med.*, **64**, 15 (2013); (c) B. Schneider *et al.*, *Nucleic acids*, **1**, e46 (2012); (d) Y. Ma *et al.*, *Chem. Biol.*, **6**, 962 (2011)

17) (a) M. Fujii *et al.*, *Org. Biomol. Chem.*, **3**, 3257 (2005); (b) *ibid.*, *Nucleic Acid Therapeutics*, **27** (3), 168 (2017); (c) *ibid.*, *Bioorg. Med. Chem. Lett.*, **17**, 6576 (2007); (d) *ibid.*, *Curr. Org. Chem.*, **13**, 1366 (2009); (e) R. L. Juliano *et al.*, *Nucleic Acid Ther.*, **24** (2), 101 (2014)

18) (a) R. Huisgen *et al.*, *Proc. Chem. Soc.*, 357 (1961); (b) *ibid*, *Angew. Chem. Int. Ed. Engl.*, **2**, 565 (1963)

19) (a) A. H. El-Sagheer *et al.*, *Chem. Soc. Rev.*, **39** (4), 1388 (2010); (b) M. Jezowska *et al.*, *Bioconjug. Chem.*, **27** (11), 2620 (2016); (c) T. Yamada *et al.*, *J. Org. Chem.*, **76** (5), 1198 (2011); (d) E. Lallana *et al.*, *Angew. Chem. Int. Ed. Engl.*, **50** (38), 8794 (2011); (e) *ibid.*, *Pharm. Res.*, **29** (1), 1 (2012); (f) L. Li *et al.*, *Molecules*, **21** (10), pii: E1393 (2016)

20) 北川常廣, 有機合成化学協会誌, **42**, 283 (1984)

21) D. A. Stetsenko & M. J. Gait, *J. Org. Chem.*, **65**, 4900 (2000)

22) (a) K. Dominik *et al.*, *Chem. Rev.*, **117** (15), 10358 (2017); (b) E. Mastrobattista *et al.*, *Bioconjug. Chem.*, **20** (7), 1281 (2017); (c) I. S. Carrico *et al.*, *Chem. Soc. Rev.*,

第9章　核酸コンジュゲートの合成

37, 1423（2008）

23) (a) D. A. Stetsenko *et al.*, *Bioconjug. Chem.*, **13**（4）, 822（2002）; (b) *ibid.*, *Bioorg. Med. Chem. Lett.*, **14**（3）, 801（2004）; (c) *ibid.*, *Tetrahedron Lett.*, **46**, 3191（2005）

24) (a) H. Lönnberg *et al.*, *Bioconjug. Chem.*, **20**（6）, 1065（2009）; (b)　ビオチン：S. L. Beaucage *et al.*, *Tetrahedron*, **49**, 1925（1993）; (c)　蛍光色素：A. J. Cocuzza, *Tetrahedron Lett.*, **30**, 6287（1989）; (d) 金属キレート剤：F. Schubert *et al.*, *Nucleic Acid Res.*, **18**, 3427（1990）; (e) 光架橋剤：A. A. Modac *et al.*, *J. Am. Chem. Soc.*, **113**, 283（1991）; (f) インターカレーター：U. Pieles *et al.*, *Nucleic Acid Res.*, **17**, 285（1989）; (g)　コレステロール：N. T. Thoung *et al.*, *Tetrahedron Lett.*, **29**, 5905（1988）; (h) α-Tocopherol：C. MacKellar *et al.*, *Nucleic Acid Res.*, **20**, 3411（1992）; (i) 葉酸：D. W. Will *et al.*, *Tetrahedron Lett.*, **33**, 2729（1992）

25) (a) J. Haralambidis *et al.*, *Bioconjug. Chem.*, **6**, 43（1995）; (b) *ibid.*, *Bioconjug. Chem.*, **5**（4）, 373（1994）; (c) *ibid.*, *Bioconjug. Chem.*, **9**（4）, 466（1998）; (d) *ibid.*, *Nucleic Acids Res.*, **18**（3）, 493（1990）

26) (a) A. Azhayev *et al.*, *Helvetica Chimica Acta*, **82**, 2130（1999）; (b) *ibid.*, *Tetrahedron Lett.*, **41**, 9113（2000）; (c) *ibid.*, *Nucleosides Nucleotides Nucleic Acids*, **20**（4-7）, 539（2001）

27) (a) M. Fujii *et al.*, *Org. Lett.*, **5**, 2623（2003）; (b) *ibid.*, *Bioorg. Med. Chem. Lett.*, **15**, 167（2005）; (c) *ibid.*, *Front. Org. Chem.*, **1**, 229（2005）

28) (a) V. Castro *et al.*, *Comb. Sci.*, **18**（1）, 1（2016）; (b) M. Wenska *et al.*, *Nucleic Acids Res.*, **39**（20）, 9047（2011）; (c) V. M. Farzan *et al.*, *Bioconjug. Chem.*, **28**（10）, 2599（2017）

第10章　塩基部無保護ホスホロアミダイト法による核酸合成

清尾康志[*1], 大窪章寛[*2]

1　塩基部無保護核酸合成法の有用性

アデニン（A），グアニン（G），シトシン（C）などの核酸塩基は求核性のあるアミノ基を有する。そのため，ホスホロアミダイト法や H-ホスホネート法などの核酸合成法では，ホスホロアミダイト試薬や H-ホスホネート試薬のリン原子が核酸塩基のアミノ基と副反応することを防ぐために，アミノ基はアシル系の保護基で保護されている。

アミノ基に導入したアシル基はオリゴヌクレオチド合成の最終段階でアンモニアやアミンなど求核性のあるアミンやアルカリを作用させて脱保護する必要があるため，オリゴヌクレオチドにこれら求核剤に対して不安定な修飾基を導入しようとした場合，保護基の脱保護と同時に修飾基が分解してしまうという問題が生じる。また，デオキシアデノシンの場合，アミノ基をアシル基で保護することにより酸性条件下でのデプリネーションが促進されるというデメリットもある[1]。したがって，塩基部のアミノ基に保護基を導入せずとも，5'水酸基選択的にリン原子を反応させることができれば，アミンに対して不安定な修飾核酸の合成などに有用であると期待される。

そのような目的のために開発されたのが塩基部無保護核酸合成法である。塩基部無保護核酸合成法としては，和田らにより報告された塩基部無保護 H-ホスホネート法[2]と，大窪らにより報告された塩基部無保護ホスホロアミダイト法[3,4]がある。本章では塩基部無保護ホスホロアミダイト法についてその反応条件を解説する。塩基部無保護法を実施するための応用例[5]や実験プロトコール[6]については既報の総説を参照いただきたい。

2　塩基部無保護ホスホロアミダイト法の概略

塩基部無保護ホスホロアミダイト法の概略を図1に示す。固相担体上にリンカーを介して固定化したヌクレオシドユニット（**1**，リンカーについては後述する）に対し，塩基部のアミノ基が遊離のホスホロアミダイト試薬（**2**）を通常の活性化剤とは異なるアルコール型の活性化剤を用いて縮合する（STEP 1）。この反応は5'水酸基に選択性を示し，ヌクレオシド残基が導入され

＊1　Kohji Seio　東京工業大学　生命理工学院　准教授

＊2　Akihiro Ohkubo　東京工業大学　生命理工学院　准教授

第 10 章　塩基部無保護ホスホロアミダイト法による核酸合成

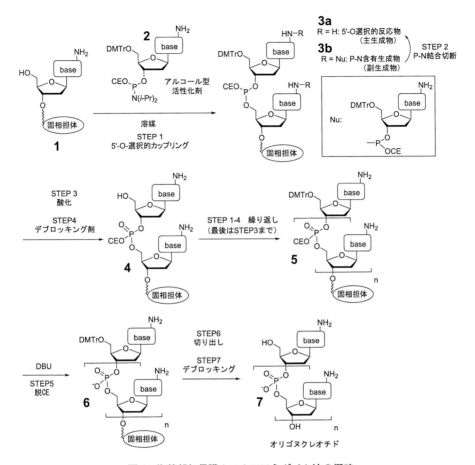

図 1　塩基部無保護ホスホロアミダイト法の概略

た **3a** を主生成物として与える。この際に少量副生する核酸塩基部にヌクレオシド残基が導入された **3b** は，後述する P-N 結合切断反応（STEP 2）により目的とする **3a** に変換することができる。その後，一般的なホスホロアミダイト法と同様の手法により，**3a** のインターヌクレオチド結合の酸化（STEP 3）と DMTr 基の脱保護（STEP 4）を行い中間体 **4** へと変換した後，STEP 1 から STEP 4 を必要回数繰り返し鎖伸長する。その後，求核性を持たないアミンである DBU によりシアノエチル基を除去し（STEP 5），最後に固相担体からの切り出し（STEP 6）と DMTr 基の脱保護（STEP 7）を行い目的とするオリゴヌクレオチドを合成する。

以下の各節では塩基部無保護ホスホロアミダイト法を実施する上で重要な STEP 1, 2, 5, 6 および，用いる試薬について解説する。

3 STEP 1：5'-O-選択的カップリング

3. 1 塩基部無保護ホスホロアミダイト試薬（**2**）の合成

塩基部無保護ホスホロアミダイト試薬をヌクレオシドから合成する方法がLestingerらにより報告[7]されているが反応条件の制御が煩雑である。一方，筆者らは化合物 **2** を，安価に入手可能な塩基部が保護されたホスホロアミダイト試薬のアシル基をはずして合成する方法を考案した[8]（図2）。例えば塩基部のアミノ基がベンゾイル基で保護されたデオキシシチジン（**8a**），デオキシアデノシン（**8b**）およびイソブチリルデオキシグアノシン（**8c**）に対し，メチルアミンのTHF溶液を室温で反応させることにより，塩基部無保護ホスホロアミダイト試薬（**2a-c**）を合成する。チミジンは元々塩基部に保護基を必要としないため，市販のチミジンホスホロアミダイト試薬をそのまま用いる。

3. 2 アルコール型活性化剤による5'-O-選択的カップリング反応

塩基部無保護ホスホロアミダイト法を一般的な $1H$-テトラゾール（Tet）を用いて行うと塩基部への副反応が顕著に進行し[9]，目的とする核酸を合成することができない。そこで，図3に示すアルコール型活性化剤が大窪らにより開発された。それらの活性化能力および5'水酸基に対する選択性は，固相担体上に固定化したチミジンに対し，塩基部無保護ホスホロアミダイト試薬（**2a-c**）を反応させることにより評価した。図3にはアルコール型活性化剤[5]として1-ヒドロキシベンゾトリアゾール（HOBt），6-トリフルオロメチル-1-ヒドロキシベンゾトリアゾール（HO^{tf}Bt），1-ヒドロキシ-6-ニトロベンゾトリアゾール（HO^{n}Bt），2,4-ジニトロフェノール（DNP）を示した。また，比較のために水酸基を持たないイミダゾールトリフラート（IMT），5-ニトロベンゾイミダゾールトリフラート（NBT）を用いた例も示している。

まず，entry 1 で各活性化剤の5'水酸基選択性を比べると，HOBt，HO^{tf}Bt，HO^{n}Bt，DNP の5'水酸基選択性は各々99.2％，99.3％，99.8％，97.1％であり，IMT の77.0％よりも優れている

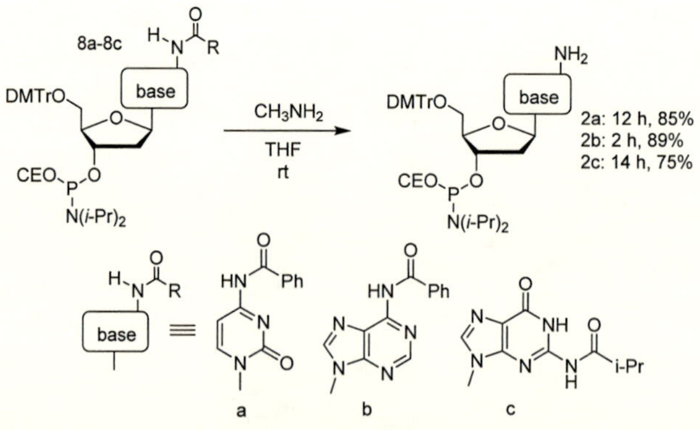

図2 塩基部保護ホスホロアミダイト試薬から塩基部無保護ホスホロアミダイト試薬への変換

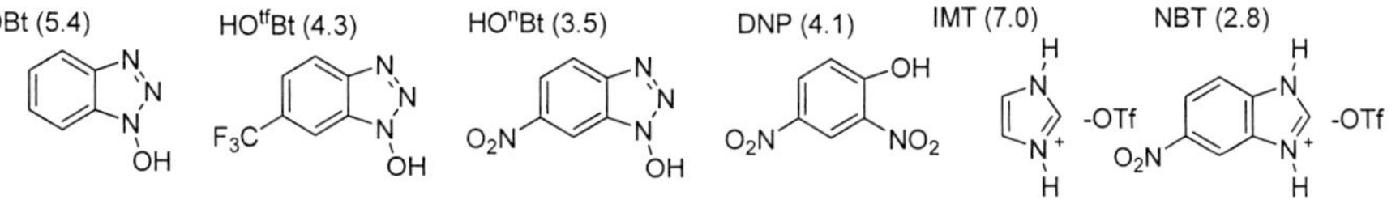

第 10 章　塩基部無保護ホスホロアミダイト法による核酸合成

	生成物	HOBt (5.4)	HO^{tf}Bt (4.3)	HO^{n}Bt (3.5)	DNP (4.1)	IMT (7.0)	NBT (2.8)
entry 1	d [AT]	99.2	99.3	99.8	97.1	77.0	99.2
entry 2	d[CT]	99.9	99.9	99.8	99.5	82.9	99.0
entry 3	d[GT]	>99.9	>99.9	>99.9	>99.9	>99.9	>99.9
entry 4	d[TAT]	>99.9	99.1	97.5	99.6	90.5	>99.9
entry 5	d[TCT]	>99.9	98.7	97.2	99.4	9.7	>99.8
entry 6	d[TGT]	>99.9	>99.9	>99.9	>99.9	>99.9	>99.9

図 3　活性化剤の構造と 5'水酸基選択的反応生成物の割合（括弧内の数字は pK_a）

ことが分かる。一方，水酸基を持たない NBT も HOBt に匹敵する 99.2%の選択性を示している。これは，酸性度の高い（pK_a の小さい）活性化剤が，核酸塩基部をプロトン化することにより塩基部アミノ基の反応性が低下する "プロトンブロック効果" である[9]。すなわち，共役酸の pK_{BH} がアデニン 4.2，シトシン 3.8，グアニン 3.3～3.6 であるため，pK_a 2.8 の NBT によりプロトン化され，塩基部の求核性が低減するのである。当初は，このプロトンブロック効果を利用した塩基部無保護核酸合成も大窪らにより検討されたが，合成する核酸が長鎖になると塩基部を全てプロトン化するのが難しく塩基部への副反応を抑制することが難しかった[9]。

　一方，HOBt，HO^{tf}Bt，HO^{n}Bt，DNP などのアルコール型活性化剤の酸性度は $1H$-テトラゾールと同等の pK_a 3.5～5.4 であり，核酸塩基部を完全にプロトン化することはできないにも関わらず高い水酸基選択性を示している。この理由としては，ホスホロアミダイト試薬を活性化剤により活性化した際に生じる中間体の化学構造の違いが考えられる。ホスホロアミダイト試薬を Tet で活性化した場合に生じる中間体は図 4a に示すように P-N 結合を有するテトラゾリド中間体である。一方，HOBt などのアルコール型活性化剤で活性化した場合（図 4b）は，P-O 結合をもつホスファイト中間体が生じる。一般に，P-O 結合は P-N 結合よりも安定であるため，ホスファイト中間体はテトラゾリド中間体よりも反応性が低いことが予想される。この点に注目し，大窪らはホスファイト中間体を経由することによる水酸基選択的反応性の向上について次のように説明している。すなわち，反応性の低いホスファイト中間体は水酸基による直接的な求核攻撃では反応せず，図 4c に示すように，水酸基のプロトンとリン原子上の孤立電子対が水素結合を形成した遷移状態を通り反応が進行する。求核剤としてアミノ基が作用する場合はアミノ基のプロトンの酸性度が水酸基のプロトンよりも低いため，リン原子との水素結合が形成されず遷移状態が安定化されない。このような理由により，アルコール型活性化剤は核酸塩基のアミノ基よりも 5'水酸基に対して高い反応性を示すと予想される。

　また，図 3 の entry 1～3 を比較すると，特に IMT の場合に顕著なように水酸基選択性はデオキシアデノシン 77%，デオキシシチジン 82.9%，デオキシグアノシン＞99%であり，この順で核酸塩基への副反応が少なくなることが分かる。このように IMT を用いた場合では 5'水酸基選

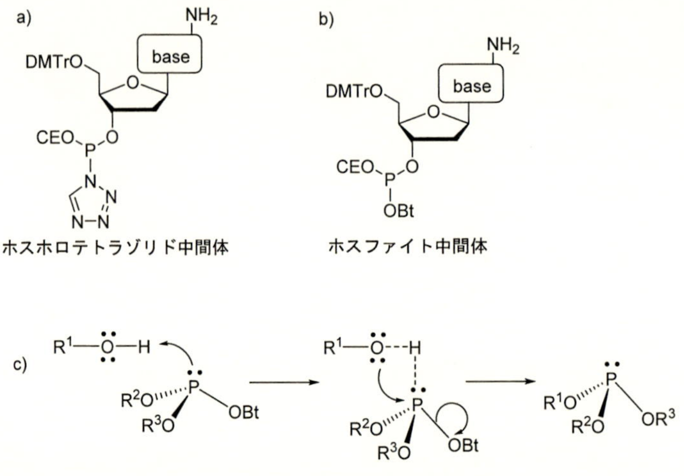

中分子創薬に資するペプチド・核酸・糖鎖の合成技術

図4 化合物2を a) Tet または b) HOBt で活性化した場合に生じる反応中間体，c) ホスファイト中間体と水酸基との予想される反応機構

択性が核酸塩基の構造により異なるのに対し，水酸基選択性はアルコール型活性化剤を用いた場合にデオキシシチジン，デオキシアデノシンについても水酸基選択性が 99.5〜99.9％，97.1〜99.8％に改善している。

4　STEP 2：P-N 結合切断反応

　上記で述べたようにアルコール型活性化剤を用いることにより，ホスホロアミダイト試薬を水酸基選択的に反応させることができる。しかし，固相合成法によるオリゴヌクレオチド合成においては，固相担体上に担持したオリゴヌクレオチドに対して大過剰のホスホロアミダイト試薬を用いるため，塩基部にホスホロアミダイト試薬が反応した副生物が生成することは避けられない。そこで，STEP 1 で副生した P-N 結合を選択的に切断する反応を STEP 2 として組み込むことで，より高純度のオリゴヌクレオチドを塩基部無保護法で合成することができる。過去にLetsinger らは塩基部アミノ基とホスホロアミダイト試薬が反応することにより生成する P-N 結合が，ピリジン塩酸塩の存在下アニリンで切断されることを報告している[7]（図5a）。この反応はピリジン塩酸塩が酸触媒として，アニリンが求核剤として働く反応である。しかし，この反応ではリン原子と核酸塩基の窒素原子との N 結合を切断して生じる化合物が，ふたたびリン原子とアニリンの窒素原子との P-N 結合をもつため，この化合物がリン供与体として働き，再度核酸塩基のアミノ基にリンが導入される平衡反応になる。

　そこで，ピリジン塩酸塩-アニリンの組み合わせに替わる，P-N 結合切断反応を見つけるために，STEP1 で用いたヒドロキシベンゾトリアゾール誘導体による P-N 結合切断反応（図5b）を評価した[6]。ヒドロキシベンゾトリアゾール誘導体は pK_a 3.5〜5.4 の酸であると同時に求核性

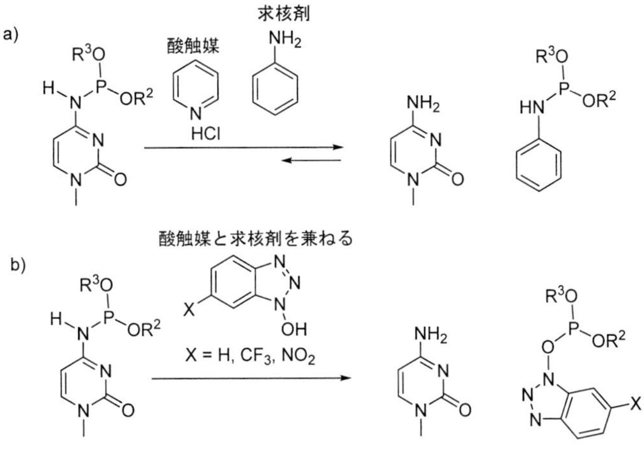

第 10 章　塩基部無保護ホスホロアミダイト法による核酸合成

図 5　P-N 結合切断反応

のある水酸基をもつため，ピリジン塩酸塩-アニリンに替わる P-N 結合切断試薬となり得ると考えた。

　反応の評価は固相担体に固定化したチミジン残基上にデオキシアデノシン，デオキシシチジンのホスホロアミダイト試薬を，水酸基選択性が低い活性化剤であるベンズイミダゾールトリフラート（BIT）を用いて反応させ二量体を形成した後に，P-N 結合切断試薬を作用させた。その後，リン原子の酸化と脱トリチル化反応を行い，最後にアンモニア水で二量体を切り出して，HPLC で目的物 d［AT］もしくは d［CT］の含有量を定量した（図 6）。

　P-N 結合切断試薬を用いない場合は d［AT］，d［CT］の含有量は各々56％，90％であり，アデノシンの方がより多く P-N 結合が生成していることが分かった。一方，Lestinger らにより報告されたピリジン塩酸塩-アニリンを用いた場合，d［AT］，d［CT］各々の場合で目的物の含有量が96％および＞99％まで改善した。さらにアルコール型の活性化剤である HOBt，HO^{tf}Bt，HO^{n}Bt について検討を加えたところ，HO^{n}Bt を用いた場合に，d［AT］の含有量が＞99％まで向上した。また，HO^{tf}Bt を用いた場合も HO^{n}Bt を用いた場合よりは若干 P-N 結合切断効率が低下するものの，d［AT］，d［CT］各々98％，＞99％と高い値を示し，これら HOBt 誘導体が STEP 1 における水酸基選択的な反応のための活性化剤としての働きと，STEP 2 における P-N 結合試薬としての働きの 2 つを併せ持つことが分かった。

　これらの結果から，塩基部無保護ホスホロアミダイト法においては次の 2 つの方法論が可能である。1 つ目の方法は，STEP 1 の活性化剤として HO^{n}Bt など高い水酸基選択性と P-N 結合切断能の両方を示す試薬のみを用い，STEP 1 と STEP 2 を同時に行う方法である。もう 1 つは STEP 1 に水酸基選択性が低い活性化剤を用いて反応を行った後に，改めて STEP 2 の P-N 結合切断反応を HO^{n}Bt を用いて行う方法である。DNA など通常のオリゴヌクレオチド合成であれば，STEP 1 と STEP 2 を同時に行った方が工程数が少なくなるために簡便である。一方，長

215

中分子創薬に資するペプチド・核酸・糖鎖の合成技術

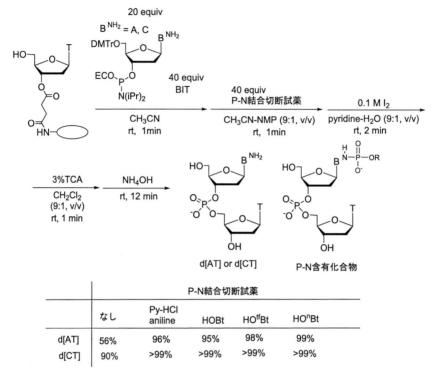

図6　P-N結合切断試薬の効果

鎖DNAを合成する場合や，デオキシヌクレオシドに比べて反応性の低いリボヌクレオシドホスホロアミダイト試薬を用いてRNA誘導体を合成する場合には，水酸基，塩基部の双方に高い反応性を示すBITとHO^{n}Btの混合試薬を用いてSTEP 1とSTEP 2の同時反応を行う方法や，BIT単独で縮合反応を行い，次いでSTEP 2のP-N結合切断反応をHO^{n}Btを用いて行う方法が有効である（図8にて後述）。

5　STEP 5：脱CE反応とSTEP 6：切り出し反応

以上，塩基部無保護核酸合成法の重要な工程であるSTEP 1とSTEP 2について解説してきた。その他のSTEP 3から6については塩基部無保護核酸合成法と一般的な塩基部保護核酸合成法とでは全く同じ条件を用いて反応を行うことができる。

ただし，塩基部無保護法は一般的な塩基部保護核酸合成法で必須となる，塩基部の保護基をアンモニア水で除去する工程が不要であるため，STEP 5の脱CE反応とSTEP 6の切り出し反応を工夫すれば，塩基部がアシル化されたDNAなど一般的な塩基部保護核酸合成法で合成することのできない核酸誘導体を合成することができる。

例えば，塩基部がアシル化されたDNAを合成する場合，STEP 5についてはアンモニアの代

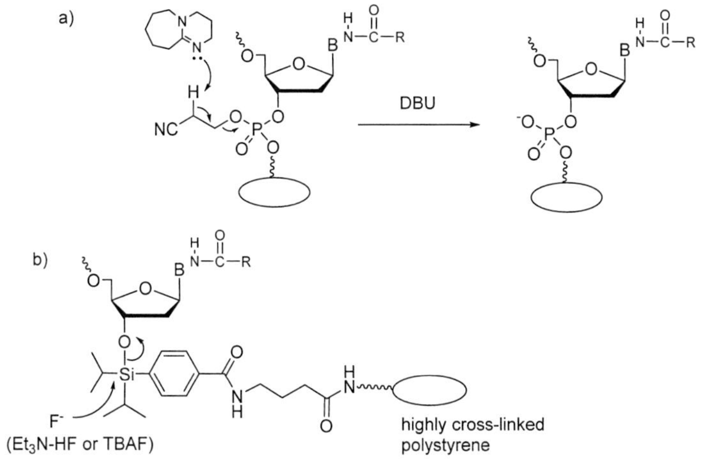

第 10 章　塩基部無保護ホスホロアミダイト法による核酸合成

図7　a) DBU を用いた 2-シアノエチル基の脱保護，b) 中性条件下トリエチルアミン-3 フッ化水素で切り出し可能なシリル型リンカー

わりに求核性のない 1,8-ジアザビシクロ［5.4.0］ウンデセン（DBU）などを用いて脱保護することで塩基部のアシル基を損なうことなくリン酸基上のシアノエチル基を除去することができる（図 7a）。

　また，STEP 6 については一般的に固相担体とオリゴヌクレオチドとのリンカーとして使われているスクシニル基の代わりに，シリル型のリンカーを用いることによりオリゴヌクレオチドをトリエチルアンモニウム三フッ化水素やフッ化テトラブチルアンモニウム（TBAF）などのフッ化物により切り出す方法が報告されている（図 7b）。

6　塩基部無保護ホスホロアミダイト法による核酸合成例

　以下，塩基部無保護ホスホロアミダイト法による核酸の合成例について紹介する（図 8）。合成する核酸の構造や鎖長によって反応条件を種々コントロールすることができる。

　まず，A，T，G，C 全ての塩基を含む ON1：d（CAGTCAGTCAGT）[5]についてはスクシニルリンカーで固相に担持されたチミジン残基から，0.2 M HO^{n}Bt を用いて STEP 1 と STEP 2 を同時に行う操作を繰り返した後にアンモニア水により切り出すことで合成している。

　また，アンモニア水に不安定な 4-N-アセチルデオキシシチジン（dC^{ac}）を含む ON2[3]の合成では，シリルリンカーにより担持されたチミジン残基から ON1 と同様 0.2 M HO^{n}Bt を用いて鎖伸長と P-N 結合切断を行った後，DBU によるシアノエチル基の除去と TBAF により固相担体からの切り出しを行うことで合成できた。

　一方，より長鎖の ON3[3]の場合は HO^{n}Bt 単独では充分な縮合効率が得られなかったために，0.2 M HO^{n}Bt と 0.2 M BIT を混合することで STEP 1 と STEP 2 を同時に行っている。ON3 と

中分子創薬に資するペプチド・核酸・糖鎖の合成技術

d(CAGTCAGTCAGT)
ON1

STEP1 & 2: 0.2 M HO^{n}Bt
STEP5 & 6: NH$_4$OH (succinyl linker)

----

d(GC^{ac}ATCAGC^{ac}C^{ac}TCAT)
ON2

STEP1 & 2: 0.2 M HO^{n}Bt
STEP5: 10%DBU/CH$_3$CN
STEP6: 1 M TBAF-AcOH (1:1)/THF (silyl linker)

----

d(CCCCCTTTTTCTCTCTCTCT)
ON3

STEP1 & 2: 0.2 M HO^{n}Bt-0.2 M BIT
STEP6: NH$_4$OH (succinyl linker)

----

d(AGGCTTTGACAATTACCTCT)
ON4

STEP1: 0.2 M BIT
STEP2: 0.1 M HO^{n}Bt
STEP6: NH$_4$OH (succinyl linker)

----

r(UUUUCUUUU)
ON5

STEP1: 0.2 M BIT
STEP2: 0.1 M HO^{n}Bt
STEP6: NH$_4$OH (succinyl linker)
additional step: 1 M TBAF (removal of 2'-TBDMS group)

2'-OMe[CCUACAGAGAACUGCGGUU]TT
ON6

STEP1: 0.2 M BIT
STEP2: 0.1 M HO^{n}Bt
STEP6: NH$_4$OH (succinyl linker)
additional step: 1 M TBAF (removal of 2'-TBDMS group)

図8 種々の塩基部無保護ホスホロアミダイト条件による核酸合成

同じような鎖長をもつ ON4[4) の合成は，STEP 1 で水酸基選択性は劣るものの反応効率の高い BIT を用いて鎖伸長を行い，改めて HO^{n}Bt を用いて STEP 2 の反応を行うことによって合成されている。同様の方法は RNA（ON5）や 2'-O-メチル RNA（ON6）[4) にも適用される。

7 終わりに

　本章では塩基部無保護核酸合成法の水酸基選択的鎖伸長反応と P–N 結合切断反応を中心に，それらの反応条件について解説した。塩基部無保護核酸合成法で用いるヒドロキシベンゾトリアゾール誘導体などのアルコール型活性化剤はホスホロアミダイト試薬と反応し，水酸基選択的に反応するホスファイト中間体を生成する。その一方で，ホスファイト中間体はホスホロアミダイト試薬を Tet などで活性化した際に生じるホスホロテトラゾリドよりは反応性が低いため，長鎖 DNA や RNA 誘導体を合成する場合は，より活性化能の高い BIT を補助試薬として用い，副生する P–N 結合を HO^{n}Bt で切断する工程を加える改良法を用いることもある。用いるホスホロアミダイト試薬の反応性に応じて適切な反応条件を用いることが塩基部無保護核酸合成法においては重要である。

第 10 章 塩基部無保護ホスホロアミダイト法による核酸合成

文　　献

1) M. Septak, *Nucleic Acids Res.*, **24**, 3053（1996）
2) T. Wada *et al.*, *J. Am. Chem. Soc.*, **119**, 12710（1997）
3) A. Ohkubo *et al.*, *J. Am. Chem. Soc.*, **126**, 10884（2004）
4) A. Ohkubo *et al.*, *Org. Lett.*, **10**, 2793（2008）
5) 大窪章寛ほか，有機合成化学協会誌，**72**（8），899（2014）
6) A. Ohkubo *et al.*, *Curr. Protoc. Nucleic Acid Chem.*, Unit 3.15（2006）
7) （a）S. M. Gryaznov & R. L. Letsinger, *J. Am. Chem. Soc.*, **113**, 5876（1991）；（b）S. M. Gryaznov & R. L. Letsinger, *Nucleic Acids Res.*, **20**, 1879（1992）
8) A. Ohkubo *et al.*, *Org. Lett.*, **7**, 5389（2005）
9) M. Sekine *et al.*, *J. Org. Chem.*, **68**, 5478（2003）

第IV編
糖　鎖

第1章　総論：糖鎖合成法の開発動向と展望

石田秀治[*]

　糖鎖は糖タンパク質，糖脂質，プロテオグリカンの形で，生体内のすべての組織，細胞に含まれている。従来，生体エネルギー源として糖の機能が研究されてきたが，今日，糖鎖の研究は生体情報分子としての機能に注目が集まっている（図1）。それらは，細胞間の認識，分化と成長，細胞の癌化，あるいは細胞の恒常性の維持に関与していることが明らかにされ，その機能を利用した医薬品，ならびに医療材料の開発研究が活発に行われている[1]。

　糖鎖合成は，狭義には糖鎖間の結合の構築技術と定義されるが，本稿では広義の定義として，脂質やタンパク質への糖鎖の導入を含めた複合糖質の構築を含める。

　糖鎖の化学合成は，核酸合成やペプチド合成に比べ難易度が高いとされている。その理由の一つが，糖が多くの水酸基を有することに起因する位置選択性の問題である（図2）。望む位置に選択的に糖残基を結合するには，糖を導入（グリコシル化）する位置以外の他の水酸基を適当な置換基で保護しておく必要がある。また，核酸やペプチドと異なり分岐構造が存在するため，そ

単　糖：	グルコース（ブドウ糖），フルクトース（果糖），ガラクトース（脳糖），グルコサミン（キチンや軟骨の成分），フコース（フコイダンの主成分），キシロース（木糖）など
オリゴ糖： （2〜10糖）	スクロース（ショ糖），マルトース（麦芽糖），トレハロース（マッシュルーム糖；きのこ，酵母，昆虫），ラクトース（乳糖），カップリングシュガー（ショ糖＋ブドウ糖1〜2分子），フルクトオリゴ糖（ショ糖＋フルクトース1〜3分子），シクロデキストリン（環状オリゴ糖）など
多　糖：	でんぷん，セルロース，マンナン，キシラン，キチン（カニの甲羅），ペクチン，寒天（アガー），β1,3グルカン（制がん多糖，きのこ）など
複合糖質：	糖タンパク質（糖鎖＋タンパク質），糖脂質（糖鎖＋脂質），ペプチドグリカン（細菌細胞壁），プロテオグリカン（軟骨，角膜，結合組織など），リポ多糖（細菌内毒素），GPIアンカーなど

図1　糖鎖とは？（第三の生命鎖）

＊　Hideharu Ishida　岐阜大学　応用生物科学部　教授／生命の鎖統合研究センター
　　（G-CHAIN）　センター長

中分子創薬に資するペプチド・核酸・糖鎖の合成技術

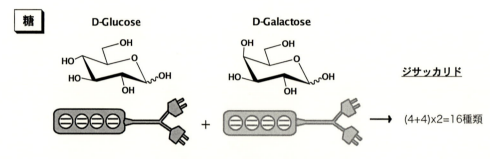

図2　糖鎖合成の問題点―位置選択性―

の構築も難易度を高くしている。

　他方の理由が立体制御の問題である。糖の1位（ケトースでは2位）には，α型とβ型の2種類のアノマーが存在する。例えばグルコース2残基が1,4結合した二糖には，α結合したマルトースとβ結合したセロビオースのまったく性質の異なる2種類が存在する。したがって，グルコースからマルトースを合成するには，前述の選択的保護基の導入に加え，糖結合間のα-選択性を制御する必要がある。

　糖鎖は構造に多様性を有するものの，構成する糖はグルコース，ガラクトース，マンノース，フコース，キシロース，N-アセチルグルコサミン，N-アセチルガラクトサミン，N-アセチルノイラミン酸，グルクロン酸，イズロン酸などの10種類ほどであり，それぞれのα-グリコシドとβ-グリコシドを選択的に構築する方法を確立し，それらを組み合わせることにより糖鎖の合成が達成される。図3にそれぞれのグリコシド合成の難易度を示す。β-グルコシドやα-マンノシドなど，1,2-トランス構造は，2位の水酸基にアシル系保護基を導入する，いわゆる隣接基効果の活用によって達成されている。オルソエステルの副生やアシル基の転移，強塩基条件に対する不安定性などの欠点があるものの，簡便かつ信頼性の高い方法として汎用されている（図4）。一方，アノマー効果や溶媒効果（図5）によってアキシャルやエクァトリアルといった配向性を制御する方法論も広く検討されている。しかし，基質の構造や反応温度をはじめとする反応条件に依存する部分も多く，期待する立体選択性が得られない場合も少なくない。これらの基本的な立体選択的グリコシド合成法については多くの成書で解説されている[2,3]。一方で，種々の工夫

第 1 章　総論：糖鎖合成法の開発動向と展望

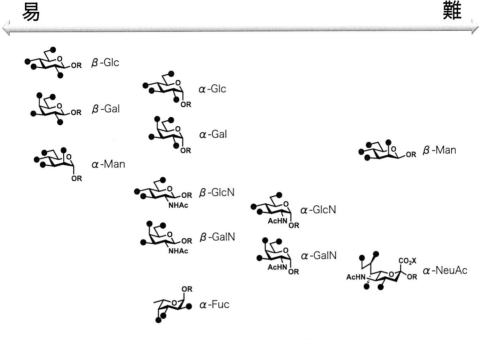

図 3　主なグリコシド結合と合成難易度

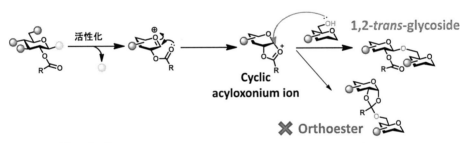

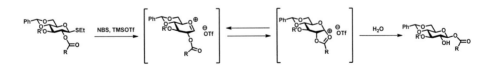

図 4　隣接基効果

により，難易度の高いグリコシド形成をより容易にする方法の検討も進められており，その一つとして，4 位と 6 位の水酸基に DTBS 基を導入することで，その立体的効果により確実に α-ガラクトシドを構築する方法が報告され，簡便さと確実さが高く評価されている[4]。

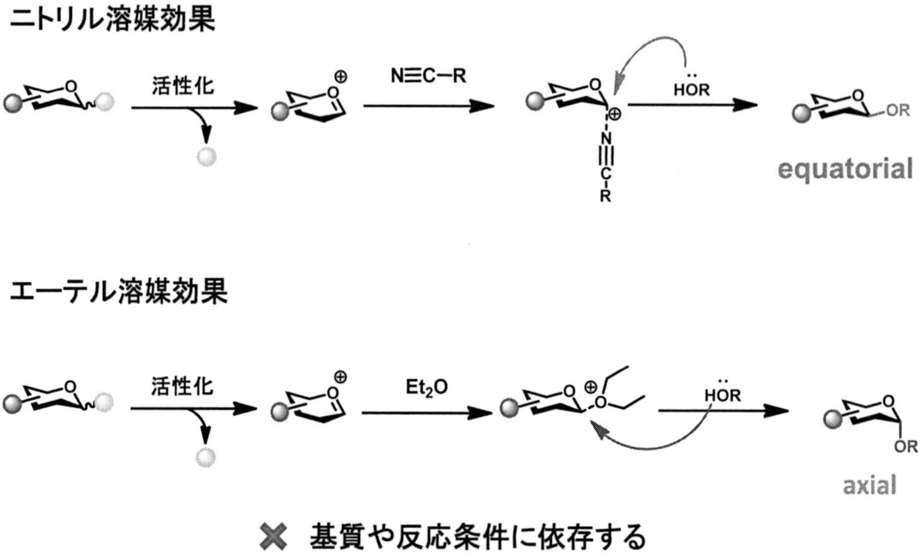

ニトリル溶媒効果

エーテル溶媒効果

✖ **基質や反応条件に依存する**

図 5　溶媒効果

　そうした中で，β-マンノシドとα-シアロシドの構築が最難関の課題として精力的に研究され，それぞれについて有効な方法が開発されている。β-マンノシドについては，β-グルコシドの 2 位を反転する方法の他に，伊藤らの分子内アグリコン転移を用いる方法[5]，Crich らのα-トリフラートを経由する方法[6]，高橋，戸嶋らのボロン酸を用いる方法[7]などが開発されている。もう一方のα-シアロシドの構築については，本編第 5 章を参照されたい。

　また，従来のグリコシル化によらない新規な方法論の開発も精力的に進められ，マイクロ波を利用した精密合成（第 7 章），液相電解合成法（第 8 章）などの開発も進められている。また糖鎖合成，特に化学合成においては位置異性体や立体異性体の分離を含む単離精製の煩雑さも糖鎖合成の一般化を妨げており，その克服にも多くの努力がなされている。このような単離精製法の効率化を目指してフルオラス合成（第 6 章）も進められている。

　化学的な手法による糖鎖合成についての最新のトピックは，伊藤の総説[8]を参考にされたい。

　ここまで述べたように，糖鎖の有機化学的な合成には，多段階の保護，脱保護を要する位置選択性の制御や様々なコンセプトによる立体選択制の制御，また水酸基を反応基質とするために，より高いレベルで必要とされる無水系の確保など，通常かなりの熟練と集中力を必要とする。そのため，純粋な化学合成による糖鎖・複合糖質の合成の進歩のみならず，酵素や細胞を使った新規な合成法の開発も活発に行われている。化学的に合成した基質を用いて，酵素（第 2 章）や細胞（第 3 章）で糖鎖を合成する方法，化学合成における選択的保護を酵素で代替する方法（第4 章）など，化学と酵素等を組み合わせる方法が，糖の保護，脱保護の複雑な操作を必要とせず，位置ならびに立体選択的に糖鎖間結合を得る方法として有用性が示されている。また，微生

第1章　総論：糖鎖合成法の開発動向と展望

物のエンド型酵素を用いる方法（第10章）は，従来，不均一性が問題となっていた糖タンパク質の糖鎖構造の精密な解析あるいは修飾を可能にする技術として，非常に注目を集めている。またその応用としての無保護糖鎖合成（第9章）も，環境負荷の少ない水中での糖鎖合成を達成した技術として画期的である。酵素を巧みに用いたり，酵母と組み合わせる方法（第11章）も非常に有望である。

　上述したように，糖タンパク質の合成においては，酵素などを用いる生物学的手法が大きく進展している。一方，スフィンゴ糖脂質やグリセロ糖脂質など糖脂質の合成においては，脂質部分の合成も含めて精密な化学的な手法に負うところが大きい。糖タンパク質合成については各章で詳述されるので，本稿では糖脂質の化学合成についての概略や展望を述べる。

　糖脂質はスフィンゴ糖脂質とグリセロ糖脂質に大別され，いずれも糖鎖部分と脂質部分の両方に構造多様性を有し，なおかつ微量成分であることから，化学合成による標準品の提供が強く望まれている。これまでは，生物学的重要性の観点から，スフィンゴ糖脂質，特にシアル酸を有するスフィンゴ糖脂質であるガングリオシドの化学合成が精力的に進められてきた。新たなシアル酸供与体を用いるシアル酸導入の効率化や，グルコシルセラミドをカセットとして用いる脂質導入法（図6）の確立などによって，哺乳類ガングリオシドの化学合成はほぼ網羅されている[9]。現在では，ガングリオシドをモチーフとした生化学研究用プローブの開発へと発展し，大きな成果を挙げている[10]。糖脂質は，微量の生理活性物質である一方で，細胞膜などの生体膜の重要な構成成分でもあり，蛍光基を導入したガングリオシドの開発によって，ラフトの機能など，細胞膜に関わる生物現象の解明が進められている[11]。

　一方，グリセロ糖脂質は比較的単純な構造だが，生物学的には微生物感染に対する免疫を制御する機能[12]が注目を集める一方で，化学的には分子内に化学的に不安定なエステル結合を有すること，糖鎖と脂質の結合がαとβの2種類あることなど，化学合成を進める上で固有の問題点を有しており，効率的な合成法の確立が待たれている（図7）。最近，グリセロ糖脂質の合成に応用可能な新規なグリコシド化法が開発された。β-グリセロ糖脂質の合成は，従来，2位のアシル基による隣接基効果を利用して達成されてきた。しかし，分子内にエステル結合を有するため，グリセロールを導入したのちに保護基の変換が必要となるなど煩雑さが問題とされてきた。最近開発された二環性糖供与体（図8）を用いる方法[13]は，アシル基を用いないβ-グリコシド構築法であり，また酸性条件での脱保護が可能なことから，飽和脂肪酸のみならず不飽和脂肪酸を有するグリセロ糖脂質の合成にも応用可能である。

　スフィンゴ糖脂質およびグリセロ糖脂質のいずれにおいても，現在，構造の多様性への対応は可能になったが，大量合成の問題は解決されておらず，今後，創薬的視点から興味深い物質が見出されれば，大量合成法の問題も解決されなければならない。

　本稿の最後に，糖鎖合成における将来的な課題を述べる。

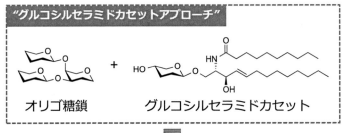

図6 スフィンゴ糖脂質の化学合成

　一つ目は，古くて新しい課題である自動合成法の開発である。現在，種々の方法が考案されているが，合成可能な構造の限界，また反応試薬の調製の煩雑さなど実用化にはまだ遠いのが実情である。酵素の活用も有望な方法論の一つとして検討が続けられている。

　二つ目は，環境負荷の少ない，無保護糖の化学合成法の開発である。酵素合成法の発展により無保護糖を用いた糖鎖（複合糖質）の合成（第9章）が長足の進歩を遂げている。しかし，酵素法には基質特異性の問題が不可避であり，誘導体や類縁体を含めた任意な構造の合成を可能にする化学的な方法による糖鎖の無保護合成が望まれる。

　三つ目は，100糖に及ぶ多糖の精密合成である。分子量が増えるにつれて化学反応性が低下し，また得られる糖鎖の溶解性などの物性も変化するため，多糖の精密合成の達成にはまだ解決されるべき問題点が多い。現在，活発な研究が進められており，様々な多糖の精密合成技術が実現する日も遠くないと思われる。

第 1 章　総論：糖鎖合成法の開発動向と展望

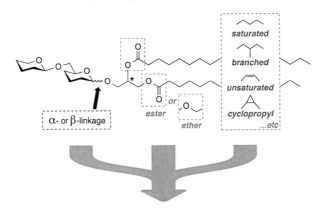

- 確立された共通の合成手法の欠如
- 構造多様性に富む脂質部位の合成

図 7　グリセロ糖脂質の化学合成

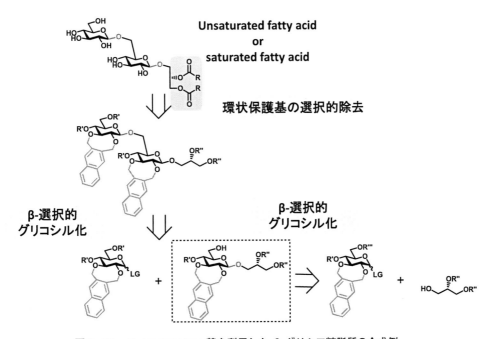

図 8　Dimethylnaphthalene 基を利用した β-グリセロ糖脂質の合成例

中分子創薬に資するペプチド・核酸・糖鎖の合成技術

文　　献

1)　正田晋一郎，稲津敏行監修，複合糖質の化学と最新応用技術，シーエムシー出版（2009）
2)　S. Hanessian eds., "Preparatove Carbohydrate Chemistry", Mercel Dekker（1996）
3)　S.-C. Hung and M. M. L. Zulueta eds., "Glycochemical Synthesis", Wiley（2016）
4)　A. Imamura *et al.*, *J. Org. Chem.*, **81**, 9086（2016）
5)　Y. Ito *et al.*, *Angew. Chem. Int. Ed. Engl.*, **33**, 1765（1994）
6)　D. Crich *et al.*, *J. Org. Chem.*, **62**, 1198（1997）
7)　A. Nakagawa *et al.*, *Angew. Chem. Int. Ed.*, **54**, 10935（2015）
8)　伊藤幸成，有機合成化学協会誌，**76**（1），59（2018）
9)　H. Ando *et al.*, *Methods Enzymol.*, **478**, 521（2010）
10)　A. Imamura *et al.*, *J. Org. Chem.*, **74**, 3009（2009）
11)　N. Komura *et al.*, *Nat. Chem. Biol.*, **12**, 402（2016）
12)　F. Bahler-Janbeck *et al.*, *PLoS Pathog.*, **12**, e1006038（2016）
13)　N. Yagami *et al.*, *Eur. J. Org. Chem.*, 4778（2017）

第2章　酵素化学法による糖鎖合成

佐野加苗[*1]，松尾一郎[*2]

はじめに

　糖鎖の生物機能を明らかにするためには構造が明確で高い純度の糖鎖サンプルが必要となる。しかし生物試料中の糖鎖は複雑な混合物であり，分離精製技術が向上した現在でも生物試料から均一構造の糖鎖を十分量単離することは容易ではない。そのため，必要な糖鎖を迅速に得る手段として有機合成化学をもとにした糖鎖合成の重要性が増している。しかし，多段階に渡る合成工程と各段階における精製操作など煩雑さは否めず，効率的に糖鎖を合成する手法の開発研究が望まれている。近年，糖鎖の合成工程を効率化する方法の一つとして生体内で糖鎖合成を触媒する糖転移酵素と化学合成法を組み合わせた酵素‒化学法が行われている。本章では酵素‒化学法によるアスパラギン結合型糖鎖の合成について概説したのちに，糖加水分解酵素を積極的に利用した高マンノース型糖鎖の合成について我々のデータを中心に紹介する。

1　糖鎖の合成

　糖鎖を化学合成する際，タンパク質や核酸とは異なり，糖同士の結合では原理的に2種類のアノマー異性体が生じる。そのため糖鎖の化学合成は，糖と糖をいかにしてつなぎ合わせてグリコシド結合を形成させるか，新しい活性化試薬の開発やグリコシル化反応における溶媒効果の検討，保護基による反応性の制御や隣接基関与による立体制御に加え，遠隔置換基を利用した立体制御法などの新しい方法が開発されている。また，固相合成法やワンポットグリコシル化法による精製工程の省略，精製工程の簡略化を目的としたフルオラス法，オリゴ糖ブロックをつなぎ合わせる収斂的経路による糖鎖構築など，糖鎖を簡便に合成することを目的とした研究も行われている。しかし，化学法による糖鎖合成の共通の問題として，標的とする糖鎖の構造や反応点近傍の環境，保護基の種類などによってグリコシル化反応の進行も一様ではなく，またグリコシル化反応の立体を完全に制御できなかった場合には精製工程が必要となるなど，合成上生じた問題に対して個別に対応する必要がある。さらに，糖鎖を化学合成するためには，糖水酸基を適切に保護した単糖誘導体の合成が必要となり，最近では様々な単糖誘導体も市販されるようになっているが，合成ルートに対応した単糖誘導体を得るためには多段階の合成工程が必要であり，糖鎖合

　＊1　Kanae Sano　群馬大学　大学院理工学府　分子科学部門

　＊2　Ichiro Matsuo　群馬大学　大学院理工学府　分子科学部門　教授

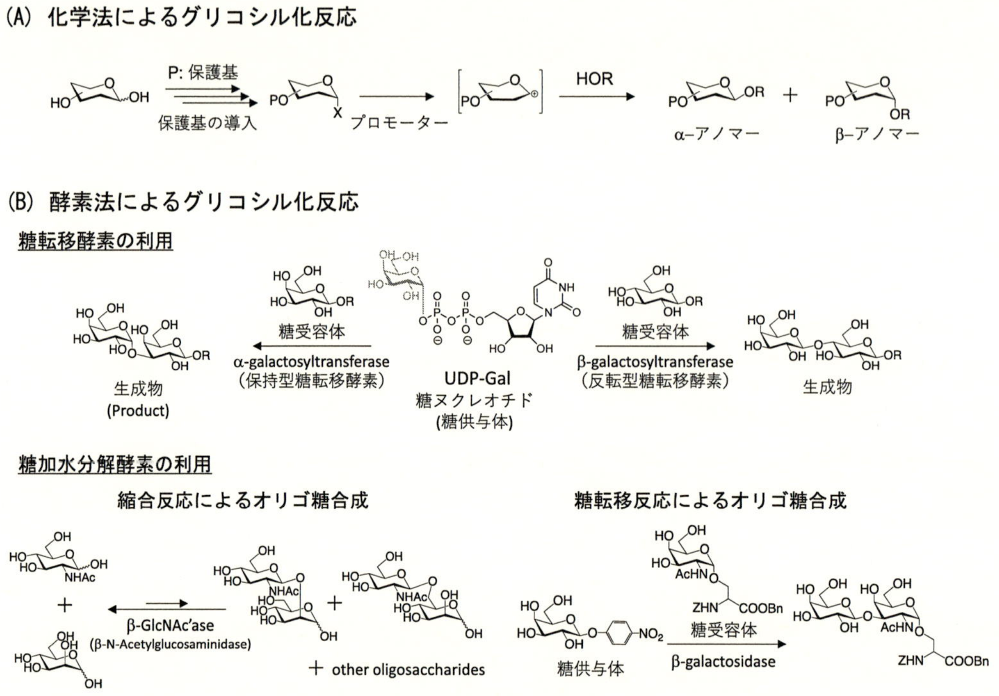

中分子創薬に資するペプチド・核酸・糖鎖の合成技術

(A) 化学法によるグリコシル化反応

(B) 酵素法によるグリコシル化反応

糖転移酵素の利用

糖加水分解酵素の利用

図1　化学法および酵素法によるグリコシル化反応

成のほとんどの時間を割くことになる。このような煩雑さが糖鎖の合成には経験や熟練の技が必要と言われる原因ともなっている。

　糖鎖合成の課題である合成工程を簡略化する方法として糖転移酵素（グリコシルトランスフェラーゼ）や糖加水分解酵素（グリコシダーゼ）などの糖質関連酵素の利用は有効である（図1）。酵素を利用することで，一段階の反応で立体選択的にオリゴ糖が得られ，さらに酵素反応では糖の水酸基は遊離のままで用いることができるため，化学法で必要であった単糖への保護・脱保護反応などの煩雑な操作を省くことができる。また，酵素反応は，実験者の技術に依存せず，再現性良くオリゴ糖を合成できる点も優れている。

2　糖転移酵素を利用した酵素-化学法による糖鎖合成

　糖転移酵素は単糖同士をつなぎ合わせてオリゴ糖，多糖，糖タンパク質糖鎖や糖脂質の糖鎖部分を合成する酵素で基質特異性が高い。天然に存在する糖の結合様式の多様性に応じた数の糖転移酵素があると考えられており，その数は数百種類ともいわれている。生体内で糖鎖は糖転移酵素によって合成される。図2に糖転移酵素による糖鎖構築の例としてタンパク質のアスパラギン残基に結合したアスパラギン（*N*-）結合型糖鎖の生合成を示す。*N*-結合型糖鎖は，小胞体膜の細胞質側でドリコールに対して *N*-アセチルグルコサミン残基が結合することから始まる。そ

第2章 酵素化学法による糖鎖合成

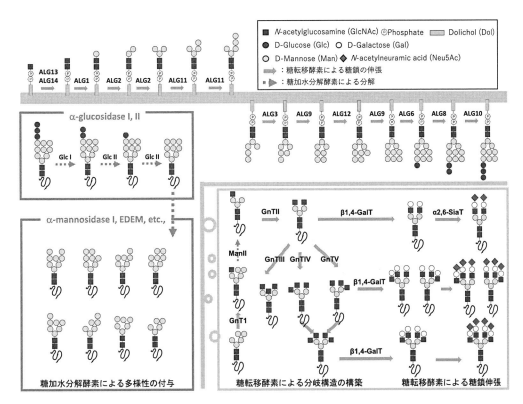

図2 アスパラギン結合型糖鎖の生合成経路

の後,糖鎖構造に対応した糖転移酵素によって順次単糖が付加され,小胞体内腔側にフリップフロップした後にマンノース転移酵素とグルコース転移酵素によってグリコシル化された高マンノース型糖鎖14糖構造まで合成される。この14糖構造は粗面小胞体に局在するグルコシダーゼとマンノシダーゼなどの糖加水分解酵素により切り込まれ,様々な構造の高マンノース型糖鎖に変換される。ゴルジ体では高い基質特異性を有する複数のN-アセチルグルコサミン転移酵素とマンノシダーゼによって複雑な糖鎖の分岐構造が形成される。その後,分岐鎖上のN-アセチルグルコサミン残基にガラクトース転移酵素によってガラクトース残基が導入され,最終的に糖鎖の末端部分にシアル酸が転移することで複合型糖鎖が完成する。

これまでにN-結合型糖鎖の生合成経路と化学合成を組み合わせた酵素-化学法により複合型糖鎖の合成が行われている。複雑な構造の合成ができる化学法により生合成中間体に対応する2分岐から4分岐構造を合成し,非還元末端部分のガラクトース残基とシアル酸残基を生合成経路と同様にガラクトース転移酵素とシアル酸転移酵素により導入することで多分岐複合型糖鎖を効率よく得ている[2,3]。糖転移酵素による糖鎖非還元末端部分の伸張反応は収率,選択性ともに高く,チップ上に固定化した糖鎖に対しても進行し,糖鎖チップの合成に応用されている[4,5]。

糖転移酵素による糖鎖合成の問題は,糖供与体基質として必要な糖ヌクレオチド誘導体が高価

233

なことで，発酵法による糖ヌクレオチドの合成や酵素反応系内で糖ヌクレオチドを再生する方法など開発されているが，2〜3糖程度のオリゴ糖の合成にはコストを考えると不向きである。また，目的の糖鎖構造にマッチした酵素を用意できれば効率的に糖鎖を得ることができる反面，必要な結合様式を構築する酵素が入手できなければ，当然ながら糖鎖を合成することができない。近年では糖質関連酵素の遺伝子クローニングが急速に進み，実験室レベルでは多くの糖転移酵素が利用され，複雑な構造の糖鎖の合成も報告されている[6]。また糖転移酵素を固定化した固定化酵素カラムを利用した糖鎖自動合成機の開発も進められるなど，糖転移酵素を利用した糖鎖合成は今後さらに進展すると思われる[7]。

3　糖加水分解酵素によるオリゴ糖合成

　糖加水分解酵素は，糖と糖の間のグリコシド結合を切断する活性を持った酵素で，糖鎖の非還元末端部分から単糖を切断するエキソ型の酵素と2残基以上のオリゴ糖を切り出すエンド型の酵素に大別される。先に示した*N*-結合型糖鎖の生合成において小胞体に局在する糖加水分解酵素の働きは糖鎖を切断して短い構造の糖鎖へと導くことであり，糖鎖の合成反応を触媒することはないと思われる。しかし，糖加水分解酵素もその性質を理解し，条件を整えることでオリゴ糖の合成に利用できる。

　糖加水分解酵素によるオリゴ糖合成には縮合反応（reverse hydrolysis reaction）と糖転移反応（transglycosylation reaction）が利用される。縮合反応では，糖加水分解酵素によるグリコシド結合の加水分解反応が平衡反応であることを利用して，その平衡をグリコシド結合が生成する方向へ傾けることでオリゴ糖を得る。すなわち，標的としたオリゴ糖を構成する単糖の高濃度溶液に対して酵素を加えることで糖加水分解反応の逆反応が進行する。グリコシド結合の立体は用いる酵素により制御されるが，結合位置特異性は低く，多様な結合のオリゴ糖が生じる。糖加水分解酵素による縮合反応は，安価な単糖と酵素を混ぜるだけの簡単な操作でオリゴ糖を得ることができる便利な方法である[8]。一方，糖加水分解酵素の糖転移反応を利用するオリゴ糖合成法は，酵素が基質に作用した際に水分子がアノメリック位を攻撃して加水分解反応が進行するところを水分子の代わりに糖の水酸基を攻撃させてグリコシド結合の生成を行う。縮合反応とは対照的に糖転移反応によるオリゴ糖合成は位置選択性が高い。転移反応により得られるオリゴ糖の位置特異性は酵素の基質特異性に強く依存し，糖加水分解酵素の加水分解特性と等しい[9]。糖加水分解酵素の中には高い糖転移活性を有するものもあり，枯草菌由来の*β*-ガラクトシダーゼはパラニトロフェニルガラクトシドを糖供与体として用いることで70％近い収率でオリゴ糖を与える[10]。

　糖加水分解酵素による糖転移反応を利用したオリゴ糖合成の問題点として，生成したオリゴ糖も用いた酵素によって加水分解を受けるため，反応を止めるタイミングを見誤ると生成物が全く得られないことである。近年，糖加水分解酵素の酵素活性部位にアミノ酸変異を導入することで

第 2 章　酵素化学法による糖鎖合成

糖加水分解活性を抑え，糖転移活性を向上させたグライコシンターゼの開発が盛んに行われている[7]。エンド β-ヘキソサミニダーゼは N-結合型糖鎖の還元末端部分のキトビオース構造を切断する酵素であるが，触媒部位に変異を導入したグライコシンターゼは，還元末端部分をオキサゾリン化した N-型糖鎖を供与体基質として糖タンパク質や糖ペプチドへの糖鎖導入や，蛍光性置換基などで標識した糖鎖の合成に利用されている。本酵素は，すでに国内の試薬メーカーから市販されており，糖タンパク質の化学修飾技術として様々な応用研究が期待されている[11]。

　糖加水分解酵素によるオリゴ糖合成では，糖転移酵素を用いた糖鎖合成反応のように分岐型構造を有するオリゴ糖の合成はできないなど合成上の限界もあるが，単工程かつ簡便に，高価な糖供与体を必要とせずにオリゴ糖を合成することができる有用な手段である。

4　糖加水分解酵素を積極的に利用した酵素-化学法による高マンノース型糖鎖の合成

4.1　分岐構造を有する高マンノース型糖鎖 8 糖の合成

　高マンノース型糖鎖の非還元末端部分は α1-2 結合したマンノオリゴ糖とマンノース残基の 3 位と 6 位部分から分岐した構造が特徴である。そのためこれらの糖鎖を合成するにあたり分岐型構造を構築できない糖加水分解酵素の利用は難しい。一方，化学法で合成するには，非還元末端部分のマンノオリゴ糖や 3 位と 6 位に遊離の水酸基を有する分岐ポイントとなるマンノース誘導体の合成など工程数が必要となる。そこで，高マンノース型糖鎖 8 糖を例に，糖加水分解酵素の縮合反応を利用して直鎖構造のマンノオリゴ糖部分を 1 段階で合成し，分岐部分を化学法によって構築する酵素-化学法を検討した[12]（図 3）。

　標的糖鎖に含まれる α 結合したマンノオリゴ糖を得るために高濃度のマンノース溶液にカビ由来の α-マンノシダーゼを添加して縮合反応を行った。反応液を活性炭カラム，アミノカラムを接続した HPLC により精製することで 10 g のマンノースから高マンノース型糖鎖の基本構造である 2 糖（Manα1-2Man）を 290 mg，3 糖（Manα1-2Manα1-2Man）を 14 mg 得た[13]。これらのマンノオリゴ糖を化学合成に利用するためには糖供与体へと変換する必要あるため，最も簡便に導入できるアセチル基を選択，水酸基を保護した後に活性化基としてトリクロロアセトイミデート基をアノメリック位に導入した。分岐ポイントのマンノース誘導体は，6 段階と工程数は要したが，カラムクロマトグラフィーによる精製を 1 回のみで合成した。得られた 2 糖供与体と 3 位と 6 位に遊離の水酸基を有するマンノース誘導体をカップリングすることで 3 位および 6 位にマンノビオースが結合した 3 糖を得た。同様に 3 糖供与体により 3 位および 6 位に 3 糖が結合した 4 糖誘導体を合成した。6 位にマンノビオースが結合した 3 糖に対し，マンノース供与体を導入することで分岐型 4 糖へと導いた後に，還元末端部分をイミデート基へと変換，3 位にマンノトリオースが結合した 4 糖とカップリングすることで 8 糖誘導体へと導いた。

　本合成は，糖加水分解酵素を触媒とした 1 段階の反応で必要なオリゴ糖ブロックを合成し，

235

(A) 縮合反応によるマンノオリゴ糖の合成

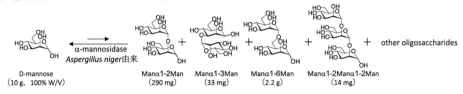

(B) 化学法による分岐型マンノオリゴ糖の構築

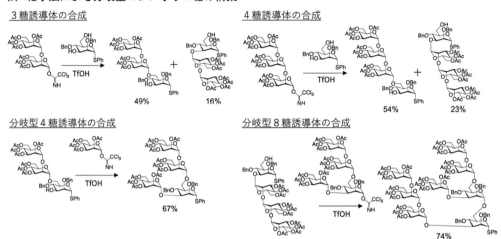

図3 縮合反応によるオリゴ糖合成と化学法を組み合わせた分岐型8糖の合成

さらに分岐部分を構築する際に2箇所に遊離の水酸基を有する受容体を利用することで，分岐の起点となる種々のマンノオリゴ糖ブロックを短工程で手にすることができた。目的の化合物のみをエレガントに合成する化学には反するかもしれないが，得られた全てのオリゴ糖が多様な構造を有する高マンノース型糖鎖合成のための有用な中間体として利用できることから，糖鎖の系統的に合成するライブラリ構築の観点からは効率的な糖鎖合成経路であると考えている[14]。

4.2 糖加水分解酵素の限定分解反応によるトップダウン型高マンノース型糖鎖ライブラリ構築

粗面小胞体では，糖タンパク質に結合した種々の構造の高マンノース型糖鎖がシグナルとなり糖タンパク質の品質管理機構に関与していることが明らかとなっている。これら高マンノース型糖鎖の多様な構造は主に粗面小胞体に局在するマンノシダーゼの基質特異性が低いために生じる。仮に糖鎖末端のマンノース残基を選択的に除去することができれば，望む糖鎖構造へと糖加水分解酵素により選択的に変換できると考えた。そこで，高マンノース型糖鎖の非還元末端部分のマンノース残基を異なる糖残基で修飾（保護）した非天然型糖鎖を化学合成し，それぞれの枝の糖残基は糖加水分解酵素の基質特異性を利用して選択的に除去することで3本の枝を完全に区別することとした。このようなコンセプトのもと化学法により得られる非天然型糖鎖14糖と任意の糖加水分解酵素の限定分解反応による糖鎖ライブラリ構築を試みた（図4）。

第2章　酵素化学法による糖鎖合成

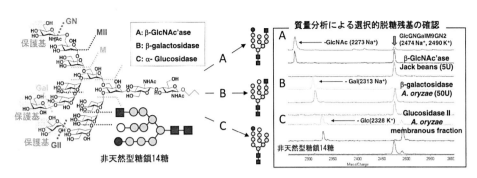

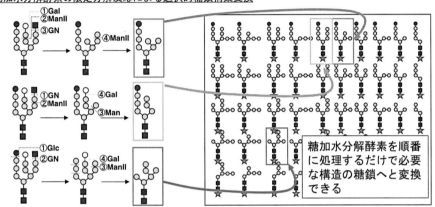

図4　糖加水分解酵素を利用したトップダウン型糖鎖合成

　その結果，3種類の糖加水分解酵素を使い分けることで非還元末端部分の3本の枝を完全に区別することができた。さらに，糖加水分解酵素の組み合わせに応じて目的の糖鎖構造へと選択的に導くことができることを確認した[15]。

　本合成法は，化学合成した糖鎖を出発原料に，糖加水分解酵素による選択的逐次分解反応を組み合わせて糖鎖ライブラリへと導く。大きな糖鎖を合成した後に小さい糖鎖へと逐次分解するため一見不合理な合成ルートにみえるが，1種類の糖鎖を大量に合成できる化学法の特徴と特別な技術に依存することなく行える糖加水分解反応の特性を生かした糖鎖構造変換法であり，還元末端部分に蛍光性置換基などの標識を施した糖鎖ライブラリの構築には絶大な効果を発揮する。現在，このようなトップダウン型の糖鎖合成法と糖転移酵素による糖鎖伸張反応を組み合わせることで，さらに複雑な糖鎖ライブラリの構築を行った例も報告されている[16]。

4.3　改変型エンドα-マンノシダーゼを用いた高マンノース型糖鎖の合成

　エンドα-マンノシダーゼは，シスゴルジに局在する糖加水分解酵素でグリコシル化された高マンノース型糖鎖からグルコース残基を含むマンノース残基を切断するエンド型の酵素である。もし，この酵素を利用してオリゴ糖合成が可能であれば，グルコース残基を有する高マンノース

237

型糖鎖を容易に得ることができる。X線結晶構造解析の結果よりエンドα-マンノシダーゼは切断するマンノース残基上の2位水酸基が加水分解反応に関与する触媒機構が示されている。そこで酵素の活性部位付近にアミノ酸変異を導入することで糖加水分解活性を抑え，糖転移活性を向上させたグライコシンターゼ化を試みた。変異体作製の前に野生型のエンドα-マンノシダーゼの糖転移活性を2糖α-フルオリド（Glcα1-3Man-F）供与体と酵素反応の検出感度を上げるために還元末端部分に蛍光性置換基（ダンシル基）を導入した2糖（Manα1-2Man-Dansyl）受容体を用いて確認した。その結果，低収率ながら糖転移生成物を確認した。そこで，触媒部位付近のアミノ酸に点変異を加えた変異体酵素を作製し，糖転移活性を確認したところ，触媒残基付近のグルタミン酸残基をアスパラギン酸に置換した酵素に高い糖転移活性を見出した（図5）。得られたシンターゼを用いてM8A構造の高マンノース型糖鎖を基質として同様の反応を行ったところグルコース残基が結合した12糖（Glc1Man9）の合成を確認した[17]（図6）。

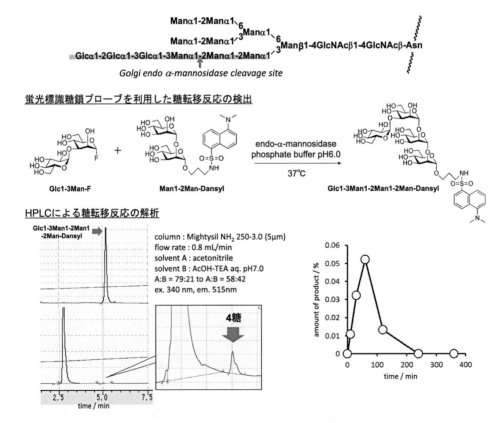

図5　グライコシンターゼを利用した糖鎖合成

第2章　酵素化学法による糖鎖合成

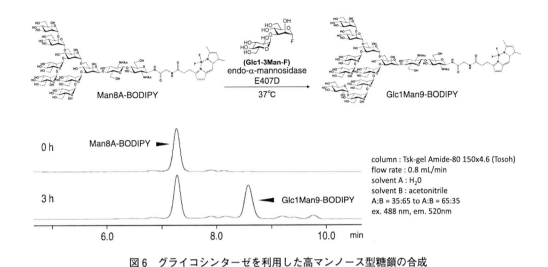

図6　グライコシンターゼを利用した高マンノース型糖鎖の合成

おわりに

タンパク質工学的手法により糖転移酵素が自在に利用できるようになり，複雑な分岐構造や非天然型糖鎖を自在に合成できる化学法とのコラボレーションにより糖鎖機能解明に必要な分子プローブの創生が今後益々なされると思われる．一方，糖加水分解酵素は本来糖鎖を合成する酵素ではないため競合する加水分解反応により反応収率が低いことや分岐型オリゴ糖の合成ができないなど問題も多い反面，安定で扱いやすく，安価に様々なオリゴ糖ブロックを1段階で合成できる優れた方法でもある．さらに糖加水分解酵素のグライコシンターゼ化により糖加水分解酵素を利用した糖鎖合成の可能性は広がりつつある．近い将来，糖加水分解酵素が糖転移酵素に取って代わり糖鎖合成ツールの主役となる日が来るかもしれない．

文　　献

1) 鈴木康夫，木全弘治監修，糖鎖生物学，丸善（2010）
2) C. Unverzagt et al., Chem. Eur. J., 15, 12292（2009）
3) C. Unverzagt et al., Tetrahedron Lett., 41, 4549（2000）
4) S. Serna et al., Chem. Eur. J., 16, 13163（2010）
5) K. Brzezicka et al., ACS Chem. Biol., 10, 1290（2015）
6) T. Taniguchi et al., Handbook of Glycosyltransferases and Related Genes, Springer（2002）
7) 小林一清，正田晋一郎監修，糖鎖科学の基礎と実用化，シーエムシー出版（2005）

8) K. Ajisaka, *Milk Science*, **66**, 205 （2017）

9) T. Murata and T. Usui, *TIGG*, **12**, 65 （2000）

10) K. Suzuki *et al.*, *Tetrahedron Lett.*, **38**, 1211 （1997）

11) N. Ishii *et al.*, *ChemBioChem*, **18**, DOI: 10.1002/cbic.201700506.

12) I. Matsuo *et al.*, *J. Carbohydr. Chem.*, **18**, 841 （1999）

13) K. Ajisaka *et al.*, *Carbohydr. Res.*, **305**, 401 （1998）

14) K. Ajisaka, *TIGG*,**13**, 71 （2001）

15) A. Koizumi *et al.*, *Angew. Chem.*, **52**, 7426 （2013）

16) I. A. Gagarinov *et al.*, *J. Am. Chem. Soc.*, **139**, 1011 （2017）

17) S. Iwamoto *et al.*, *ChemBioChem*, **18**, 1376 （2017）

第3章　糖鎖プライマー法による
バイオコンビナトリアル合成

佐藤智典[*]

1　はじめに

　21世紀に入りヒトゲノムの解析が進展することで，ポストゲノムプロジェクトが活発に行われている。それに伴い，ゲノム→プロテオーム→グライコームといった遺伝情報の流れでの研究が発展している。糖鎖は遺伝子やタンパク質に続く第3の生命鎖と言われておりながら，ゲノムやプロテオームの研究に比べてグライコームに関する研究は圧倒的に少ない。遺伝子やタンパク質の研究分野ではシークエンス解析やライブラリーの作製手法が発展しているのに対して，糖鎖の研究分野においては同様の技術開発は遅れていることがその理由の一つである。糖鎖研究に関する基盤技術が発展することで第3の生命鎖としての研究が加速され，グライコーム→プロテオーム→ゲノムといった遺伝子情報の流れとは逆方向での解析が発展してくることが期待される。特に，細胞が発現する糖鎖を総合的に解析するための「構造グライコミクス」を行い，さらに「糖鎖ライブラリー」を構築することは，中分子医薬開発を行う上で重要な課題となる。ここでは，そのような基盤技術の一つとなる「糖鎖プライマー法」について紹介する。

2　糖鎖プライマー法とは

　細胞に発現する糖鎖の解析では，糖脂質の場合には有機溶媒での抽出，糖タンパク質では糖鎖部分の化学的／酵素的な解離を行った後に，質量分析装置などを用いてシークエンス解析が行われている。また，糖鎖ライブラリーの構築は有機合成や酵素合成により行われている。このように，一般的な構造グライコミクスと糖鎖ライブラリーの構築は異なる手法で行われているが，それを同時に達成できるのが「糖鎖プライマー法」である[1~3]。

　糖鎖プライマーは，細胞内の糖転移酵素の基質（前駆体）となる単糖／二糖あるいは糖アミノ酸を構成単位とする糖誘導体である。糖鎖プライマーを細胞培地中に添加するだけで，細胞の糖鎖生合成能力を利用してオリゴ糖を得ることができる（図1A）。これまでに開発してきた主な糖鎖プライマーの構造を図2に示している。

　このような糖鎖プライマーの設計は糖鎖生合成経路を基にしている。細胞は，糖脂質，糖タンパク質あるいはプロテオグリカンといった多様な複合糖質を生合成している。それらの糖鎖は，

　＊　Toshinori Sato　慶應義塾大学　理工学部　教授

中分子創薬に資するペプチド・核酸・糖鎖の合成技術

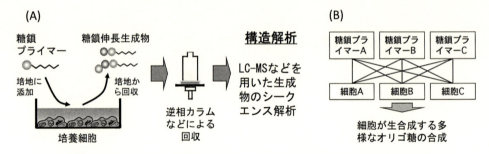

図1 糖鎖プライマー法での実験の流れ（A）とバイオコンビナトリアル合成法の概念（B）

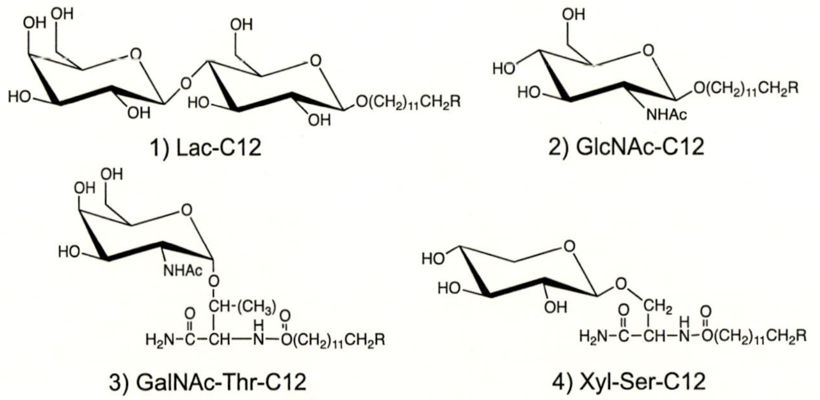

1) Lac-C12

2) GlcNAc-C12

3) GalNAc-Thr-C12

4) Xyl-Ser-C12

図2 主な糖鎖プライマーの構造（RはHもしくはN$_3$）

細胞内のゴルジ装置や小胞体での糖転移酵素により合成されている。糖鎖の生合成経路をみると，特定の糖残基を基点として多様な糖鎖に伸長している。図2の糖鎖プライマーの設計の元となった糖鎖生合成経路の例を図3に示した。糖脂質の多くの場合にはラクトシルセラミドを起点として，ガングリオ系列やグロボ系列などが生合成されている。そこで，ラクトース（Lac）がプライマー領域となる[1,2]。ラクト／ネオラクト系列は N-アセチルグルコサミン（GlcNAc）が[4,5]，ムチン型の糖鎖は N-アセチルガラクトサミン（GalNAc）とスレオニン（Thr）が結合した GalNAc-Thr が，グリコサミノグリカン型ではキシロースとセリン（Ser）が結合した Xyl-Ser が糖鎖伸長のためのプライマー領域となる[6〜8]。また，アグリコン部分には，Lac と GlcNAc ではドデシル基を，GalNAc-Thr と Xyl-Ser ではラウリン酸を用いている。このような疎水性のアグリコンは，細胞培養液中に添加される糖鎖プライマーが，細胞内に取り込まれ，糖鎖伸長された後に細胞外に分泌されるために必要となる。アグリコンの炭化水素鎖が12よりも短いと酵素による糖転移活性は高くなるが，細胞への取り込み効率が低下する。一方，長くなると細胞膜に留まりやすくなってしまう。そのような糖誘導体の細胞膜を介した流出入を最適化するために適度な疎水性を有するアグリコンが必要となる。

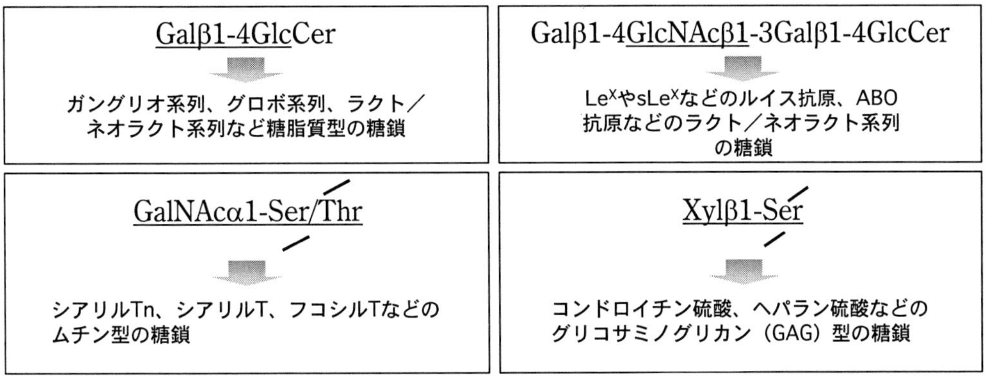

第3章 糖鎖プライマー法によるバイオコンビナトリアル合成

Galβ1-4GlcCer	**Galβ1-4GlcNAcβ1-3Galβ1-4GlcCer**
ガングリオ系列、グロボ系列、ラクト／ネオラクト系列など糖脂質型の糖鎖	Le^{x}やsLe^{x}などのルイス抗原、ABO抗原などのラクト／ネオラクト系列の糖鎖
GalNAcα1-Ser/Thr	**Xylβ1-Ser**
シアリルTn、シアリルT、フコシルTなどのムチン型の糖鎖	コンドロイチン硫酸、ヘパラン硫酸などのグリコサミノグリカン（GAG）型の糖鎖

図3 糖鎖プライマーの設計の元となった糖鎖生合成での前駆体構造
下線の構造が糖鎖プライマーの設計に反映されている。

　以上のように，多様な糖鎖生合成経路に対応する糖鎖プライマーと，異なる糖鎖を発現する細胞を掛け合わせることで，細胞が生合成する多様なオリゴ糖を合成することが可能となる（図1B）。このような手法をバイオコンビナトリアル合成法と呼んでいる。

3　糖鎖プライマーによる細胞での糖鎖伸長

　糖鎖ライブラリーの構築には，一般的には有機化学的／酵素的な糖鎖合成が行われているが，糖鎖プライマー法では動物細胞を用いて糖鎖を合成する。そのための実験の概略を図1に示している。まず，細胞培養液中に糖鎖プライマーを添加する。この時の培養条件としては，直径10 cmの培養ディッシュで，細胞をサブコンフルエントにしておき，糖鎖プライマー濃度は50 μM，培地はpH指示薬不含で無血清，培養時間は2日間が標準である。その後，培養液を回収する。この際に，細胞は生きたままなので，糖鎖プライマーを添加する操作を複数回繰り返して実施することも可能である。糖鎖伸長生成物を含んだ培地成分は逆相カラムにより脱塩を行い，必要に応じて酸性と中性の生成物に分離する。得られた生成物の構造はLC-MSで解析する。糖鎖プライマー法による糖鎖伸長生成物のシークエンス解析では，LCではシリカカラムなどを用いて生成物を分離し，MSはエレクトロスプレーイオン化／イオントラップ型や四重極型などを用いている。糖鎖プライマー法により得られた生成物では構造異性体を含んだ混合物であるために，LC-MSにより分離とMS(n)解析を行えることは有効である。例えば，NeuAcα2-3GalとNeuAcα2-6Galを有する化合物ではLCでの溶出時間が異なり，さらにMS(n)解析でのフラグメントスペクトルが異なることから構造の同定が可能である。

　これまでに約50種類の細胞を用いて，200種類程度の糖鎖の検出を行ってきた。糖鎖プライマーの種類に応じてゴルジ装置での生合成経路に従ったオリゴ糖鎖の伸長が観察されている。Lac-C12，GlcNAc-C12およびXyl-Ser-C12を用いた際に得られた糖鎖伸長生成物の例を図

4，5および6に示した。Lac-C12からの主な生成物としては，ガングリオ系列のオリゴ糖を中心に，グロボ系列やネオラクト系列の糖脂質型の糖鎖が検出されている（図4）。GlcNAc-C12では，ラクトサミン構造が繰り返されたネオラクト系列の糖鎖が選択的に伸長されていた（図5）。Xyl-Ser-C12ではグリコサミノグリカン型に特徴的なGal-Gal-Xyl-Ser-C12にGlcAやHexNAcが繰り返して伸長した構造などが観察されている（図6）。正常ヒト皮膚繊維芽細胞にXyl-Ser-C12を投与することで，Xylがリン酸化されたGal-Gal-Xyl2P-Ser-C12が生成され，その後，コンドロイチン硫酸型(GalNAc-GlcA)n-Gal-Gal-Xyl-Ser-C12やヘパラン硫酸型(GlcNAc-GlcA)n-Gal-Gal-Xyl-Ser-C12のオリゴ糖の伸長が生じていた[8]。キシロースに結合するアミノ酸残基の影響を観察するためにXyl-Thr-C12，Gly-(Xyl)Ser-C12およびGly-(Xyl)Thr-C12を用いた検討を行った。Xyl-Thr-C12，Gly-(Xyl)Thr-C12では，糖鎖伸長が殆ど見られず，キシロースの結合するアミノ酸残基が糖鎖伸長に寄与していることが示された。また，Xyl-Ser-C12ではNeuAc-Gal-Gal-Xyl-Ser-C12のようなシアリルオリゴ糖が検出されるが，

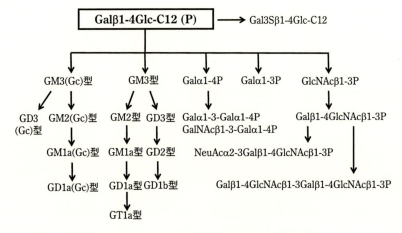

図4　Lac-C12から得られる糖鎖伸長生成物の例

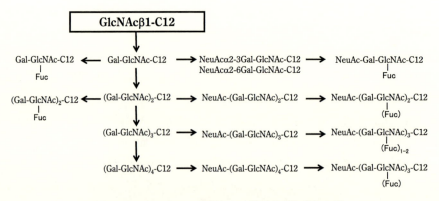

図5　GlcNAc-C12から得られる糖鎖伸長生成物の例

第3章　糖鎖プライマー法によるバイオコンビナトリアル合成

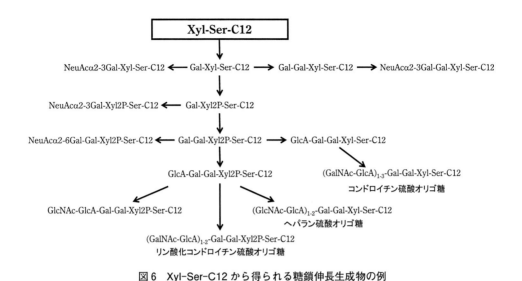

図6　Xyl-Ser-C12 から得られる糖鎖伸長生成物の例

Gly-(Xyl)Ser-C12 ではそのような副反応が抑制され，グリコサミノグリカン型への糖鎖伸長の選択性が向上していた[8]。さらに，GalNAc-Thr-C12 ではムチン型の糖鎖伸長が見られている。ムチン型としては，シアリル Tn 抗原，T 抗原，シアリル T 抗原，フコシル T 抗原を始めとして，多くの細胞で主にコア1やコア2に分類されるオリゴ糖が検出されている。

4　グライコミクスへの活用

糖鎖プライマーを用いて多様な細胞での糖鎖伸長実験を行うことで，細胞の性質に関係した糖鎖生合成経路を特定できる。例えば，これまでに，転移性がん細胞，胚性癌腫細胞，神経芽腫細胞，ウイルス感染性細胞などでの解析を実施している。

がん細胞の転移性は糖鎖の発現と密接な関係があることが知られている。がん細胞の種類により，転移性に関与する糖鎖の種類や影響は異なっていることから，細胞毎での解析が必要となってくる。糖鎖プライマー法では細胞間での発現糖鎖の比較解析が容易であることから，種々の転移性細胞での糖鎖解析を実施している。その一例として，高転移性のマウス骨肉腫細胞 FBJ-LL と低転移性の FBJ-S1 細胞での GAG 型の糖鎖を Xy-Ser-C12 を用いて解析した[7]。FBJ-S1 細胞では，FBJ-LL 細胞と比較してヘパラン硫酸型の糖鎖伸長生成物が多く観察されていた。また，この解析を基にして，FBJ-S1 細胞において GAG 型糖鎖の生合成に関与している糖鎖合成遺伝子 Ext1 のノックダウンを行うことで，糖鎖伸長生成物の減少と細胞遊走能の向上がみられた。GAG 鎖の生合成を高めることで転移性を低下できることが示唆された。

幹細胞を用いた再生医療が注目される中で，マウス胚性癌腫細胞 F9 は分化誘導剤により一定方向の分化誘導が可能であるために，細胞分化や発生過程の研究に利用されている。胚性癌腫細

胞では初期胚の分化マーカーとして SSEA-1 や SSEA-3 などが抗体により検出されている。一方，我々は，F9 細胞をレチノイン酸で分化誘導した際の糖鎖生合成経路の変化を糖鎖プライマーにより観察した[5]。その結果，ガングリオ系列の糖鎖が減少し，シアリルパラグロボシドなどネオラクト系列の糖鎖が増加することを見出した。さらにそれに対応する糖鎖合成遺伝子の発現も顕著に増加していた。このように糖鎖プライマー法は幹細胞の分化マーカーの探索に寄与できることが示された。

　神経芽腫は神経細胞に発生する小児がんであり，予後診断のために悪性化と糖鎖発現との関係の研究が行われている。我々は糖鎖の発現と神経分化の関連遺伝子の発現との相関性について糖鎖プライマー法で検討した。GD3 型や GD2 型など 2 個のシアル酸が結合したガングリオ系列の糖鎖の増加と，神経分化と関係する遺伝子（Phox2a/b，TrkC など）の発現の増加が対応していることが見出された。また，GD3 合成遺伝子 ST8SIA1 の発現との相関性も見られていた。糖鎖プライマー法により予測されたガングリオ系列の糖鎖に対応する内在性糖脂質の発現も確認されている[9]。

　これ以外にも，C 型肝炎ウイルスの感染に寄与する糖鎖を見出すことにも成功している。以上のように，疾病と関係する糖鎖合成経路の解析において，糖鎖プライマー法を活用したスクリーニングは大変有効であることが示された。このような研究を積み重ねることで，診断／創薬ターゲットの創出に寄与することが期待される。

5　糖鎖ライブラリーとしての活用

　先述の糖鎖プライマー法の実験では，10 cm ディッシュでの細胞数があれば，LC-MS での構造解析を十分に実施可能であった。しかしながら，細胞で作らせた糖鎖ライブラリーを活用するには，大量培養が必要となってくる。糖鎖プライマー法では，単層培養において底面積の広い培養器具を用いた実験，あるいはマイクロキャリアー法を用いた高密度培養法での実験を適用することが可能であり，数百 mg の糖鎖伸長生成物を得ることも可能であった。薄層クロマトやカラムクロマトを用いることで，糖鎖伸長生成物を糖鎖毎に分離することも可能である。

　得られた糖鎖ライブラリーの活用技術の一つが糖鎖認識の解析への利用である。そのためには，糖鎖ライブラリーをセンサーなどの基板に固定化する必要がある。その際に図 2 で示した糖鎖プライマーのアグリコン末端のアジド基を活用する。アジド基は細胞内で不活性であるために，単純な炭化水素鎖と同様な糖鎖伸長が見られる。そこで，アジド基を有した糖鎖ライブラリーを得ることが可能となった[10]。アジド基を有した糖鎖伸長生成物を基板上に固定化することで，糖鎖チップや糖鎖アレイへの活用が可能となった。固定化法としては，アジドをアミンに還元して縮合反応する方法，Staudinger 反応による方法[11]，およびクリック反応の一つであるアジド-アルケン Huisgen 環化付加反応を行うことができる（図 7）。この中で，クリック反応を用いた手法により簡便に効率よく固定化できるようになってきた。

第3章 糖鎖プライマー法によるバイオコンビナトリアル合成

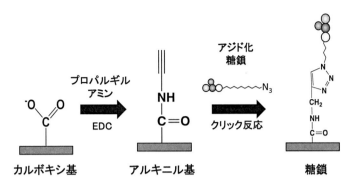

図7 アジド化糖鎖の固定化方法の概要

　糖鎖認識の解析としては，レクチンなどに加えてインフルエンザウイルスの検出を実施している。今後，多様な微生物や病原体の検出への展開が期待されると共に，感染阻害剤など糖鎖認識の検出以外への応用も可能である。

6　おわりに

　糖鎖プライマー法により，疾病と発現糖鎖との関係を簡便に解析できるようになり，診断や創薬ターゲットの創出に寄与できる。さらに，細胞が合成可能なオリゴ糖のライブラリーの構築が可能となり，糖鎖アレイ／糖鎖チップの他に中分子医薬開発など多方面への活用が期待される。

文　　献

1) T. Sato et al., *TIGG*, **19**, 1（2007）
2) 佐藤智典，化学フロンティア 4「生命化学のニューセントラルドグマ」―テーラーメイドバイオケミストリーのめざすもの―, p.171, 化学同人（2002）
3) 佐藤智典，山形達也，蛋白質核酸酵素増刊，**48**, 1213（2003）
4) T. Sato et al., *Carbohydr. Res.*, **343**, 831（2008）
5) N. Ogasawara et al., *J. Biochem.*, **149**, 321（2011）
6) Y. Wang et al., *Carbohydr. Res.*, **361**, 33（2012）
7) Y. Wang et al., *Mol. Cell Biochem.*, **373**, 63（2013）
8) Y. Otsuka & T. Sato, *ACS Omega*, **2**, 3110（2017）
9) T. Kaneko et al., *Int. J. Oncol.*, **37**, 1279（2010）
10) M. C. Z. Kasuya et al., *Carbohyd. Res.*, **329**, 755（2000）
11) T. Sato et al., *Chem. Lett.*, **33**, 580（2004）

第4章 触媒的位置選択的アシル化

上田善弘[*1]，川端猛夫[*2]

1 はじめに

　糖はアミノ酸と並び生体高分子の主要な構成成分で，広範な生体内反応に関わっている。糖が関与する生物学的現象の解明やそれに基づく医薬品開発には関連物質の精密合成が必須であり，活発に合成研究がなされている[1]。糖類は複数の水酸基を持ち，その水酸基が置換される位置や数によって多様性を持つ化合物群であるため，その合成には必然的に「水酸基の区別」が鍵となる。従来この水酸基の区別には，基質本来の反応性に準拠した保護-脱保護が必須とされ，その結果，糖関連物質の合成は多工程化を免れなかった。

　このような背景のもと，保護-脱保護によらない糖水酸基の直接的位置選択的官能基化法の開発研究が行われてきた。生体内では酵素群がこのような反応を担っているが，多様な官能基変換および汎用性の観点からは人工触媒法の開発が望まれる。本稿では位置選択的アシル化に着目し，特に盛んに研究が行われている糖類の多様な水酸基の識別に基づくアシル化反応について紹介する。

2 汎用型触媒による無保護グルコピラノシドのアシル化

　アノマー位のみが保護されたグルコピラノシド1のアシル化を，アシル化反応で汎用される4-dimethylaminopyridine（DMAP）触媒を用いて我々の手で試みた（図1）[2]。その結果，4つの水酸基の無秩序なアシル化が進行し，位置異性体の混合物を与えた。さらに生成物のモノアシル化体も反応性水酸基を有するため過剰反応が進行し，ジアシル化体も相当量得られるため原料が回収され，目的とするモノアシル化体の収率は低下してしまう。このように保護基を用いずに糖誘導体の位置選択的アシル化を行うことは困難であり，モノアシル化体を収率良く得るには過剰反応も抑制する必要がある。

3 グルコピラノシドの位置選択的アシル化の先駆的研究

酵素を利用した糖類の位置選択的官能基化研究は古くから行われている。1987年Klibanov

＊1　Yoshihiro Ueda　京都大学　化学研究所　助教
＊2　Takeo Kawabata　京都大学　化学研究所　教授

第4章　触媒的位置選択的アシル化

らは lipase 存在下 6-*O*-butyryl D-glucose をアシルドナーとする **1** のアシル化が，6 位第一級水酸基上で完全な位置選択性で進行することを報告した（図2）[3]。このように，最も立体的に有利な 6 位第一級水酸基選択的アシル化は酵素法により達成されたが（なお，酵素法によってもジアシル化の副生は回避できない），第二級水酸基選択的なアシル化はさらに困難な課題であった。このような状況下，吉田らは DMAP 触媒存在下，$CHCl_3$ 中で無水酢酸を作用させることで，第一級水酸基存在下に第二級水酸基が優先的にアシル化される先駆的な例を報告した（図3）[4]。一方，DMAP のジメチルアミノ基部分を修飾し，カルボキシル基を持つ触媒 **2** を用いると選択性が大きく変化し，6 位第一級水酸基選択的なアシル化も報告している（図3）[5]。また，Miller らは独自に設計したペプチド触媒を利用した 4 位第二級水酸基選択的アシル化を中程度（58%）の位置選択性で実現している[6]。これらの研究成果は 4 つの水酸基を持つ **1** のアシル化の位置選択性が触媒によって制御可能なことを示した点で意義深い。最近では，糖の 1,2 ジオール構造の相対配置に基づく選択的キレーション形成を利用した糖類の高位置選択的アシル化が，尾野村ら[7]および Taylor ら[8] によって報告されている。

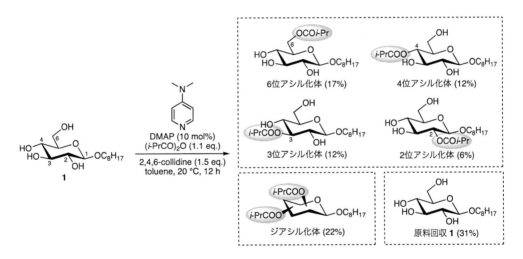

図1　DMAP 触媒によるオクチル β-D-グルコピラノシドの無秩序アシル化

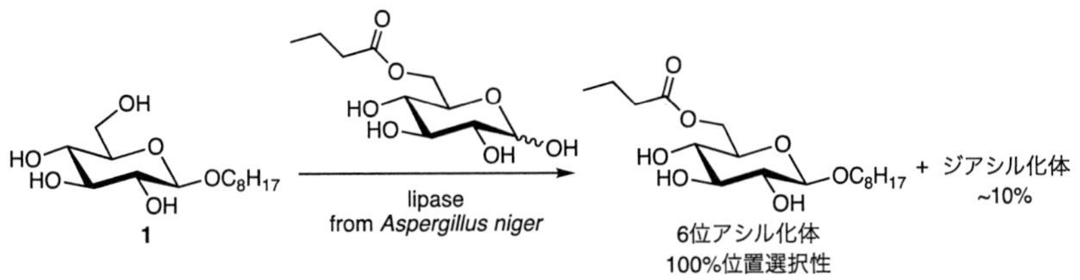

図2　酵素法による第一級水酸基選択的アシル化

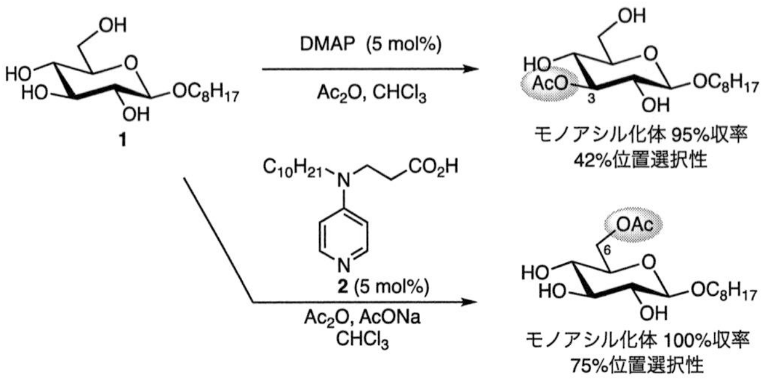

図3 触媒に依存した位置選択性の発現

4 グルコピラノシドの4位高選択的アシル化

著者らは独自の触媒設計に基づくグルコピラノシドの位置選択的アシル化研究に取り組み，触媒 3 による 4 位第二級水酸基選択的アシル化を報告した（図4a)[9]。触媒 3 を用いる 1 のアシル化は，6 位第一級水酸基存在下，本来反応性の低い 4 位第二級水酸基上でほぼ完全な選択性で進行し，4 位アシル化をほぼ定量的に与える（図4a，触媒的一段階法）。本反応では図 1 に示す多様なアシル化体が得られる可能性がある中で，4 位アシル化体が精製の必要もないくらいの純度

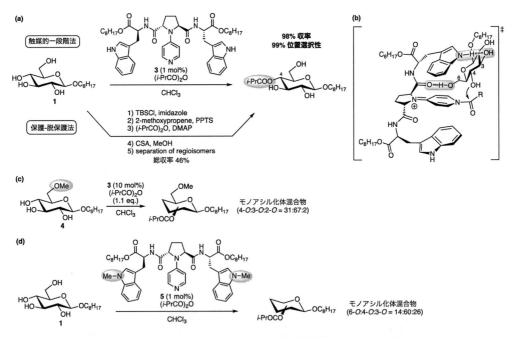

図4 （a）触媒制御によるグルコピラノシドの 4 位水酸基選択的アシル化，（b）位置選択性発現の推定機構，（c）6 位保護グルコピラノシドのアシル化，（d）N–Me 化触媒 5 による 1 のアシル化

で得られる。なお，本法では酵素法でも回避困難であったジアシル体の副生（図2）も皆無で，この点も注目に値する。同一化合物を従来の保護-脱保護法に基づいて合成した場合，位置異性体の分離も含めた多段階を要し，中程度の収率で得られるのみであった（図4a，保護-脱保護法）。触媒3によるアシル化の選択性発現メカニズムとして触媒から生成する活性中間体（アシルピリジニウム塩）と基質1との二点水素結合に基づく精密分子認識を想定している（図4b）。この遷移状態は仮説の域を出ないが，6位水酸基をメチル保護した基質4では4位水酸基選択性が消失すること（図4c），インドールN-HをN-Meとした触媒5では1のアシル化における4位選択性が低下し，3位アシル化体の割合が増える（図4d），等の実験事実と矛盾しない。本法は高い官能基受容性を示し，グルコピラノシド構造の4位水酸基に多様なアシル基の導入が可能である[10]。

5 触媒量の低減化

位置選択的アシル化においては，アシルドナーの選択が一つの鍵を握る。アシルドナーとして酸無水物に替えて酸クロリドを用いると，4位選択性は消失し，6位優先的にアシル化が進行する（図5）[9, 11, 12]。しかし，本結果は著者らに位置選択的アシル化の触媒サイクルを考え直させる契機となった。アシルドナーに依存したDMAP触媒によるアルコールアシル化の機構を図6a，bに示す[13~16]。一段階目はDMAPとアシルドナーから活性中間体アシルピリジニウム塩を生成する段階で，平衡過程である[13, 16]。二段階目はアシルピリジニウム塩に対してアルコールが求核付加する段階で，律速段階と考えられている。アシルドナーとして酸無水物を用いるとわずか数％しかアシルピリジニウム塩を生成しないのに対し，酸クロリドを用いるとアシルピリジニウム塩が定量的に生成する。一方，酸無水物をアシルドナーとして用いる方がアルコールのアシル化反応は速く進行することが知られている。これはカウンターアニオンであるカルボキシラートが一般塩基触媒として二段階目をより効果的に加速するためと理解される（TS-A vs. TS-B）[13~15, 17~19]。すなわち，酸クロリドを用いた場合触媒経由のアシル化はそれほど加速されず，酸クロリドの高い求電子性によって非触媒経由の反応が進行し，6位優先的にアシル化が進行したと考えられる。そこで，酸クロリドからアシルピリジニウム塩を定量的に発生させたのち，カウンターアニオンをカルボキシラートに交換できれば，高活性なアシルピリジニウムカルボキシラートを高濃度に発生させることができ，高速アシル化が進行すると着想した（図

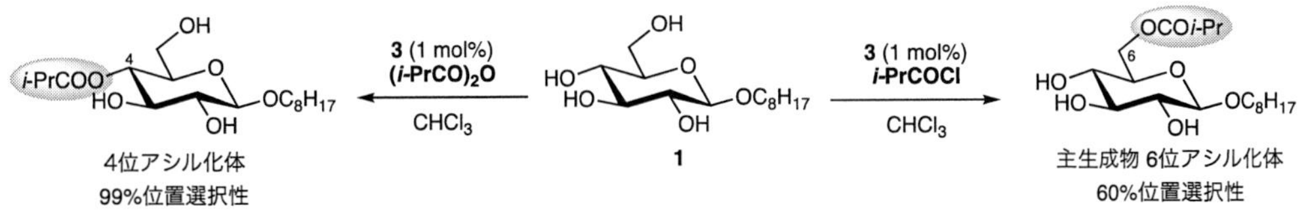

図5 位置選択性のアシルドナー依存性

6c)[20]。触媒 0.1 mol%存在下，酸無水物法ではほとんど反応が進行しない条件において，酸クロリドをアシルドナーとし，カルボキシラート源としてカルボン酸と3級アミンを添加した系でアシル化を行うと，反応はわずか5分で完結しほぼ定量的に4位アシル化体を与えた（図7）。速度論実験等の反応機構解析により，アシルピリジニウムカルボキシラートはアシルピリジニウムクロリドの約 1,000 倍の活性を示すことが明らかとなった。なお，触媒量を 0.02 mol%まで低減した反応でも，本反応は 25 分で完結し，4位アシル化体を 96%の位置選択性，93%収率で与えた（触媒回転数，TON = 4,600）[20]。

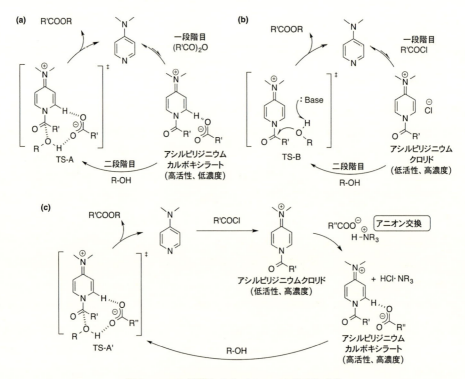

図6　DMAP 触媒によるアルコールのアシル化
（a）酸無水物をアシルドナーとする触媒サイクル，（b）酸クロリドをアシルドナーとする触媒サイクル，（c）アニオン交換法による触媒サイクル

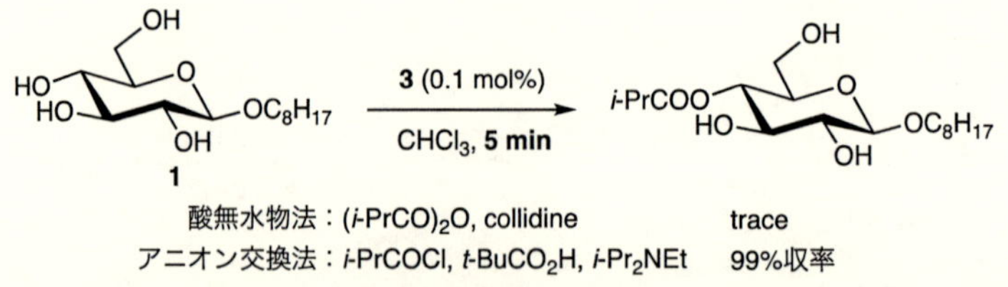

図7　アニオン交換型新規触媒サイクルによる触媒量低減化

第4章　触媒的位置選択的アシル化

6　アシル化配糖体の位置選択的全合成

エラジタンニンやフェニルエタノイド配糖体はグルコースを基本構造とし，その水酸基上のアシル基の構造や位置によって多様性に富む化合物群である[21,22]。図8に示すstrictinin（**6**）[23]，tellimagrandin II（**7**）[24]，pterocarinin C（**8**）[25]，multifidoside B（**9**）[26]はグルコースの4位にアシル基を有する天然物であり，触媒的位置選択的アシル化を鍵工程とした革新的逆合成に基づく直線的合成を目指して，これら配糖体天然物の全合成に着手した。

Strictinin（**6**）の合成経路を図9に示す[27]。無保護グルコースに対しジオキサン溶媒中光延反応条件下[28]保護没食子酸を作用させ，アノマー位に位置選択的かつ立体選択的にガロイル基を導入し，β-グリコシド**10**を得た。触媒**3**による位置選択的アシル化のstrategyに基づき，4つの水酸基を持つグリコシド**10**の4位水酸基選択的にガロイル基を導入後，反応系中で酸無水物から脱離基として生じたカルボン酸をガロイルドナーとして有効利用し，反応性の高い第一級6位水酸基選択的にガロイル基を導入し，4,6位ガロイル化体**11**をワンポットで得た。ガロイル基上のBn基の脱保護の後，山田らによって開発されたフェノールの酸化的カップリングによるヘキサヒドロジフェノイル（HHDP）基の構築[29]，続くMOM基の脱保護により，無保護グルコースからわずか5工程で**6**の全合成を達成した。本合成では，糖水酸基への保護基を一切利用しないため，従来法（グルコースから11工程[30]および13工程[31]）と比べ工程数が大幅に削減されている。

同様の合成経路により，tellimagrandin II（**7**）およびpterocarinin C（**8**）の全合成を実施した（図10）[27,32]。両天然物はHHDP基の位置が異なる位置異性体天然物と言える。すなわち，適切な保護基を配したガロイル基導入の順番を入れ替えるだけで，同一の合成経路により**7**と**8**の全合成が可能と考えた。グリコシル化体**10**に**6**の合成と同様，Bn-MOM基で保護したガロ

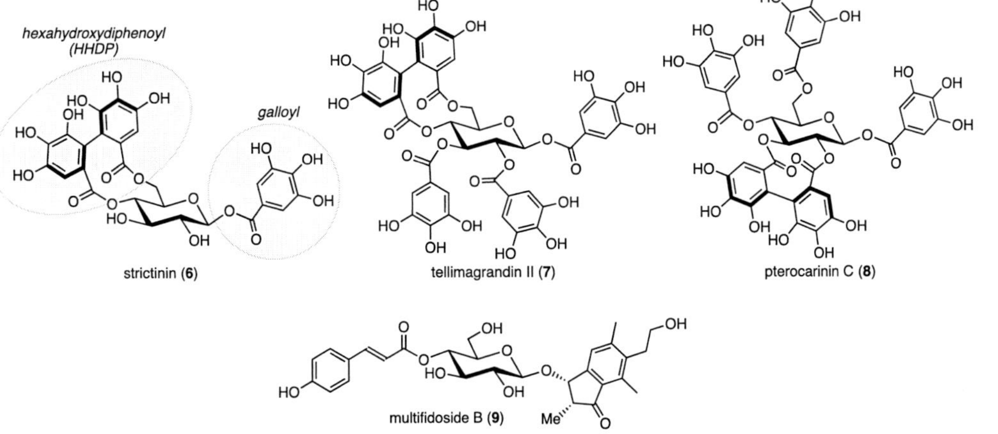

図8　標的としたエラジタンニン配糖体およびフェニルエタノイド配糖体

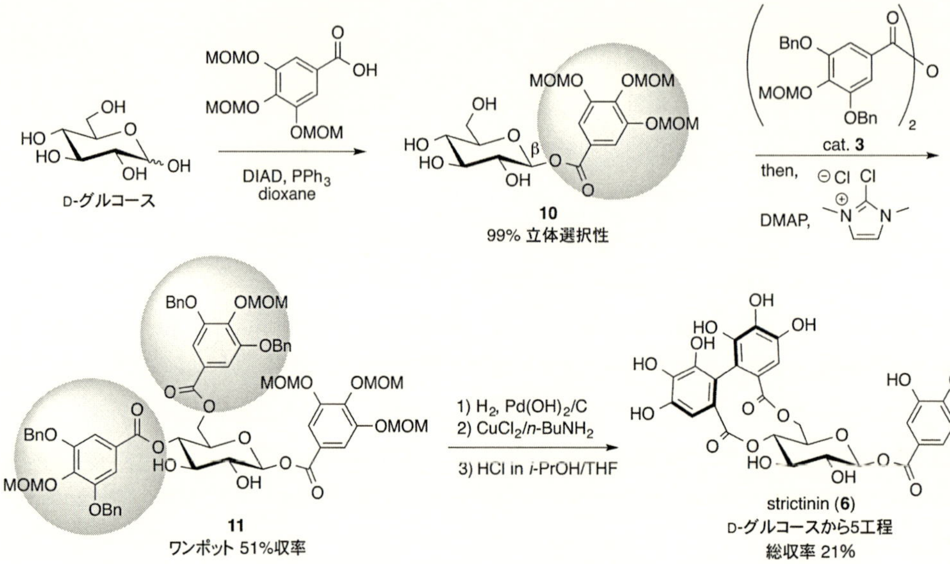

中分子創薬に資するペプチド・核酸・糖鎖の合成技術

図9　Strictinin（**6**）の全合成

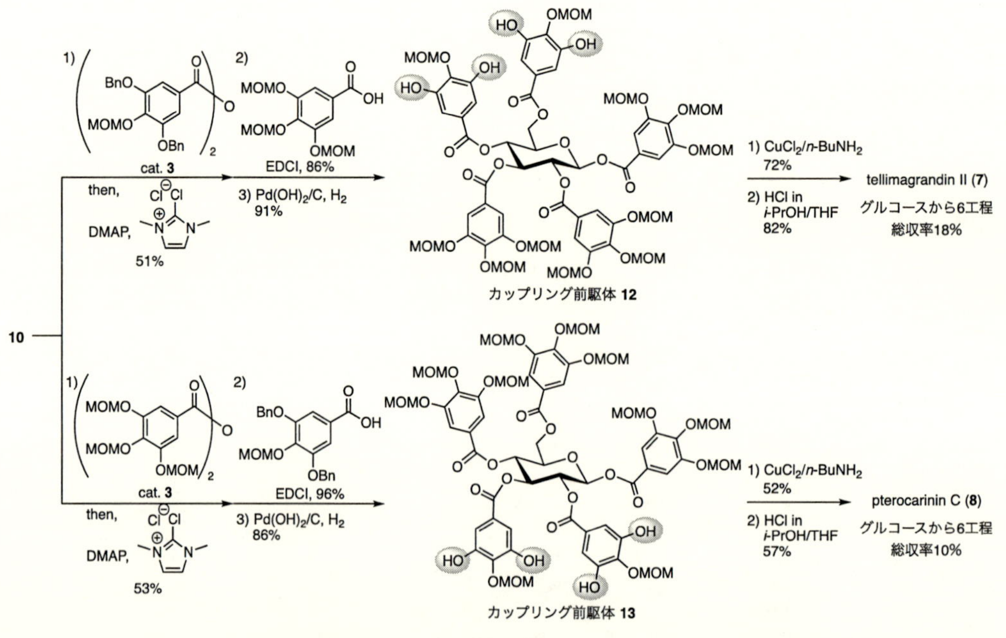

図10　Tellimagrandin II（**7**）および pterocarinin C（**8**）の全合成

イル基を 4,6 位に導入した後，残る 2,3 位水酸基に MOM 基保護ガロイル基を導入し，先に導入
したガロイル基上の Bn 基の脱保護によって，4,6 位のガロイル基間での HHDP 基構築のため
の前駆体 **12** を得た。一方，**10** に対し MOM 基で保護したガロイル基を 4,6 位に導入後，2,3 位

第4章　触媒的位置選択的アシル化

水酸基にBn-MOM基保護のガロイル基を導入後，脱保護により，2,3位のガロイル基間でのHHDP基構築に向けた前駆体13を得た。ビスフェノール誘導体12および13の酸化的カップリングは，いずれの場合でも，糖のキラリティーを反映した軸不斉を有するHHDP基が構築され，MOM基の脱保護によって7および8の全合成を，いずれも無保護グルコースから6工程で達成した。これらの全合成もグルコースへの保護基を活用する従来法（7の全合成[33]：14工程，8の全合成[34]：HHDP基の構築行程を除き9工程）からは工程数が大幅に短縮されている。

Multifidoside B（9）の全合成に際して，最終段階で無保護の前駆体14へのp-クロマイル基の位置選択的導入を行う全合成を計画した（図11）[35]。保護-脱保護法に基づく通常の逆合成解析での前駆体は，4位水酸基以外の水酸基を保護した16となる。しかし著者らは敢えて，触媒3の分子認識能を見極めるべく，2つの第一級水酸基を含む5つの遊離水酸基を持つ14の，4位第二級水酸基への直接的なp-クマロイル基の導入を試みた。触媒3の存在下に，無保護前駆体14のアシル化は期待した位置選択性と驚くべき官能基寛容性で進行し，後処理でTES基を除去することにより，14から一挙に9を得ることに成功した。本法の特徴は全合成の最終段階で鍵反応を実施する点にある。通常，全合成の終盤はより信頼性と予測性の高い反応が用いられ，最終段階は脱保護操作であることが多い。最終段階に大きなリスクを伴う鍵反応を行う逆合成解析は，一見，愚の骨頂に見えるが，最終段階での脱保護操作による副反応を回避できるメリットがある。例えば，類似天然物の合成において，最終脱保護工程で様々な副反応が進行することが報告されている[36〜39]。実際に著者らも，一部保護基を持つ15（PG^1=TBDMS，PG^2〜PG^4=H，PG^5=TBS）を用いる全合成を検討したが，脱保護の工程で二重結合の異性化等[40]の深刻な副反応が進行し，9の全合成に至らなかった[35]。一方，最終段階で無保護前駆体に直接的かつ位置選択的なアシル基の導入を行う本法は，類縁体天然物multifidoside A, Cの全合成に

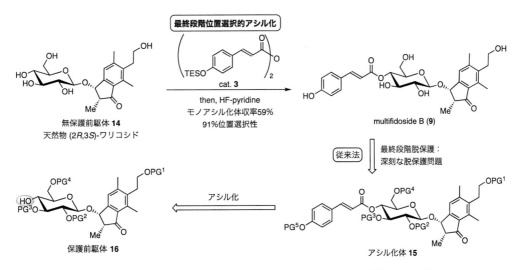

図11　最終段階位置選択的アシル化によるmultifidoside B（9）の全合成

も適用でき，本法がグルコース4位にアシル基を持つ配糖体天然物の一般的合成法になり得る可能性を示すことができた。

7　ポリオール系天然物の位置選択的誘導化

　生物活性化合物の直接的かつ位置選択的な官能基化は近年特に注目を集めている[41, 42]。誘導化によって活性の向上や活性を保持したままでの安定性の向上が期待できるからである。しかし，生物活性化合物の多くは多官能基性であり，その直接的かつ位置選択的な官能基化は一般に困難である。1980年代から酵素を用いるポリオール系天然物の位置選択的アシル化が研究されてきたが，人工触媒による位置選択的アシル化は未だ未開拓領域と言える[43]。Millerらは独自に開発したペプチド触媒を用いる天然物由来抗菌剤エリスロマイシンAの位置選択的アシル化を報告し，注目を集めた[44]。一方，著者らは配糖体医薬品の位置選択的アシル化に取り組み，強心配糖体digitoxinやlanatoside C (**17**) の位置選択的アシル化を報告している[45, 46]。本稿では特に触媒制御による位置選択性を示す例について概説する。強心配糖体天然物**17**は低極性溶媒中では分子内水素結合によって3''''位水酸基が高い反応性を有し，DMAP触媒存在下では**17**の8つの水酸基の中で，97%の位置選択性で3''''位にアシル化が進行する（図12）。一方で触媒**3**を用いると，糖鎖末端のグルコース構造を高度に識別し，3''''位水酸基の本来持つ高反応性を凌駕し，4''''位選択的アシル化が進行する。また著者らは，糖以外のポリオール天然物に関しても触媒制御による位置選択的アシル化を最近報告した。抗がん剤taxolの半合成前駆体とされる10-deacetylbaccatin III (**18**) は4つの水酸基を有し，そのシリル化は立体的に最も有利なC(7)-OHで選択的に進行することが知られている[47]。一方で，触媒**3**の存在下**18**のアシル化はC(10)-OHに90%を超える選択性で進行する[48]。さらに，**17**や**18**にはアミノ酸や長鎖脂肪酸等由来の様々なアシル基が導入でき，ハイブリッド化合物の位置選択的合成にも展開可能である。また砂塚らは，著者らの触媒を活用し，2015年大村智博士によるノーベル医学生理学賞受賞の契機となった天然物Avermectin B$_{2a}$の触媒制御による位置選択的アシル化を報告している[49]。以上のように，触媒制御による位置選択的アシル化戦略は糖以外のポリオールにも適用で

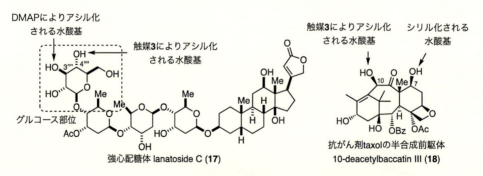

図12　天然由来ポリオールの触媒制御による位置選択的アシル化

第 4 章　触媒的位置選択的アシル化

き，多官能基性生物活性化合物の直接的かつ位置選択的な官能基化が可能になりつつある。このような高度な分子変換は，触媒 3 およびその類縁体の精密分子認識が担っている[50]。

8　さいごに

　本稿では，糖の中でも主にグルコース誘導体の人工触媒による位置選択的アシル化およびその応用研究について述べた。糖類の触媒的位置選択的官能基化は現代有機化学においてもやっと端緒がついた状況で，高い選択性を実現する例は限られている。一方で，最近ではアシル化の他に，リン酸化[51]やスルホニル化[52~54]，シリル化[54]，さらには，糖質合成の究極の目標とも言える位置選択的グリコシル化[55~57]を可能にする触媒開発も行われている。触媒制御による位置選択的官能基化は，糖関連天然物の全合成や誘導化に向けて革新的で強力な手法を提供する。すなわち，位置選択的官能基化法の発展により，糖鎖や天然配糖体の精密合成が迅速化され，関連医薬品の開発に新たな切り口での寄与が期待できる。さらに，この分野が成熟していくことで，未だ暗中模索にある動的分子認識過程にも光があたるものと考えられる。

文　　献

1)　正田晋一郎，稲津敏行監修，複合糖質の化学と最新応用技術，シーエムシー出版 (2009)
2)　T. Kawabata & T. Furuta, *Chem. Lett.*, **38**, 640 (2009)
3)　M. Therisod & A. M. Klibanov, *J. Am. Chem. Soc.*, **109**, 3977 (1987)
4)　T. Kurahashi *et al.*, *J. Chem. Soc. Perkin Trans.*, 1, 465 (1999)
5)　T. Kurahashi *et al.*, *Tetrahedron*, **58**, 8669 (2002)
6)　K. S. Griswold & S. J. Miller, *Tetrahedron*, **59**, 8869 (2003)
7)　Y. Demizu *et al.*, *Org. Lett.*, **10**, 5075 (2008)
8)　D. Lee & M. S. Taylor, *J. Am. Chem. Soc.*, **133**, 3724 (2011)
9)　T. Kawabata *et al.*, *J. Am. Chem. Soc.*, **129**, 12890 (2007)
10)　Y. Ueda *et al.*, *J. Org. Chem.*, **74**, 8802 (2009)
11)　E. Katnig & M. Albert, *Org. Lett.*, **6**, 945 (2004)
12)　T. Kawabata *et al.*, *Synthesis*, **5**, 747 (2008)
13)　G. Höfle *et al.*, *Angew. Chem., Int. Ed.*, **17**, 569 (1978)
14)　A. C. Spivey & S. Arseniyadis, *Angew. Chem. Int. Ed.*, **43**, 5436 (2004)
15)　S. Xu *et al.*, *Chem. Eur. J.*, **11**, 4751 (2005)
16)　V. Lutz *et al.*, *Chem. Eur. J.*, **15**, 8548 (2009)
17)　R. Nishino *et al.*, *Angew. Chem. Int. Ed.*, **52**, 6445 (2013)
18)　M. Yamanaka *et al.*, *J. Org. Chem.*, **80**, 3075 (2015)

中分子創薬に資するペプチド・核酸・糖鎖の合成技術

19) A. Imayoshi *et al.*, *Adv. Synth. Catal.*, **358**, 1337（2016）

20) M. Yanagi *et al.*, *Org. Lett.*, **19**, 3099（2017）

21) S. Quideau *et al.*, *Angew. Chem. Int. Ed.*, **50**, 586（2011）

22) C. Jiménez & R. Riguera, *Nat. Prod. Rep.*, **11**, 591（1994）

23) T. Okuda *et al.*, *J. Chem. Soc. Perkin Trans.*, **1**, 1765（1983）

24) C. K. Wilkins & B. A. Bohm, *Phytochemistry*, **15**, 211（1976）

25) T. Yoshida *et al.*, *Chem. Pharm. Bull.*, **39**, 2233（1991）

26) X. Ge *et al.*, *J. Nat. Prod.*, **71**, 227（2008）

27) H. Takeuchi *et al.*, *Angew. Chem. Int. Ed.*, **54**, 6177（2015）

28) A. Kobayashi *et al.*, WO 2006038440 A1（2006）

29) H. Yamada *et al.*, *J. Am. Chem. Soc.*, **130**, 7566（2008）

30) K. Khanbabaee *et al.*, *Tetrahedron Lett.*, **38**, 1367（1997）

31) N. Michihata *et al.*, *J. Org. Chem.*, **78**, 4319（2013）

32) H. Takeuchi *et al.*, *Chem. Pharm. Bull.*, **65**, 25（2017）

33) K. S. Feldman & K. Sahasrabudhe, *J. Org. Chem.*, **64**, 209（1999）

34) K. Khanbabaee & K. Lötzerich, *Liebigs Ann. Recl.*, 1571（1997）

35) Y. Ueda *et al.*, *Angew. Chem. Int. Ed.*, **54**, 11966（2015）

36) S.-Q. Zhang *et al.*, *Carbohydr. Res.*, **299**, 281（1997）

37) H. I. Duynstee *et al.*, *Eur. J. Org. Chem.*, 2623（1999）

38) T. Kawada *et al.*, *Eur. J. Org. Chem.*, 2723（2000）

39) T. Kawada *et al.*, *J. Wood Sci.*, **48**, 512（2002）

40) J. Rothenburger & E. Haslinger, *Liebigs Ann.*, 1113（1994）

41) O. Robles & D. Romo, *Nat. Prod. Rep.*, **31**, 318（2014）

42) C. R. Shugrue & S. J. Miller, *Chem. Rev.*, **117**, 11894（2017）

43) J. González-Sabin *et al.*, *Chem. Soc. Rev.*, **40**, 5321（2011）

44) C. A. Lewis & S. J. Miller, *Angew. Chem. Int. Ed.*, **45**, 5616（2006）

45) K. Yoshida *et al.*, *Tetrahedron Lett.*, **51**, 2907（2010）

46) Y. Ueda *et al.*, *J. Org. Chem.*, **77**, 7850（2012）

47) J.-N. Denis *et al.*, *J. Am. Chem. Soc.*, **110**, 5917（1988）

48) M. Yanagi *et al.*, *Chem. Pharm. Bull.*, **64**, 907（2016）

49) T. Yamada *et al.*, *Chem. Pharm. Bull.*, **64**, 856（2016）

50) Y. Ueda & T. Kawabata, *Top. Curr. Chem.*, **372**, 203（2015）

51) B. R. Sculimbrene & S. J. Miller, *J. Am. Chem. Soc.*, **123**, 10125（2001）

52) K. W. Fiori *et al.*, *Nat. Chem.*, **1**, 630（2009）

53) D. Lee *et al.*, *J. Am. Chem. Soc.*, **134**, 8260（2012）

54) X. Sun *et al.*, *Nat. Chem.*, **5**, 790（2013）

55) L. Chan & M. S. Taylor, *Org. Lett.*, **13**, 3090（2011）

56) C. Gouliaras *et al.*, *J. Am. Chem. Soc.*, **133**, 13926（2011）

57) N. Nishi *et al.*, *Chem. Commun.*, **53**, 3018（2017）

第5章 $\alpha(2,8)$シアリル化反応の発展と 高分子型 Siglec-7 リガンドの開発

田中浩士[*]

1 はじめに

　細胞表層は，非常に多くの糖鎖で覆われている。そのため，これらの糖鎖は，自己非自己識別のためのマーカーとして機能する。例えば，βグルカンに代表される真菌表面上の糖鎖は，ヒトにおいて非自己マーカーとして認識されることにより，ヒトの自然免疫を活性化する。これは，外来の非自己物質の排除の一つのプロセスである。一方，シアル酸は，ヒト細胞中に観察される酸性9単糖であり，ヒトにおける自己マーカーとして機能する。すなわち，ヒトは，シアル酸含有糖鎖を有する細胞を自己細胞と認識し，自己の免疫対象から除外する機構を有する。シアル酸結合免疫グロブリン-タイプレクチン（Siglec）は，シアル酸をリガンドとするタンパク質群であり，主に，免疫細胞上で抑制性シグナルの制御に関わっている。その中でも Siglec-7 は，がん免疫に重要な役割を果たしているヒトのナチュラル・キラー（NK）細胞の機能制御に関わるタンパク質であり，$\alpha(2,8)$ジシアル酸ユニットをそのリガンドとして有する[1]。Siglec-7 は，平時は自身の細胞表面上のシアル酸含糖鎖と相互作用（cis-相互作用）することにより，免疫応答が抑制されている。一方，がん細胞などの非自己細胞と接触した場合には，その抑制が解除され，非自己細胞を攻撃する。しかしながら，シアル酸を高発現したある種のがん細胞は，自身のシアル酸を Siglec-7 と相互作用（trans-相互作用）させ，抑制性のシグナルを伝達させることにより，NK 細胞からの攻撃を回避することが知られている。そこで，Siglec-7 とリガンドとのcis-および trans-相互作用によって規制されている抑制性シグナルを制御できる化合物を創出することができれば，NK 細胞を活用したがん免疫治療法へと繋がると期待されている[2]。一方，$\alpha(2,8)$ジシアル酸およびその誘導体創出の鍵反応となる $\alpha(2,8)$シアリル化は，糖鎖合成上最も難しい反応として考えられてきていた。しかしながら，近年のシアリル化の発展により，誘導体合成を可能にするだけの信頼性の高いシアリル化反応が開発されてきた。さらに，αシアリル化における立体制御に関する新たな知見も明らかになってきている。本章では，$\alpha(2,8)$ジシアル酸の合成法および α選択性制御に関する新しい知見と，それを利用したジシアル酸含有糖鎖高分子型の Siglec-7 リガンドの開発について説明する。

---

　[*]　Hiroshi Tanaka　東京工業大学　物質理工学院　准教授

2 α(2,8)シアリル化の課題と克服

シアル酸の8位水酸基にα結合でシアル酸を導入するαシアリル化反応は，糖鎖合成上最も難しい反応の一つである．その要因が，糖供与体1および糖受容体2の両方に存在する（図1）．糖供与体1に含まれる難しさの要因は，①アノマー位に置換基としてカルボン酸をもつシアル酸では，グリコシド結合形成が4級炭素形成となるため，カップリング反応であるグリコシル化の反応性が低いこと，②3位がデオキシ型のため，容易にオキソニウムカチオン3のβ脱離反応が進行し，グリカール5が生成してしまうこと，③ピラン環に対してエカトリアル配向となるαグリコシドは，速度論的にも熱力学的にも不利であるため，立体異性体の混合物4になりやすいことがあげられる．また，糖受容体としては，8位水酸基が，5位のアセタミドのカルボニル基または，1位カルボン酸のカルボニル基と水素結合しているため非常に反応性が低下していることがあげられる．

図2に，筆者らが報告したN-Troc型糖供与体を用いるα(2,8)ジおよびトリシアル酸の合成法について示す．N-Troc型糖供与体は，N-Ac型糖供与体よりも高い反応性を有し，ニトリル効果を利用することにより，αシアロシドを与える[3]．ニトリル効果とは，ニトリル系の溶媒中でシアリル化を行うと，生成するオキソニウムカチオンのβ面にアセトニトリルが配位し，溶媒の配位面とは異なる方向から糖受容体が攻撃することにより，目的とするαグリコシドを与

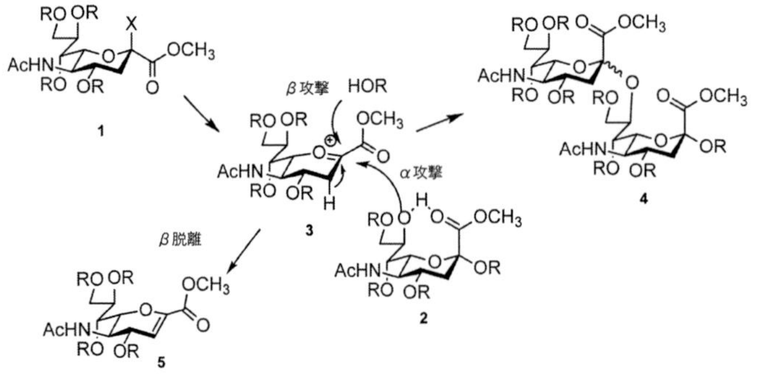

図1 α(2,8)シアリル化における問題点

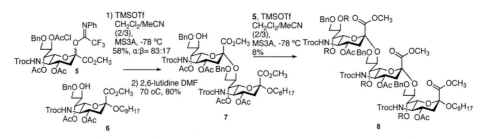

図2 N-Troc型糖供与体を用いるα(2,8)ジおよびトリシアル酸の合成

第5章　α(2,8)シアリル化反応の発展と高分子型 Siglec-7 リガンドの開発

える効果である[4]。さらに，N-Troc 基のカルボニルの水素受容体の性質がアセチル基よりも低いために，8位水酸基の反応性の低下が抑えられていると考えられる。実際に，N-Troc 型糖供与体と糖受容体5と糖受容体6を用いることにより，α(2,8)ジシアル酸7の合成が可能であった[5]。しかしながら，ジシアル酸糖受容体7を用いるα(2,8)トリシアル酸8の合成では，質量分析を用いることによって，目的物が痕跡量得られたことを確認したに過ぎなかった。また，立体選択性を確認するには至っていない。これは，単糖糖受容体6に比較して，2糖糖受容体7のグリコシル化に対する反応性が非常に低くなったためと考えている。

岐阜大学の安藤，木曽らは，立体配座が工夫された糖受容体を用いることにより，8位水酸基のグリコシル化に対する低い反応性を克服する手法を報告している（図3）[6]。本手法は，5位の窒素置換基と1位カルボン酸をラクトン化させたビシクロ［2.2.2］型の糖受容体8を利用する。ビシクロ［2.2.2］型糖受容体8は，1位カルボン酸および5位アセトアミド基の8位水酸基への配位を立体的に不可能にすることにより，8位水酸基の反応性を向上させている。さらに，望むαグリコシドでなければ，ラクタム化による受容体9への変換ができないため，立体異性体の分離と8位水酸基の反応性の向上を同時に行っている。彼らは，本手法を用いることによりα(2,8)トリシアル酸10の合成を達成している。

筆者らは，4,5位に環状カルバマートを有するシアル酸糖供与体11を用いるα(2,8)テトラシアル酸14および，α(2,9)シアル酸15の合成法を報告した（図4）。本シアル酸糖供与体11は，非配位性溶媒である塩化メチレン中で，シアル酸の8,9位水酸基に対する高効率高立体選択的にαシアリル化反応が進行した。その結果，グリコシル化―脱保護の繰り返しによるα(2,8)テトラシアル酸14[7]および，α(2,9)テトラシアル酸15[8]の合成を達成した。さらに，ガラクトースに対するα(2,3)シアリル化を含むガングリオシド GP1c 16 の糖鎖部の合成[9]に成功している。本手法により効率的にシアル酸オリゴマーが合成できた要因として，4,5位の環状カルバマート基のカルボニル基が側鎖上の水酸基と水素結合できない向きに立体配座が固定されているために，糖受容体において側鎖の水酸基の反応性を低下させにくいことと，4,5位の環状カルバマート基に

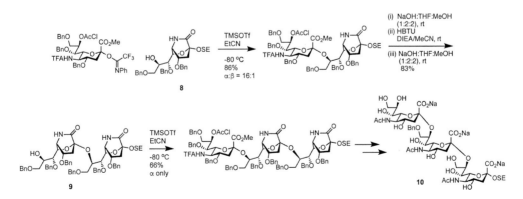

図3　1,5ラクタム型糖受容体を利用したα(2,8)トリシアル酸の合成

261

中分子創薬に資するペプチド・核酸・糖鎖の合成技術

よる5,6トランス縮環構造の歪みが，生成するオキソニウムカチオンのβ脱離によるグルカール生成を抑制したことが考えられる。さらに，本手法を基盤として，脱離基をホスホナートとする糖供与体 **17** を利用した$\alpha(2,9)$シアル酸 12 量体 **18** の収束的合成法が達成されている（図5）[10]。脱離基をホスホナートとすることにより，反応性が向上できるだけでなく，チオ糖との化学選択的なグリコシル化を可能とした。一方，Crich らは，N-Ac-4,5 環状カルバマート型シア

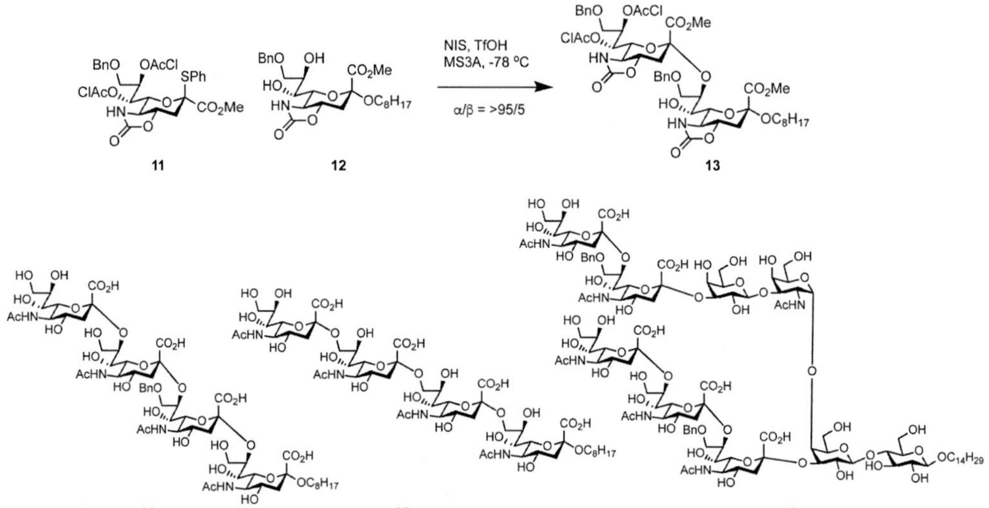

図4 4N,5O-カルボニルを有するシアル酸ユニットを利用したシアル酸含有糖鎖の合成

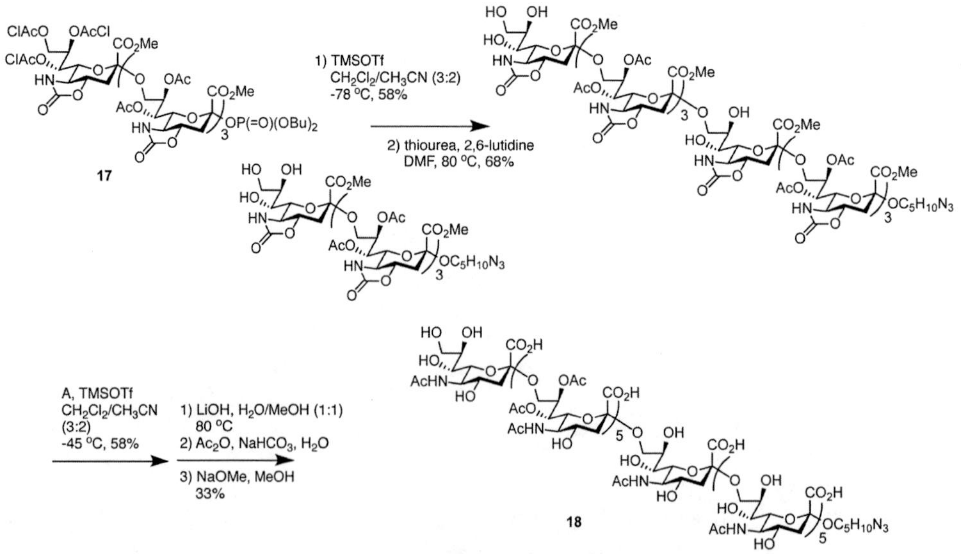

図5 α(2,9)ポリシアル酸の合成

第5章 α(2,8)シアリル化反応の発展と高分子型 Siglec-7 リガンドの開発

ル酸糖供与体 **19** が,高効率なαシアロシドの合成に利用可能であることを明らかにしている（図6)[11]。N-Ac-4,5位環状カルバマートは,その環歪の影響により塩基性条件下,環状カルバマートが優先して加水分解されるため,得られたαシアロシド **20** は,塩基性加溶媒分解により,直接 N-アセチル型のシアル酸へと誘導できる。本糖供与体の非配位性溶媒（塩化メチレンなど）中での,グルコシル化の立体選択性は,NH 型のものよりも低いが,反応溶媒にアセトニトリルを添加することにより改善されることが報告されている。しかしながら,本供与体で得られる糖を利用したシアル酸重合体についての報告例はない。それは,N-Ac 基のカルボニル基が,側鎖水酸基の反応性を低下させているためでないかと推測される。

環状カルバマートを有するシアル酸が,非アセトニトリル溶媒中においてα立体選択性を示すことは,シアリル化の化学を理解するにあたり,非常に興味深い事実である。De Meo らは,シアル酸の4または7位の水酸基の保護基がシアリル化の立体選択性に大きく影響することを報告した（図7)[12]。特に,4位の水酸基保護基が TBDMS 基の場合,7位の水酸基保護基がベンゾアートの場合,塩化メチレン溶媒中においても,比較的高いα選択性でシアリル化が進行することを見出している。しかしながら,本報告の中では,その要因について詳細な論述はされていない。そこで,我々は,シアル酸糖供与体のα面に位置する置換基によるα面の遮蔽効果が,α選択性の大きな要因であるという仮説のものと,反応性の高い9位第一級水酸基のみ保護したシアル酸糖供与体のグリコシル化を検討した（図8)[13]。その結果,9位水酸基のみをベンジルエーテルで保護した遊離水酸基を有する糖供与体は,塩化メチレン溶媒中で,α選択的にグリコシル化が進行した。一方,同様な条件下,4,7,8位の水酸基をアセチル基で保護したシアル酸糖供与体を用いるグリコシル化では,β体を優先的に与えた。4位水酸基をクロロアセチル基

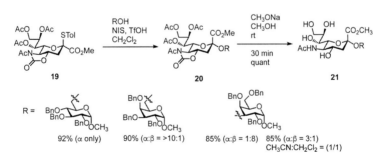

図6 N-Ac-4N,5O-カルボニルを有するシアル酸を用いるα-シアロシド合成

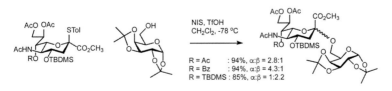

図7 4O-TBDMS 保護を有するシアル酸のグリコシル化

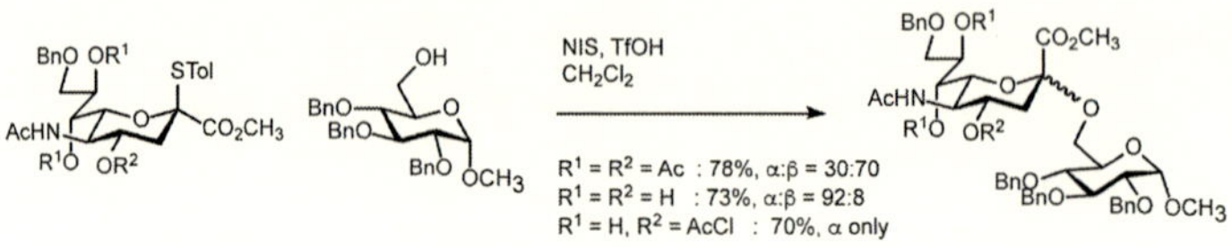

図8 7,8-ジオール型糖供与体を用いる α-シアリル化反応

で保護したシアル酸糖供与体が最も高い α 選択性を示した。本結果は，これまで，非アセトニトリル溶媒中において，糖シアル酸糖供与体が望まない β 体を与えていた理由は，シアル酸の構造そのものに起因するのではなく，シアル酸の水酸基の保護基として一般的に用いられてきたアセチル基の影響が大きいためであることを示している。本知見は，新しい α 選択的シアリル化の手法の開発に向けた重要な指針になると期待できる。

3 糖鎖高分子型の Siglec-7 リガンド

糖鎖をペンダントとして有する糖鎖高分子は，多価相互作用を利用することにより，親和性の向上が期待できるため，糖鎖-タンパク質相互作用を制御するケミカルプローブのテンプレート構造として利用されてきた[14]。糖鎖高分子と標的タンパク質との相互作用には，高分子上の糖鎖リガンドの数や密度，糖鎖と高分子担体を結合するリンカー構造，高分子担体の大きさや，物理化学的性質にも影響する。そのため，それらを制御できる手法が求められている。糖鎖高分子の合成は，大きく2つの手法が存在する（図9）。一つは，高分子反応を利用する手法であり，一つは，糖鎖モノマーの直接重合を利用する手法である。高分子反応を用いる手法では，反応性の官能基を有する高分子担体に，それに対応した反応性の官能基を有する糖鎖を反応させることによって合成する。本手法は，平均分子量および分子量分布，そして物理化学的性質の異なる高分子担体により構成される糖鎖高分子を容易に合成することができる。しかしながら，様々な高分子において，高分子反応を完全に進行させることが難しいため，固定化量やその密度を制御する

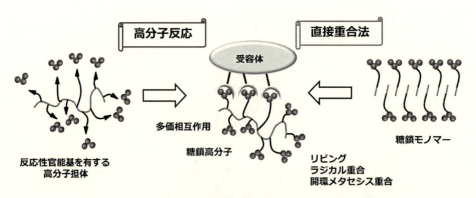

図9 糖鎖高分子の合成法

第 5 章　α(2,8)シアリル化反応の発展と高分子型 Siglec-7 リガンドの開発

ことは容易ではない。一方，直接合成法は，リビング重合法を利用することにより，糖鎖の数や
密度だけでなく，平均分子量や分子量分布を制御した糖鎖高分子が合成できる。これまで，リビ
ングラジカル重合や，環状メタセシス重合を利用した糖鎖高分子の精密合成が報告されている。
しかしながら，重合に必要な十分量のモノマーの合成が困難で，分子量が大きく反応性が低下し
たシアル酸を含む複雑な糖鎖を有する糖鎖モノマーを，リビング重合することは容易なことでは
ない。このような背景の中，Siglec-7 リガンドの開発を目的とした，α(2,8)ジシアル酸を含む糖
鎖高分子の合成とその機能について述べる。

　2006 年 Crocker らは，α(2,8)ジシアル酸を有するアクリルアミドとアクリルアミドとのラジ
カル共重合によって合成した糖鎖ポリマーが，シアリダーゼで処理した NK 細胞と Siglec-7 を
介して結合することを報告している[15]。一方，NK 細胞のシアリダーゼ処理をしない場合には，
本糖鎖高分子は，NK 細胞と結合することができなかった。本実験結果は，NK 細胞上に存在す
る Siglec-7 は，内在性のリガンドと強く cis の相互作用を形成しているため，外部リガンドが
Siglec-7 に結合するためには，内在性のリガンドを取り除くことが必要であることを示してい
る。また，本論文中には，糖鎖高分子の詳細な構造については記載されていない。しかしなが
ら，内在性のリガンドとの相互作用を乖離可能なより親和性の高い糖鎖高分子リガンドを創出で
きれば，Siglec-7 の機能調整分子の創成につながることを示唆していた。

　一方，我々は，ごく最近ニッケル触媒を用いたアレンの配位重合を利用したジシアル酸含有糖
鎖高分子の精密重合で得られた糖鎖高分子と Siglec-7 との相互作用解析を報告した（図
10）[16]。ニッケル触媒を用いたアレンの配位重合は，東京工業大学の冨田・遠藤らによって開発
されたリビング重合法の一種であり，官能基選択性が高くプロトン性溶媒中でも進行する[17]。さ
らに，反応中間体であるπアリルニッケル錯体が安定であるため，長い反応時間においても，
リビング性を失うことなく重合できる特徴を有する。我々は，ジシアル酸を有するアレンモノ
マー22 を，アジドを有するπアリルニッケル錯体 24 を開始剤として利用して重合を検討した。

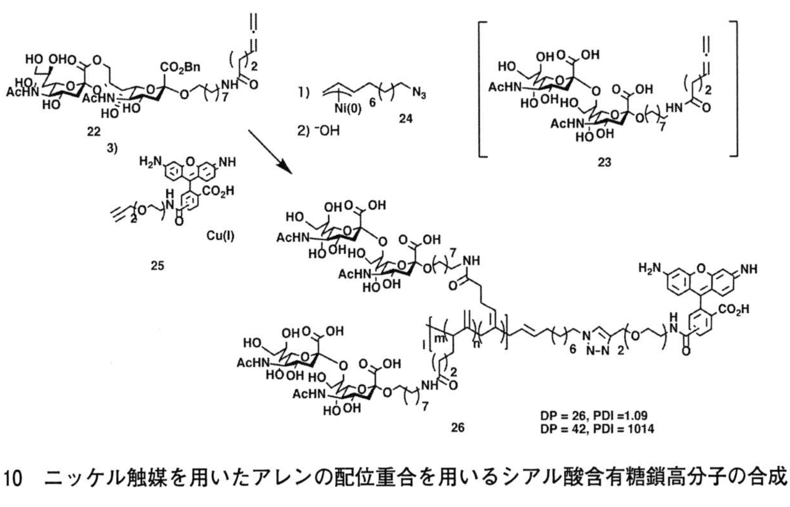

図 10　ニッケル触媒を用いたアレンの配位重合を用いるシアル酸含有糖鎖高分子の合成

中分子創薬に資するペプチド・核酸・糖鎖の合成技術

　その結果，ジカルボン酸モノマー**23**は重合が進行しなかった。一方，カルボン酸を保護したラクトン体**22**では，重合が進行し，すべての側鎖にジシアル酸を有する26，42量体の合成を達成した。GPCを用いた解析の結果，すべて良好な分子量分布を示した。モノシアル酸モノマーの重合は，反応速度は低下するものの進行することから，この反応阻害はジシアル酸特有のものであると考えている。導入したアジドとアセチレンを有する蛍光色素**25**を反応することにより，蛍光標識化された糖鎖ポリマー**26**を合成した。得られた糖鎖高分子**26**を用いて，可溶化Siglec-7-GD3複合体の乖離作用を検討した結果，本糖鎖高分子は，マイクロモルオーダー（IC_{50}＝10 mM）で，複合体の乖離が可能であることを明らかにした。

　Bertozziらは，細胞表面にシアル酸を含む糖鎖高分子を導入することにより，細胞表面の糖鎖分布を制御した細胞に対するNK細胞の反応および，NK細胞上のSiglec-7の局在状況の解析を報告している（図11）[18]。本研究で用いられた糖鎖高分子**27**は，末端に脂質を有しリガンドとして糖鎖を有する。脂質部は，標的細胞膜上に糖鎖高分子を導入するために利用する[19]。本糖鎖高分子**27**は，脂質を有する反応開始剤**29**を利用したメチルビニルケトン**30**の重合により合成した反応性官能基を有する高分子**28**に，ヒドロキシルアミンを有する糖鎖を高分子反応（イミノ化）によって導入することにより合成した。本手法では，構造が定まった反応性官能基を持った高分子に対し，様々な糖鎖を導入することによって，母骨格が同一でリガンドが異なる糖鎖高分子が創出可能である。得られた糖鎖高分子と細胞上のSiglec-7との相互作用を調べた結果，モノシアル酸を有する糖鎖高分子が最も高い親和性を示すことを明らかにした。モノシアル酸を有する糖鎖高分子を細胞表面に導入することに対するNK細胞の作用を精査したところ，その糖鎖の導入によりNK細胞の攻撃が回避されることを明らかにした。その際，Siglec-7は細胞の接着部位に局在化することおよび，その部分が糖鎖高分子が位置する部分と一致することを分子イメージングの技術を用いて明らかにすることより，糖鎖高分子の導入によって形成された糖鎖クラスターが，NK細胞上のSiglec-7の機能を制御できることを明らかにした。

　当研究室では，アセチレンを導入したデキストラン**32**をテンプレートとしてHüisgen[3＋2]環化付加反応を高分子反応とし利用したジシアル酸-デキストランハイブリッド分子**31**の創成とSiglec-7との相互作用解析を行っている[20]。デキストランは生体適合性が高く，すでに様々

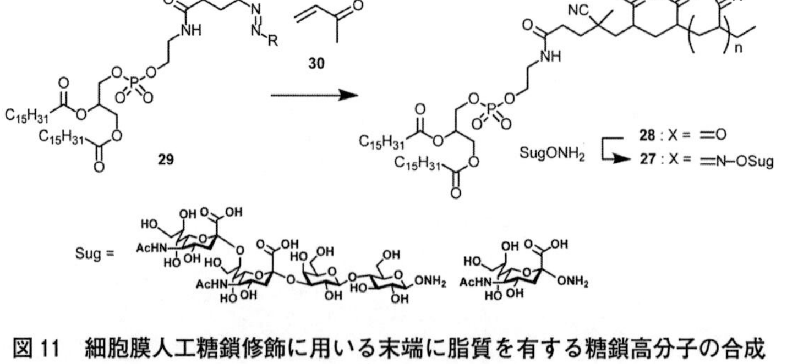

図11　細胞膜人工糖鎖修飾に用いる末端に脂質を有する糖鎖高分子の合成

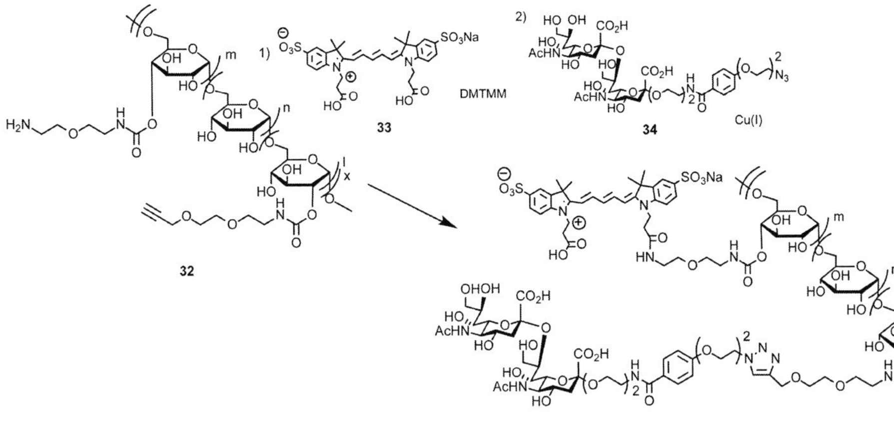

第 5 章　α(2,8)シアリル化反応の発展と高分子型 Siglec-7 リガンドの開発

図 12　シアル酸修飾デキストラン誘導体の合成

な誘導体が生体適合性材料として利用されている．本研究では，末端アセチレンと遊離のアミノ基を有するデキストランをテンプレート **32** として利用することにより，デキストラン上に，ジシアル酸ユニット **34** と蛍光色素 **33** の導入に成功した．得られたジシアル酸-デキストランハイブリッド分子を用いた可溶化 Siglec-7-GD3 複合体の乖離作用を検討した結果，非常に低い濃度（IC_{50}＝125 nM）で可溶化 Siglec-7 を乖離できることを明らかにした．本化合物の Siglec-7 発現細胞に対する影響は現在検討中である．

4　まとめ

実用的な α シアリル化反応の開発により，シアル酸オリゴマーの化学合成，さらに合成化合物を利用する機能性分子の創成が可能になってきた．その結果，高い親和性を有する高分子型 Siglec-7 リガンドの開発が達成されている．しかしながら，これらの高分子による生体の機能制御に関する研究についてはまだ始まったばかりである．また，近年，低分子型の非天然型 Siglec-7 のリガンドの開発も進んできている[21]．リガンドの価数や分子体積は，Siglec-7 の集積や拡散制御における重要な因子であるため，分子量の異なる Siglec-7 リガンドの生体への影響の解析は非常に興味深い．今後は，様々な人工リガンドを利用することにより，望む生体調整機能を有する機能性分子の創成，Siglec-7 の機能発現メカニズム解明そして，新たな創薬シーズの開発へと繋がると期待できる．

文　　献

1) P. R. Crocker *et al.*, *Nat. Rev.*, **7**, 255 (2007)

2) (a) M. K. O'Reilly *et al.*, *Trends Pharmacol. Sci.*, **20**, 240 (2009); (b) C. Büll *et al.*, *Trends Biochem. Sci.*, **41**, 473 (2016)

3) (a) H. Ando *et al.*, *Tetrahedron Lett.*, **44**, 6883 (2003); (b) H. Tanaka *et al.*, *Chem. Eur. J.*, **11**, 849 (2005)

4) (a) T. Murase *et al.*, *Carbohydr. Res.*, **184**, c1 (1988); (b) A. Hasegawa *et al.*, *Carbohydr. Chem.*, **10**, 493 (1991)

5) H. Tanaka *et al.*, *Heterocycles*, **67**, 107 (2006)

6) H. Tanaka *et al.*, *Tetrahedron Lett.*, **50**, 4478 (2009)

7) H. Tanaka *et al.*, *J. Am. Chem. Soc.*, **128**, 7124 (2006)

8) (a) H. Tanaka *et al.*, *Org. Lett.*, **10**, 5597 (2008); (b) H. Tanaka *et al.*, *J. Org. Chem.*, **74**, 4383 (2009)

9) H. Tanaka *et al.*, *J. Am. Chem. Soc.*, **130**, 17244 (2008)

10) K.-C. Chu, *et al.*, *Angew. Chem. Int. Ed.* **50**, 9391 (2011)

11) (a) D. Crich *et al.*, *J. Org. Chem.*, **72**, 2387 (2007); (b) D. Crich *et al.*, *J. Org. Chem.*, **72**, 7794 (2007)

12) H. D. Premathilake *et al.*, *Org. Lett.*, **14**, 1126 (2012)

13) T. Aoyagi *et al.*, *Chem. Eur. J.*, **22**, 6968 (2016)

14) Y. Miura *et al.*, *Chem. Rev.*, **116**, 1673 (2016)

15) (a) G. Nicoll *et al.*, *Eur. J. Immunol.*, **33**, 1642 (2003); (b) T. Avril *et al.*, *J. Leukoc. Biol.*, **80**, 787 (2006)

16) S. Ohira *et al.*, *Chem. Commun.*, **53**, 553 (2017)

17) (a) I. Tomita *et al.*, *Macromolecules*, **27**, 4413 (1994); (b) K. Takagi *et al.*, *Macromolecules*, **30**, 7386 (1997); (c) M. Taniguchi *et al.*, *Angew. Chem. Int. Ed.*, **39**, 3667 (2000); (d) J. Wang *et al.*, *Macromolecules*, **34**, 4294 (2001)

18) J. E. Hudak *et al.*, *Nat. Chem. Biol.*, **10**, 69 (2014)

19) (a) D. Rabuka *et al.*, *J. Am. Chem. Soc.*, **130**, 5947 (2008); (b) B. Belardi *et al.*, *J. Am. Chem. Soc.*, **134**, 9549 (2012)

20) S. Yamaguchi *et al.*, *ChemBioChem*, **18**, 1194 (2017)

21) (a) C. D. Rilahan *et al.*, *ACS Chem. Biol.*, **8**, 1417 (2013); (b) H. Pewscher *et al.*, *Bioorg. Med. Chem.*, **23**, 5915 (2015); (c) H. Prescher *et al.*, *J. Med. Chem.*, **60**, 941 (2017)

第6章　フルオラス合成

稲津敏行[*]

1　はじめに

　1901年にKoenig-Knorr反応が報告されて以来[1]，グリコシル化反応が糖鎖合成の鍵反応として注目されてきている。しかし，sp^2炭素の立体化学を自由に制御できないため，120年経った現在でさえグリコシル化反応は容易ではなくその改良法に関する研究が進められている。一方で，できるだけ簡便にグリコシル化反応を行おうという観点からの手法開発も重要な課題である。特に，糖鎖の機能を分子レベルで明らかにするためには，十分な量の糖鎖標品を容易に供給できることが必須である。固相法を基盤とする自動合成装置が市販されているペプチドや核酸の合成化学を見れば，固相法による糖鎖合成への期待は大きい。しかし，グリコシル化反応1工程さえも自由にならない状況下では，中間生成物の精製ができない固相糖鎖合成には限界があるといわざるを得ない。しかしながら，10残基や20残基以上の単糖を有する高分子糖鎖や多糖の合成には届かないにしても，5～8残基程度の中分子オリゴ糖であれば，糖鎖合成も現実的に手の届く時代を迎えている。こうした液相法による従来法の経験を反映でき，反応途上での精製も可能で，かつ，固相法に匹敵するほど各段階の精製が容易な合成手法がフルオラス合成法である。本稿ではフルオラス合成法による効率的な糖鎖合成の例をいくつか紹介したい。

2　フルオラス化学とは

　フルオラスとは，"親フルオロカーボン性の"あるいは"高度にフッ素化された"という意味を持つ造語で，aqueousに倣って命名された。たとえば，パーフルオロヘキサンを主成分とするFluorinert™ FC-72（以下FC-72と略）やパーフルオロメチルシクロヘキサン（$c\text{-}C_6F_{11}CF_3$）に代表されるフルオラス溶媒は，"疎フルオラス性"とでも言えるような性質を示し，水およびほとんどの有機溶媒とは混和せず3層を形成する。さらにフッ素含量の高い化合物に対して高い分配能を有し，通常の有機化合物からフルオラス化合物を分配操作のみで選択的に分離できる。加えて，化学的に安定であること，気体の溶解度が大きいことなど，特徴的な性質を有している[2]。

　1994年にHorváthらが，これらの性質を利用したFluorous Biphasic System（FBS）を用

---

　*　Toshiyuki Inazu　東海大学　工学部　応用化学科　教授；

　　　　　　東海大学マイクロ・ナノ研究開発センター　所長

いるヒドロホルミル化を報告した[3]。トルエンと c-$C_6F_{11}CF_3$ は室温で二層を形成し，パーフルオロアルキル鎖で修飾された触媒をフルオラス（c-$C_6F_{11}CF_3$）層に，基質のオレフィンはトルエン層に溶解させる。水素と一酸化炭素の雰囲気下で加熱すると，トルエンと c-$C_6F_{11}CF_3$ は混ざり合って均一層となり，反応が進行する。反応液を室温に戻すと再び二層を形成し，トルエン層からは生成物のアルデヒドが得られる。一方 c-$C_6F_{11}CF_3$ 層からは触媒が回収，再利用される。以上のように，FBS は高価な触媒と生成物を容易に分離精製することができる優れた方法論で，ここにフルオラス化学が始まったと言われる歴史的な研究である。

　さらにこの方法論を有機合成に発展させたフルオラス合成法（フルオラス・タグ法）が，固相合成法に匹敵する効率的な合成手法として 1997 年に Curran らによって報告された[4]。図 1 にその概念を示した。まず，基質にフルオラス・タグを導入し，分子全体のフルオラス性を向上させる。その後通常の有機溶媒中で液相反応を行い，反応終了後の精製はフルオラス溶媒と有機溶媒の分配操作のみで行う。その結果，フルオラス層からはフルオラス・タグの結合した化合物のみが分配され，一方，有機層には過剰に用いた試薬などが分配される。メタノールなどの両親媒性の溶媒と分液できることも実験操作上利点である。この操作を繰り返し，目的の構造を構築する。各反応中間体は TLC，NMR，MS など通常の有機合成の際に用いられる分析方法を用いることができる。また，状況によれば必要な段階でクロマトグラフィーなどの精製操作を加えるこ

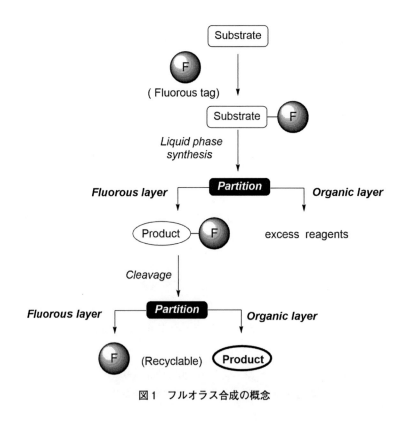

図 1　フルオラス合成の概念

第6章　フルオラス合成

ともできる。最終的にフルオラス・タグの切り出しを行い，フルオラス溶媒と有機溶媒との分配操作を行えば，目的物が有機層から分配される。この段階でカラムクロマトグラフィーなどの最終精製を行う。多くの場合，フルオラス層からはフルオラス・タグが回収できる。このように長鎖のフルオロアルキル基を用い，分配操作でフルオラス化合物を選択的に抽出しようとする方法とは異なり，短鎖のフルオロアルキル基を結合させ，フルオラスシリカゲルを利用し，簡便に精製する手法も活発に研究が行われている。前者は"ヘビー・フルオラス法"，後者は"ライト・フルオラス法"と呼ばれている[2]。

　このようにフルオラス合成法は，通常の有機合成において最も時間と労力を要するカラムクロマトグラフィーなどによる精製工程を，抽出操作あるいはフルオラスシリカゲルによる精製に置き換え，大幅に簡略化することができる。すなわち，固相法に匹敵する優れた合成手法であるといえる。それに伴って様々なフルオラス・タグの開発も行われてきた。例えば水酸基の保護基としてはアセタール型，ベンジル型，シリル型などが報告されている[5,6]。またアミノ基の保護基としては，Z（ベンジルオキシカルボニル基）型や Boc（t-ブチルオキシカルボニル基）型などの報告例がある[7]。また，フルオラス糖鎖合成法についてもすでに若干の報告例がある。Curran らはベンジル型フルオラス保護基を用いグリカール法による二糖合成を行った。糖供与体であるグリカールの水酸基にタグを導入し，次いで酸触媒の存在下，糖受容体と反応させて二糖誘導体を得ている[6]。しかし，フルオラス・タグの導入を始めとする各工程の収率が悪く，さらにグリカール法を用いるためその応用範囲が二糖合成に限定されているなど，汎用性には難があるといわざるを得ない。

3　アシル型フルオラス保護基を用いたフルオラス糖鎖合成

　我々は新たにアシル型のフルオラス保護基に着目し，その導入試薬の開発と，効率的な糖鎖合成への応用に成功した[8]。その導入試薬である Bfp-OH（**1**）は調製が容易であり，通常のアシル系保護基と同様に収率良く糖水酸基に導入・除去できる利点を有している。この Bfp 基を用いて様々な糖鎖のフルオラス合成に成功している。たとえば，植物の分化・成長因子と考えられているアラビノガラクタン-プロテインの構成糖鎖である β-$(1{\rightarrow}6)$-ガラクトペンタオース（**5**）の合成を，図2に示すように行った。すなわち，ガラクトース誘導体 2 の遊離の水酸基に Bfp 基を導入したのち，トリチル基を除去して糖受容体 3 へと導いた。ついで Schmidt 法によるグリコシル化および TBDPS 基の選択的除去を繰り返して五糖誘導体 4 を収率 29%（9 工程）で得ることに成功した。ヘビー・フルオラス保護基 Bfp 基が結合した各合成中間体は有機溶媒と FC-72 との分配操作だけで容易に精製できた。その後すべての保護基を除去することで，目的の β-$(1{\rightarrow}6)$-ガラクトペンタオース（**5**）が収率よく得られた。

271

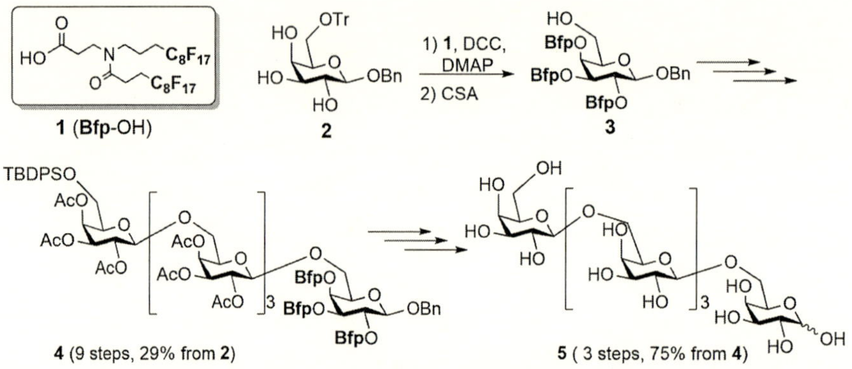

中分子創薬に資するペプチド・核酸・糖鎖の合成技術

図2　Bfp 基を用いる五糖合成

4　アシル型フルオラス担体の開発と糖鎖合成への応用

　固相合成における固相担体に匹敵するアシル型のフルオラス担体として，フルオラス溶媒への分配効率をより向上させるためパーフルオロアルキル鎖を6本有する Hfb 基を開発した[9]。Hfb 基は非常に高いフッ素含量を持つために糖のアノマー水酸基1箇所のみに導入するだけで効率的にフルオラス合成に応用することができる。図3に示すように三糖レベルの合成に成功した。まず，グルコース誘導体 **7** の遊離のアノマー水酸基に新規フルオラス担体導入試薬 Hfb-OH（**6**）を用い，Hfb 基を導入した。ついで TBDPS 基の除去および Schmidt 法によるグリコシル化を繰り返すことで三糖誘導体 **8** へと導いた。この際，Hfb 基の結合した各合成中間体は FC-72 と有機溶媒との分配操作だけで容易に精製できた。化合物 **8** の Hfb 基は NaOMe 処理に

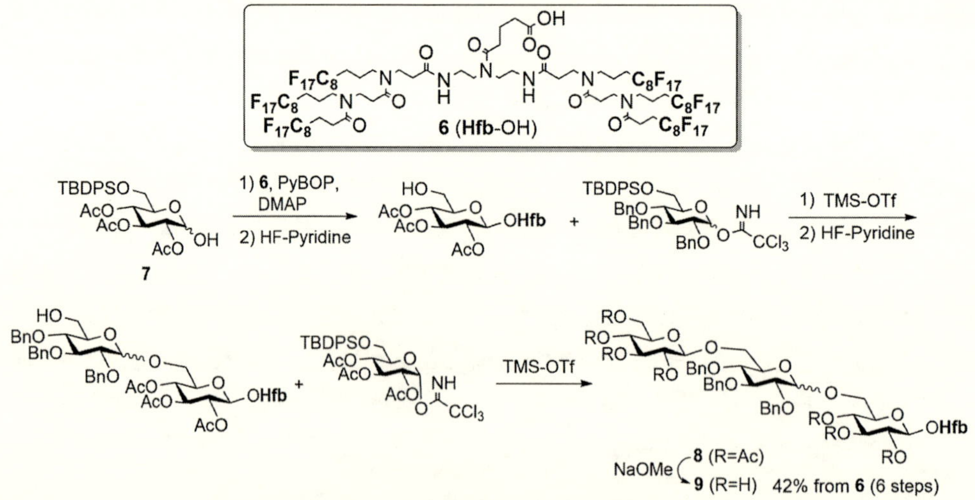

図3　Hfb 担体を用いる三糖合成

第6章　フルオラス合成

より容易に除去でき，反応後のメタノールとFC-72による分配操作により，メチルエステル（Hfb-OMe）としてFC-72層より回収できた。一方，メタノール層からは三糖誘導体**9**の粗生成物が得られ，この最終段階のみシリカゲルカラムクロマトグラフィーによって精製することにより，化合物**9**を全収率（6工程）42%で得ることに成功した。

5　ベンジル型フルオラス担体の開発と糖鎖合成への応用

　糖鎖合成の自由度を高めるためには，汎用される保護基であるベンジル型フルオラス担体が必須である。そこで，新たに導入試薬 HfBn-OH（**10**）を開発し，図4に示したように二糖レベルの合成に成功した[10]。HfBn-OH は Hfb-OH の前駆体から高収率で調製することができた。この HfBn-OH に対してグリコシル化と TBDPS 基の除去を繰り返して全収率（4工程）54%で二糖誘導体**12**を得ることに成功した。この場合もフルオラス担体の結合した各合成中間体は FC-72 と有機溶媒との分配操作だけで容易に精製できた。さらに化合物**12**の HfBn 基は Pd(OH)$_2$ を用いた接触還元により除去でき，二糖**13**を収率76%で得ることに成功した。

　しかし，この反応様式ではフルオラスベンジル基を回収することできない。Goto と Mizuno らはこの点に着目し，保護基そのものをフルオラス・タグとする従来法とは異なり，フルオラス・タグを有する保護基を開発し，フルオラス・タグ部分の回収・再利用が容易な合成戦略を報告した[11]（図5）。すなわち，脱保護の1段階目でフルオラス・タグ部分を切断し，2段階目で保護基を脱保護する手法である。フルオラスアルコール**14**とベンジル型保護基部分を，グリシンをリンカーとして繋ぐ新たなベンジル型フルオラス担体**15**の開発に成功している。**15**を用い常

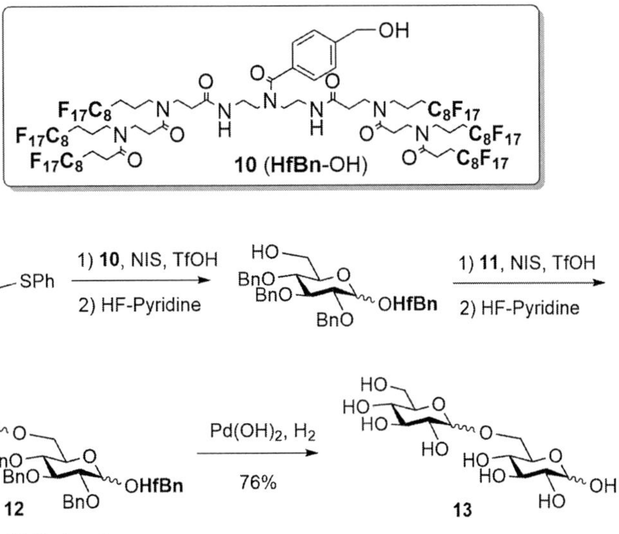

図4　HfBn 担体を用いる二糖合成

法により合成した **16** を二糖 **17** へ導いた後，まず NaOMe でフルオラス・タグ部分を 4 工程 91％の収率で回収に成功．次いで，接触還元によりベンジル基部分を脱保護し，二糖 **18** を定量的に得ている．この合成戦略は新たなフルオラス・タグを設計，創出する際の優れた指針といえる．

さらに彼らは，従来のアシル型保護基では NMR 解析に支障があることに言及し，エーテル型の保護基を推奨している．この戦略に従い，糖鎖合成だけではなく，その原料となる単糖誘導体の合成にフルオラス合成法が有効であることを報告した．エリスリトールより容易に調製されるフルオラスアルコール **19** から合成したフルオラス担体 **20** を用い，6 工程の単糖誘導体の合成が報告されている（図 6）．すべての工程は分配操作のみで行われ，最終段階のみクロマトグラフィーによる精製を行い，6 工程収率 88％で目的とする単糖誘導体 **21** が得られた[12]．さらに，ベンジル型フルオラス担体導入試薬 **22** を調製し，その有用性を明らかにした．特に，NMR 解析上，顕著にフルオラス・タグのシグナルと糖のシグナルが重ならないことを示し，その有用性

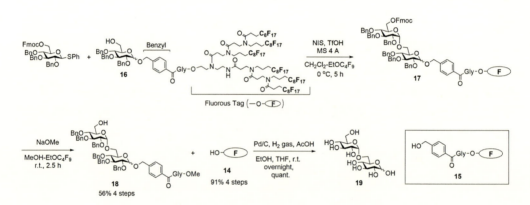

図 5　新フルオラス・タグ戦略による二糖合成

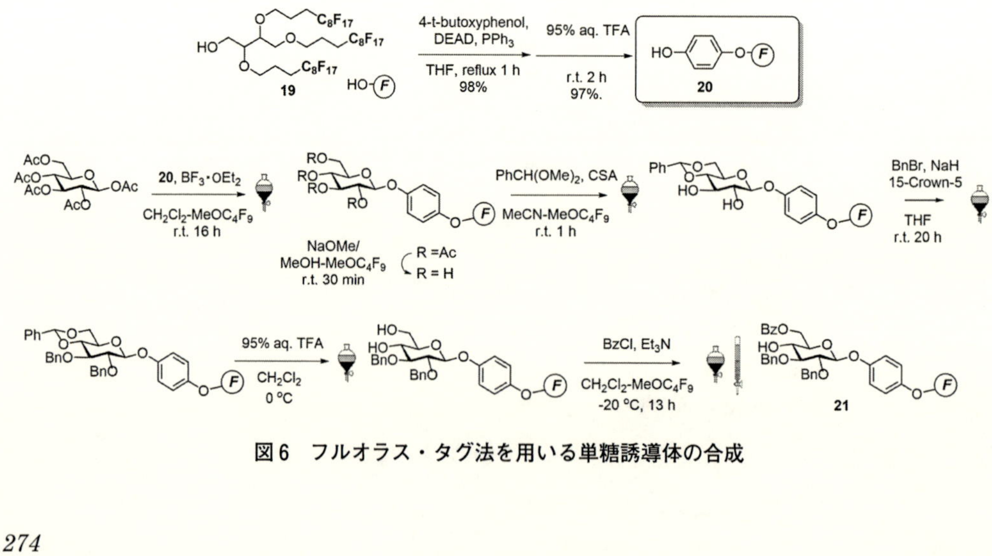

図 6　フルオラス・タグ法を用いる単糖誘導体の合成

第6章　フルオラス合成

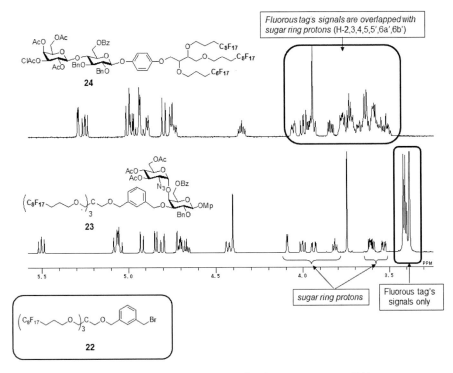

図7　エーテル型フルオラス・タグの違いによるNMRの比較

を示した[13]。図7にエーテル型フルオラス担体20と22から調製された23，24の，NMRの比較を示した。アシル型に比べ，エーテル型が有効であり，特に22から誘導された誘導体23の場合には，ほとんど影響されないことがわかる。今後単糖誘導体や糖鎖の合成において，このタイプのフルオラス保護基が幅広く応用展開されるものと期待される。

6　おわりに

　以上のように，本稿ではヘビー・フルオラス・タグ法が効率的な糖鎖の合成手法として有用であることを我々の研究を通じ紹介した。この方法はフルオラス・タグの結合した反応中間体をフルオラス溶媒と有機溶媒を用いる分配操作のみにより容易に精製できるため，時間と労力を要するクロマトグラフィーなどの精製工程を大幅に省略できる迅速かつ効率的な手法である。さらに各反応中間体はTLC，NMR，MSなど通常の液相法に用いる分析方法を駆使できるため，反応条件の最適化が容易に行える利点も有している。なお，脱離基にフルオラス性を持たせる試みなど[14]，他にも糖鎖科学にフルオラス化学を応用した研究が報告されているが，本稿では紙面の都合上割愛させて頂いた。筆者の筆力のなさ故とご容赦頂きたい。

　ところで，フルオラス化学が1994年に誕生してから20数年，フルオラス国際会議ISoFTの

第2回シンポジウムが日本で開催されて20年が経ち，様々な応用研究が次々と試みられている。その中にあって，フルオラス糖鎖合成は成果を挙げながら着実にその歩みを進めてきた。有機相，水相，固相に次ぐ，第4の相：フルオラス相が糖鎖合成に及ぼす可能性は計り知れないように思う。今後，予想もしない斬新な展開やさらなる応用が進められていくものと確信している。

文　　献

1) W. Koenigs & E. Knorr, *Ber.*, **34**, 957（1901）

2) （a）"Handbook of Fluorous Chemistry," ed. by J. A. Gladysz, D. P. Curran, I. T. Horváth, Wiley-VHC, Weinheim（2004）；（b）W. Zhang, *Chem. Rev.*, **109**, 749（2009）

3) I. T. Horváth & J. Rábai, *Science*, **266**, 72（1994）

4) A. Studer *et al.*, *Science*, **275**, 823（1997）

5) （a）L. Manzoni, *Chem. Commun.*, 2930（2003）；（b）P. Wipf *et al.*, *J. Am. Chem. Soc.*, **122**, 9391（2000）；（c）S. Röver & P. Wipf, *Tetrahedron Lett.*, **40**, 5667（1999）；（d）P. Wipf & J. T. Reeves, *Tetrahedron Lett.*, **40**, 5139（1999）；（e）P. Wipf & J. T. Reeves, *Tetrahedron Lett.*, **40**, 4649（1999）；（f）A. Studer & D. P. Curran, *Tetrahedron*, **53**, 6681（1997）

6) D. P. Curran *et al.*, *Tetrahedron Lett.*, **39**, 4937（1998）

7) （a）D. P. Curran *et al.*, *J. Org. Chem.*, **68**, 4643（2003）；（b）D. Schwinn & W. Bannwarth, *Helv. Chim. Acta*, **85**, 255（2002）；（c）D. V. Filippov *et al.*, *Tetrahedron Lett.*, **43**, 7809（2002）；（d）J. Pardo *et al.*, *Org. Lett.*, **3**, 3711（2001）；（e）Z. Luo *et al.*, *J. Org. Chem.*, **66**, 4261（2001）

8) （a）T. Miura *et al.*, *Org. Lett.*, **3**, 3974（2001）；（b）T. Miura *et al.*, *J. Org. Chem.*, **69**, 5348（2004）

9) （a）T. Miura *et al.*, *Angew. Chem. Int. Ed.*, **42**, 2047（2003）；（b）K. Goto *et al.*, *Tetrahedron*, **60**, 8845（2004）

10) K. Goto *et al.*, *Synlett*, 2221（2004）

11) K. Goto *et al.*, *Tetrahedron Lett.*, **46**, 8293（2005）

12) K. Goto & M. Mizuno, *Tetrahedron Lett.*, **48**, 5605（2007）

13) K. Goto & M. Mizuno, *Tetrahedron Lett.*, **51**, 6539（2010）

14) K. Goto *et al.*, *Chem. Lett.*, **40**, 756（2011）

第7章 マイクロ波を利用した
糖鎖・糖ペプチド精密合成

長島　生[*1]，清水弘樹[*2]

1　マイクロ波の化学反応への利用

　マイクロ波は周波数 0.3～300 GHz の電磁波と定義されている。主に通信に利用されており，航空通信や携帯電話はマイクロ波を利用している。通信以外の利用は 50 W 以下の低出力で行わなければならないが，産業・科学・医療などに優先して利用できる ISM（Industry Science Medical）周波数帯が国際電気通信連合により割り当てられており，ISM 帯では利用出力の制限がない。汎用されているマイクロ波はこの ISM 帯の一つである 2.45 GHz 電磁波であり，電子レンジにも利用されている。本章において，マイクロ波とはこの 2.45 GHz のものを指すこととする。

　電子レンジで食品がすみやかに加熱されることから分かるように，マイクロ波は物質を迅速に加熱する特性を有する。そこで産業分野では，分解，乾燥，抽出，殺菌などに使われていたが，化学反応への利用としては，1986 年に加熱手段としてマイクロ波を用いた論文が発表されたのが最初である[1,2]。物質にマイクロ波を照射すると迅速かつ均一に加熱されることから，通常加熱に比べて短時間で反応が進み，反応試薬や触媒量が少量で済む。それらの結果，副産物の生成が抑えられるなどの利点を生む。また，化合物の分子を振動させて発熱を起こす直接加熱方式なので，エネルギー損失を抑えることができる。

　このマイクロ波加熱特性を利用して，主に加熱系の化学反応においてマイクロ波は盛んに利用されている。専用合成装置も，国際的な 3 大メーカーである CEM，アントンパール，バイオタージの他，四国計測工業，ジェイ・サイエンス，東京理化器械などの国内メーカーからも市販されている。一時期，家庭用電子レンジを使った合成実験のデータが多く報告されていたが，それらのデータは再現性が乏しいものも多く，現在では，専用合成装置を利用した実験でなければ学術雑誌に受理されなくなっている。

　一方，化学反応において，マイクロ波の加熱特性ではないマイクロ波固有の効果が存在するという報告もある。そして，CEM の CoolMate や東京理化器械の WavePro GPS-1000 型など，積極的に冷却しつつマイクロ波照射することで，マイクロ波の加熱特性ではない特有の効果が利用可能な装置も市販されている。さらに近年，マイクロ波発振源がマグネトロンから半導体に推

　＊1　Izuru Nagashima　（国研）産業技術総合研究所　生物プロセス研究部門
　＊2　Hiroki Shimizu　（国研）産業技術総合研究所　生物プロセス研究部門　主任研究員

移しており，その技術を用いた WavePro GPS-1000 型では，精密な温度コントロールや低出力照射を行うことができる。反応温度を精密に制御できるということは，天然物合成や酵素反応の他，多官能基性の化合物である糖鎖やペプチドなど，高温条件で分解しやすい化合物への利用展開が期待できる。本章では，これらのマイクロ波装置を利用した糖鎖，糖ペプチド合成について記述する。

2 糖鎖合成

糖鎖は糖ユニットを位置選択性，立体選択性を制御しながらグリコシル化反応により連結していくことで化学合成することができる。グリコシル化反応とは，酸性条件下で供与体のアノマー位の脱離基を活性化してオキソニウムイオン化し，受容体のヒドロキシル基と反応させてグリコシド結合を形成させるものである。通常，カチオン中間体の安定性やすでに形成されている他のグリコシド結合の耐酸性を考慮し，反応は低温で行うことが多い。マイクロ波は加熱手段として用いられることが多いため，マイクロ波照射を用いた糖鎖合成の例はペンテニル糖供与体の反応[3]など数例しかなく，またそれらの内容は反応時間短縮や収率向上の報告に留まっている。しかし筆者らは，反応系を低温に保持したままマイクロ波照射することで新しいオリゴ糖（ルイスX）合成ルートの開拓に成功し[4]，マイクロ波が加熱特性によらない効果を有することを報告した。また，加熱系においてメチルグリコシド体を糖供与体とした反応経路の制御にも成功した[5]。

グリコシド体のアノマー位はアセタール基となっており，アルキルグリコシド体をグリコシル化反応の糖供与体として酸で活性化すると，グリコシド結合の C-O 結合と同時に糖環内の C-O 結合も活性化されてしまうため，反応効率が悪くなる。そこで定法では，アノマー位により活性化されやすいハロゲン，チオアルキル，イミデートなどの脱離基を導入した糖供与体を利用する。しかし筆者らは，密閉系で塩化メチレン中，メチルグリコシド体をルイス酸で活性化しグリコシル化反応を進めたところ，通常加熱では収率が 46％であったものが，マイクロ波加熱（CEM，Discover 利用）すると 88％で進行することを見出した（図1）。これは，マイクロ波の効率加熱特性により単純に収率が向上したわけではなく，2 つの C-O 結合のうちグリコシド結合の方を選択的に活性化した，すなわちマイクロ波が反応経路をコントロールしたものと考えられる。

このメチルグリコシド糖供与体のマイクロ波条件下グリコシル化反応は，大類らの不斉認識試薬への対象アルコール導入に利用されている。大類らは，ゴーシュ効果と蛍光官能基を利用してアルコール体やアミン体の遠隔位の不斉認識試薬をいくつも報告しており[6]，このうちの一つに，グルコサミン誘導体試薬がある[7]。これは，不斉認識対象化合物であるアルコール体を，2 位をアントラセンジカルボキシイミドとしたグルコサミン誘導体とのグリコシル化反応により修飾することで，高速液体クロマトグラフィー（HPLC）や核磁気共鳴装置（NMR）により C10 以上離れた遠隔位の不斉すら簡便に認識できる方法である。このグルコサミン誘導体試薬の開発

第 7 章　マイクロ波を利用した糖鎖・糖ペプチド精密合成

および対象アルコールとのグリコシル化反応は，非常に困難を極めた（図 2）。グルコサミンに対し，定法による 2 位アミンのアントラセンジカルボキシイミド化とヒドロキシル基のアセチル化は問題なく進行した。しかしアントラセンジカルボキシイミド基は塩基性条件下で不安定であったため，1 から汎用糖供与体への変換は，唯一，ハロゲン化によるブロモ糖（2）のみが変換可能であったが，このブロモ糖は安定性に問題があった。一方，1,3,4,6-テトラメチル N-アセチルグルコサミンから 2 位をアントラセンジカルボキシイミド化した化合物（3）は容易に得られ，この化合物は安定であった。通常，このようなメチルグリコシド体をそのまま糖供与体として利用することは難しいが，ルイス酸共存下マイクロ波照射しながら反応を行うことで，対象不斉アルコール体を β 選択的にグリコシル化することに成功し，実際にヒドロキシル基から

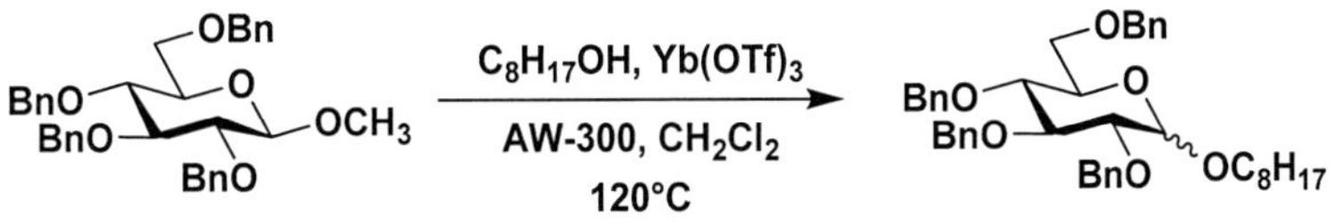

Entry	Heating	Time (min)	Yield (%)	α:β ratio
1	oil bath	60	46	27:19
2	MW 70W	30	88	57:31

MW = Microwave / Yield was determined by HPLC.

図 1　メチルグリコシドを糖供与体としたグリコシル化反応

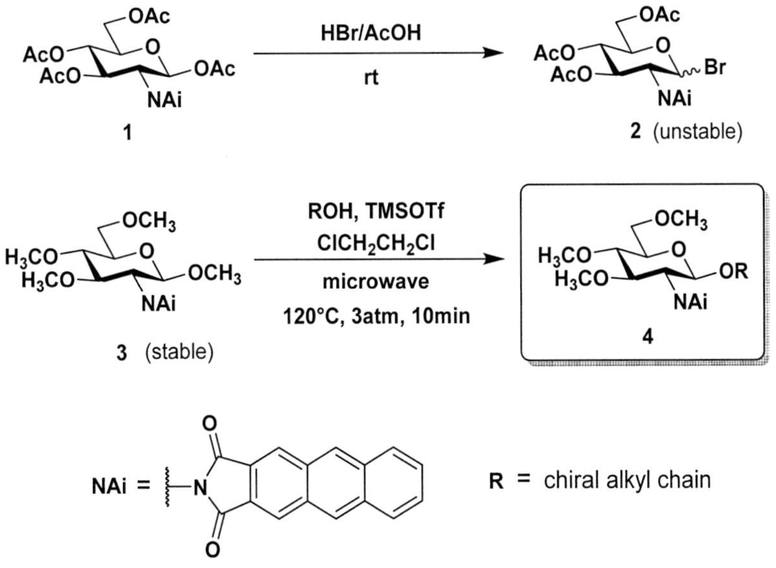

図 2　グルコサミン誘導体不斉認識試薬への応用

C12 離れた遠隔位の不斉認識が可能であった。

3 糖ペプチド合成

1986 年に有機合成にマイクロ波が使われた最初の報告から 30 年以上経た現在，マイクロ波が最も汎用的に利用されている合成分野は，ペプチド合成であるといえる。Merrifield らによって開発展開された固相ペプチド合成法（Solid-phase peptide synthesis：SPPS）[8] は，アミノ酸シントンを用いた縮合反応と官能基脱保護反応を繰り返しながらアミノ酸伸長することでペプチド合成を進めるが，これらの反応にマイクロ波を用いると，反応が効率的にかつ高収率で進むことが実証されている。すでに，CEM やバイオタージからマイクロ波照射を組み込んだペプチド自動合成装置も市販されている。

マイクロ波はペプチド固相合成においてどのような効果を与えているのだろうか。ペプチド固相合成では，長鎖になればなるほど，伸長反応効率が低下する。また非極性アミノ酸が高率で含まれる配列，嵩高い側鎖保護基を用いた場合などでは 5 残基程度の鎖長でも，伸長反応効率が低下することがある。これは伸長途中のペプチド鎖が凝集を起こし，反応点が内側に入り込んでしまうために起こるが，マイクロ波照射によりこのペプチド鎖の凝集が解消され，反応点が外側に出てくるため反応効率が改善され収率が向上するという説明がされることもある。つまり，マイクロ波がエントロピー要因に働いているという説である。筆者らも実験データを基にそのような考察を議論したが[9, 10]，マイクロ波照射が分子レベルでどのように働いているのか，その詳細な仕組みはいまだ解明されていない。しかし同じ 50℃ で反応を進めた場合，マイクロ波加熱では通常加熱よりも総収率が大きく改善されることから，マイクロ波が効率加熱特性に加えて何かしらの反応加速効果を有していることは示されている。

一方，市販のマイクロ波利用ペプチド固相合成装置では，温度を 50℃ 以上に，場合によっては 90℃ にまで加熱することで反応を迅速化している。この主コンセプトは，前述のようなマイクロ波のもつ特有効果よりも，効率加熱特性による反応の高収率化と迅速化を図るというところに置かれている。そして，市販装置があることから想像されるように，マイクロ波を用いたペプチド合成はごく一般的な技術となっており，多数の合成例があげられる。しかし，糖ペプチド合成に関してはまだ知見が少ない。これは，糖ペプチドの糖鎖部分のグリコシド結合はペプチドのアミド結合よりも分解しやすく，反応中の酸性条件や加熱条件で脱離することもあるなど，一律に高温条件で合成することが適当ではないためである。加えて，糖ペプチド試薬は高価であり[11]，合成コストがかかるという面も大きな問題となっている。

固相合成法では，反応工程ごとに分離精製操作は行わず，余剰試薬などは溶媒による洗浄により除去し合成をすすめる。その結果，全合成の工程数を大幅に減じることができるが，最終的に得られた粗生成物から目的ペプチドを効率よく精製するためには，1 反応あたりの収率を向上させ副産物を抑制することが必須である。余剰試薬の除去が簡便に行えることから，試薬や合成シ

第 7 章　マイクロ波を利用した糖鎖・糖ペプチド精密合成

シントンは過剰量用いて反応効率を高めている。例えば Fmoc 法によるペプチド固相合成では，縮合反応は担体表面のリンカーのロード量に対し，アミノ酸シントンを 3〜10 当量程度用いて行う。さらに収率の向上を図るため，特に縮合反応の進行が困難であると予測される配列の場合，複数回繰り返し縮合反応を行うこともある。つまり，1 残基伸長に 3〜10 当量 × 繰り返し回数分のアミノ酸シントンが必要になる。このとき，アミド結合を形成した 1 当量分のアミノ酸以外の過剰分は，直接利用されずに補助的に使われ「流れて」いることになる。このような合成条件で糖アミノ酸シントンのような高価な試薬を利用するのは，コスト的に見合わない。そのため，糖ペプチド合成は一般的なプロトコルと同様の設定で自動合成するのには適切なターゲットではないとされている。

　多糖（オリゴ糖）を有する糖ペプチドを合成する場合，現時点での主な合成戦略としては，次の 3 つの方法が考えられる。

（1）　ペプチド部分を先に合成し，別途調製した糖鎖を適当な側鎖位置に導入する。

（2）　単糖アミノ酸シントンを用いて糖ペプチドを合成し，その後糖鎖伸長を行う。

（3）　あらかじめ目的糖鎖構造を有した糖アミノ酸シントンを用いてペプチド合成を行う。

（1）では，糖鎖の導入は，側鎖を適宜保護した上での化学合成，あるいは糖転移酵素を利用した生化学的合成が考えられるが，いずれも位置および立体選択を完全に制御することは難しい。

（2）の場合，化学的に糖鎖伸長を行うときは（1）と同様に選択的な保護基の導入が必要となり難易度は高いが，酵素による糖鎖伸長はすでに実践的に使われている。例えば，エンド-β-N-アセチルグルコサミニダーゼ（Endo-M）は，糖タンパク質のジアセチルキトビオース結合を加水分解するグリコシダーゼであるが，N-グリカン単糖ペプチドなどの適当な受容体が存在すると，遊離した糖鎖をその受容体に転移することから，単糖ペプチドの多糖化において有効な酵素の一つである。しかし酵素法の欠点として，高い基質特異性を持つがゆえに基質として用いることができる糖ペプチドが限られる，収率は反応スケールと酵素活性に依存するところが大きく大量合成には向かない，難溶性の糖ペプチドは基質としにくいなどが挙げられる。

（3）の方法で問題になるのは，糖鎖含有アミノ酸シントンの調製である。化学合成で行うと，多段階を要し技術と期間が必要となる。また，（2）と同じく単糖アミノ酸を基質として酵素法にて糖鎖伸長し調製することもできるが，合成できる糖鎖配列は酵素特性に依存し，また反応シントンとなるような mg〜g スケールの大量合成を指向するとコストがかかる。そして，ようやく調製したシントンも先に述べたように固相合成では試薬を過剰に加えることが定法であり，そこでさらに大幅な損失が生じる。さらに，固相担体からの切り出しと脱保護の段階で，Fmoc 法では TFA，Boc 法では HF などの強酸を使うが，グリコシド結合は酸性条件で加水分解を受けやすいので，その工程により糖鎖が分解する可能性がある。特に，シアル酸など酸性条件に弱い糖を含む場合には問題が起こりやすい。

　このように，多糖（オリゴ糖）を有する糖ペプチドを合成するのは，技術的なハードルが高い

281

中分子創薬に資するペプチド・核酸・糖鎖の合成技術

が不可能でもない。以下に，(2) と (3) の方法により糖ペプチドを合成した実例について簡単に述べる。ターゲットは，C 型肝炎ウイルス表面の糖タンパク質の部分構造である 5 糖含有 10 残基 N-グリカン糖ペプチド (**5**) とした（図 3）。

方法 (2) では，まず，Fmoc-Ile プレロードレジン (**6**) 上で Fmoc 法による固相合成 (SPPS) を行った。縮合反応は，Fmoc アミノ酸（Fmoc-AA-OH）は 5 当量，Fmoc 単糖アミノ酸 (**7**) は 1.5 当量，縮合剤を Fmoc シントンに対し 1 当量，塩基は同 2 当量用いて，マイクロ波照射下 50℃で，アミノ酸伸長は 5 分間，糖アミノ酸伸長は 30 分間反応させた。Fmoc 基の脱保護反応は，20％ピペリジン／ジメチルホルムアミド溶液を加え，マイクロ波照射下 50℃で，2 分間処理した。これらの工程を繰り返してペプチド鎖を構築後，室温にて 2 時間クリベージカクテル（TFA:TIS:H$_2$O）で処理し，得られた生成物を HPLC で精製し，N-グリカン単糖ペプチド (**8**) を得た。これを受容体とし，別途合成した 5 糖オキサゾリン体 (**9**) を基質とした Endo-M による糖転移反応をすすめ，目的とする 5 糖含有 10 残基 N-グリカン糖ペプチドを得た。

方法 (3) では，まず，合成法の詳細はここでは述べないが，5 糖アミノ酸シントン Fmoc-

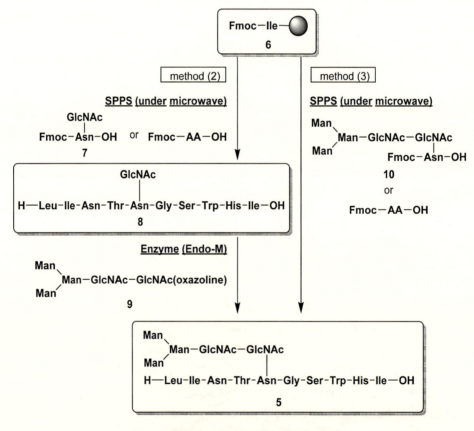

図 3 5 糖含有 N-グリカン糖ペプチドの合成

第 7 章　マイクロ波を利用した糖鎖・糖ペプチド精密合成

Asn(Man3GlcNAc2)-OH（**10**）を合成した。そして，Fmoc-Ile プレロードレジンを原料に，
（2）と同様に Fmoc 法による固相合成を行ったが，5 糖アミノ酸シントン Fmoc-Asn
(Man3GlcNAc2)-OH は 1.2 当量のみ使用した。反応はやはりマイクロ波照射下 50℃ で進め，
その後，担体からの切断，脱保護，精製も方法（2）と同様に行った。分析の結果，糖アミノ酸
が欠損した 9 残基のペプチドも観察されたが，目的とする 5 糖含有 10 残基 *N*-グリカン糖ペプ
チドを主生成物として得ることができた。また，クリベージカクテル（TFA）処理で，5 糖部分
が脱離したものは観察されなかった。

4　結語

　ここまで述べたように，マイクロ波が糖鎖合成や糖ペプチド合成に良い効果を与えていること
は確かである。しかし，マイクロ波がどのような機構で反応を促進しているかはまだ解明されて
おらず，ただの迅速加熱特性だけなのか，それ以外の特有の効果があるのかはまだ議論されてい
る段階である。しかし，筆者らは様々な反応にマイクロ波を利用し，実例を積み重ねており，
徐々に分子レベルでのマイクロ波効果の糸口をつかみつつあると思っている。何年か後に，化学
反応の要因として温度や濃度などに加えて「マイクロ波」という項目が加わることになれば本望
である。

謝辞

　ここに紹介しました筆者らの研究の一部は，杉山順一博士（産業技術総合研究所），山田圭一准教授（群
馬大学），松尾一郎教授（群馬大学），西村紳一郎教授（北海道大学）らとの共同研究として遂行いたしまし
た。また，東京化成工業株式会社，東京理化器械株式会社，科研費，国立研究開発法人化学技術振興機構
（JST），国立研究開発法人新エネルギー・産業技術総合開発機構（NEDO），国立研究開発法人日本医療研
究開発機構（AMED）などから支援を受けました。関係皆様に，御礼申し上げます。

文　　　献

1)　R. Gedye *et al.*, *Tetrahedron Lett.*, **27**, 279（1986）
2)　R. J. Giguere *et al.*, *Tetrahedron Lett.*, **27**, 4945（1986）
3)　F. Mather *et al.*, *Tetrahedron Lett.*, **44**, 9051（2003）
4)　H. Shimizu *et al.*, *Tetrahedron*, **64**, 10091（2008）
5)　Y. Yoshimura *et al.*, *Tetrahedron Lett.*, **46**, 4701（2005）
6)　大類洋ほか，科学と生物，**41**, 691（2003）
7)　H. Ohrui *et al.*, *Biosci. Biotechnol. Biochem.*, **69**, 1054（2005）
8)　R. B. Merrifield, *J. Am. Chem. Soc.*, **85**, 2149（1963）

9) K. Yamada *et al.*, *Tetrahedron Lett.*, **53**, 1066 (2012)

10) 長島生ほか, 有機合成化学協会誌, **70**, 250 (2012)

11) 汎用的に Fmoc 固相合成法に用いられるアスパラギンシントン Fmoc-Asn(Trt)-OH は多くの試薬メーカーから市販されており, 例えば国内メーカーの渡辺化学の定価は 16,000 円/25 g である。一方, この側鎖アミド基に β-グルコサミンが N-グリコシド結合した保護糖アミノ酸シントン Fmoc-Asn[GlcNAc(Ac)3-β-D]-OH は, 同じく渡辺化学の価格で 166,000 円/250 mg とその差は 1,000 倍以上になる。また, セリン, スレオニンの側鎖ヒドロキシル基に α-ガラクトサミンが O-グリコシド結合している Fmoc-Ser[GalNAc(Ac)3-β-D]-OH や Fmoc-Thr[GalNAc(Ac)3-β-D]-OH はさらに高価であり, 例えば Aldrich から 13~15 万円/100 mg の価格で市販されている。(価格はいずれも 2017 年 12 月現在)

第8章　液相電解自動合成法によるオリゴ糖合成

野上敏材[*1]，伊藤敏幸[*2]

1　はじめに

　中分子医薬が従来の低分子医薬や近年開発が盛んに進められている抗体医薬に続く医薬品候補として注目を集めている。有機合成化学者は低分子医薬の開発・生産において一定の役割を果たしてきたが，中分子医薬開発においては分離精製手法も含めて，さらに高い合成技術でもって貢献することが求められる。これまでの有機合成化学を考えてみると，低分子を合成するための反応は数多く開発されており，合成高分子を製造するためのモノマーや開始剤についても盛んに研究されている。一方で，その中間の分子量である中分子については，繰り返し構造からなる中分子であっても，収率，選択性，純度などいずれの視点から見ても，その合成は決して容易ではない。すなわち，中分子医薬開発に貢献するためには新しい合成技術の開拓が不可欠である。

　糖鎖はそれ自体が単糖を繰り返し構造とする生体中分子あるいは高分子であると同時に糖タンパク質のような中分子の構成要素でもある。生体分子であるがため，天然の原料から得るのは有効な手段であるが，得られる量や構造の均一性にはやはり限界がある。そこで，有機合成化学的手法によるオリゴ糖や複合糖質の化学合成が行われるようになり，我が国が長らく世界をリードしていた[1]。しかしながら近年は中国やインドなどから，多糖と呼べるようなサイズのオリゴ糖の合成も報告されており[2,3]，我が国の糖質化学分野における優位性も危ぶまれる。また，これまでにも糖鎖合成を効率化，自動化する試みが固相合成法を中心に検討されてきた[4,5]。本稿ではこれまでに開発されたオリゴ糖の固相合成法と比較しながら，我々が開発している液相電解自動合成法について，その基本原理を含めて紹介したい。

2　オリゴ糖自動合成法の原理

　オリゴ糖の化学合成には固相合成法と液相合成法とがあるが，固相合成法は液相合成法で確立された手法を単に固相担体上で行っていると言っても過言ではない。その合成は他の生体高分子のオリゴマー合成と同じく，カップリング反応による結合形成と脱保護反応による次の反応点の確保という2段階の糖鎖伸長プロセスの繰り返しである（図1）。この合成法の利点は反応点である水酸基に対して大過剰の糖鎖ビルディングブロックを反応させてグリコシル化反応の収率向

　＊1　Toshiki Nokami　鳥取大学　大学院工学研究科　准教授
　＊2　Toshiyuki Itoh　鳥取大学　大学院工学研究科　教授

上を図ることができる点にある。すなわち固相合成においては、グリコシル化反応の繰り返しによって、ほとんど定量的に反応を進行させることができる。ところが、続く脱保護反応はグリコシル化反応とは直交性のない条件である場合がほとんどであり、洗浄操作を組み込むことができる固相合成法でなければ同じ反応容器中（ワンポット）で繰り返すことはできない。では、液相合成をワンポットで行うためにはどのような方法があるだろうか？糖鎖ビルディングブロック間の反応性の差を利用するような方法を除けば、ワンポットで糖鎖伸長を行う方法として pre-activation（反応相手がいない状態での糖鎖ビルディングブロックの活性化）に基づく手法があげられる（図2）。この手法を用いてオリゴ糖の合成を達成したのは Danishefsky らによるグリカール集積法[6]が最初ではないだろうか（図3a）。彼らの方法はグリカールに対して DMDO を作用させ、グリコシル化反応中間体として1,2-脱水糖を調製したところに、糖鎖ビルディングブロックとして同じく無保護の水酸基を有するグリカールを作用させてグリコシル化反応を行い、糖鎖伸長を行うというものである。この方法は非常に優れているが、グリコシド結合形成と同時に2位に無保護の水酸基が生じるため、その保護過程を組み込んだ固相合成への展開が計られている。その意味では pre-activation の方法を原理的に確立したのは吉田・山子らのセレノ糖を臭素で活性化する方法[7]であろう（図3b）。ただし、この方法で生じるグリコシル化反応

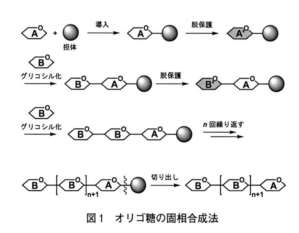

図1　オリゴ糖の固相合成法

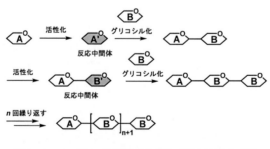

図2　Pre-activation に基づくオリゴ糖の液相合成法

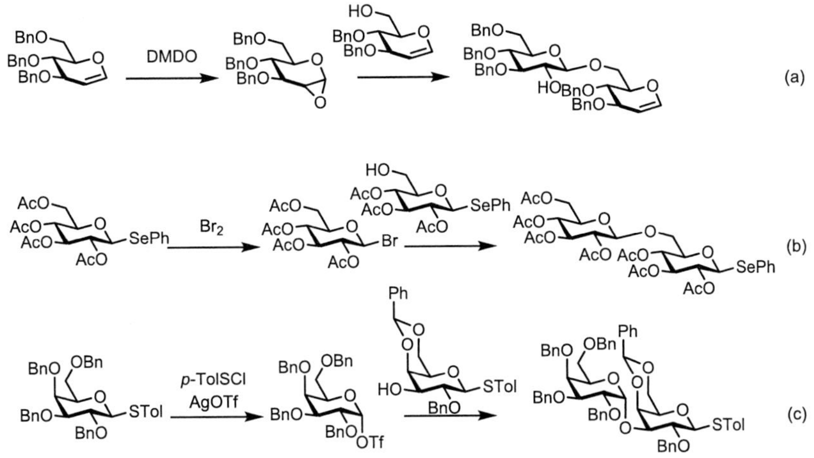

第 8 章　液相電解自動合成法によるオリゴ糖合成

図 3　オリゴ糖液相合成の具体例

中間体はグリコシルブロミドであり，反応性があまり高くないことに加えて，オルトエステルを
生じ易いという欠点もあった。その後，彼らはチオグリコシドを Crich らの方法で対応するグ
リコシルトリフラートへと変換して糖鎖伸長を行うことに成功している[8]。また，ほぼ同時期に
Ye らも同様の方法でワンポットでのオリゴ糖合成に成功していた[9]（図 3c）。したがって，グリ
コシルトリフラート中間体を発生・蓄積させて，そこに糖鎖ビルディングブロックを加えてグリ
コシル化反応を行う方法の有用性は明らかにされていたものの，これをそのまま自動合成に適用
するにはいくつかの問題点があるように感じられた。なぜなら，チオグリコシドを活性化するた
めに複数の反応剤を組み合わせる必要があり，しかも反応剤には室温や溶液状態での長期保存が
困難なものがあるためであった。

3　液相電解自動合成法によるオリゴ糖合成

　上記のような背景を踏まえて，我々は電気化学的にチオグリコシドを活性化して，対応する
グリコシルトリフラートへと変換する方法の開発に取り組んだ。チオグリコシドを電気化学的に活
性化するグリコシル化反応はすでに報告[10, 11]があり，テトラブチルアンモニウムトリフラートを
支持電解質とすることで，対応するグリコシルトリフラートの発生・蓄積が可能ではないかと考
え，検討を開始した。種々検討の結果，カルボカチオンを発生・蓄積させる「カチオンプール
法」類似の低温条件下で，チオグリコシドを電解酸化することで，対応するグリコシルトリフ
ラートがほぼ定量的に発生・蓄積できることが分かった。また，その立体化学についても低温条
件下で NMR を測定することにより，主に α 体として蓄積されていることが明らかになっ
た[12〜14]（図 4）。この電気化学的に発生・蓄積したグリコシルトリフラートの反応性であるが，無
保護の第 1 級水酸基を有する糖鎖ビルディングブロックとの反応では 80％以上の収率で対応す

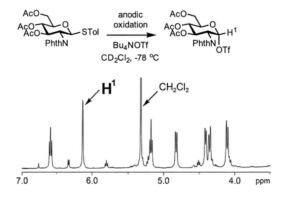

図4　電解酸化によるグリコシルトリフラートの発生

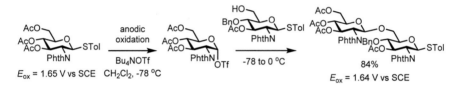

図5　電解法により発生させたグリコシルトリフラートによる二糖合成

る二糖を与えた（図5）。また，得られた二糖の酸化電位が出発原料のチオグリコシドの酸化電位とほぼ等しいことも分かった。これらの知見に基づき，我々は自動合成装置を製作して，原理検証を行うことにした。装置は通常の電解反応にも用いる電解セル・マグネチックスターラー・直流電源に加え，自動化を実現するための低温反応装置，シリンジポンプ，制御用パソコンを組み合わせて構築した。1回の糖鎖伸長に要する時間を約2時間に設定し，β-1,6-グリコシド結合の繰り返しによって成り立つオリゴグルコサミンの合成を行った[15]（図6）。このオリゴ糖は病原菌などが繁殖するバイオフィルムを構成するグルコサミンからなる多糖の部分構造である。病原菌がこの多糖を生産する生合成プロセスもバイオフィルム形成ひいては病原菌の繁殖を抑制する手法を開発するためのターゲットとして興味深い。

4　生物活性オリゴ糖合成への展開

　TMG-キトトリオマイシンは放線菌から見つかったオリゴグルコサミンの加水分解酵素阻害剤である[16]（図7）。その構造はキトトリオース三糖とTMGと呼ばれる単糖を末端に有する四糖である。全合成も報告[17]されているがその方法は大量合成に不向きであり，放線菌からの単離も容易ではない。そこでこの四糖を我々の液相電解自動合成に基づいて全合成することにした。この生物活性オリゴ糖を合成するためには第2級水酸基のβ-1,4-グリコシド結合を効率的に構築する必要があるため，糖鎖ビルディングブロックの構造最適化に着手した。アノマー位の硫黄原子

第8章　液相電解自動合成法によるオリゴ糖合成

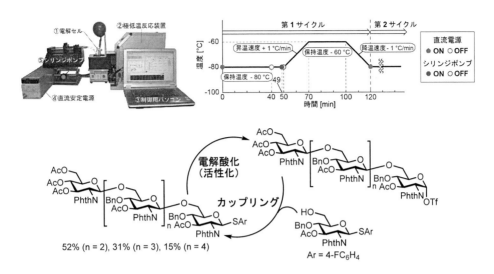

図6　液相電解自動合成装置を用いたオリゴグルコサミンの合成

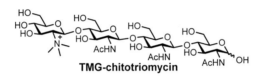

図7　TMG-キトトリオマイシン

上置換基，3位水酸基の保護基を検討したところ，糖鎖ビルディングブロックであるチオグリコシドの酸化電位は1.39〜1.73 V vs. SCE の範囲で変化した。この中で硫黄原子上にp-FC$_6$H$_4$基と3位水酸基にアセチル基を有する糖鎖ビルディングブロックが対応するβ-1,4-グリコシド結合からなるキトトリオース三糖を最も高い収率（58%）で与えた（図8a）。続いて，液相電解自動合成装置を用いて 2-デオキシ-2-アジドチオグリコシドから3回の糖鎖伸長を行い，TMG-キトトリオマイシン前駆体を得た（28%）[18]。しかしながら，末端のグリコシド結合はα/β = 13：87の混合物であった（図8b）。そこで末端の二糖を合成後，精製によってβ体のみとした二糖を出発原料として2回の糖鎖伸張を行うと，TMG-キトトリオマイシン前駆体が立体選択的に得られた（41%）（図8c）。この前駆体は定法に従って脱保護することで，TMG-キトトリオマイシンへと変換できた[19]。これらの結果を報告した時点では，立体選択性の制御については課題が残っていた。しかしながら，最近になって2種類の支持電解質を混合することで，95%以上のβ選択性で目的の二糖ビルディングブロックの合成に成功している[20]。また，マンノースなどのヘキソースへの基質拡張にも成功している[21]。マンノースの 1,2-*trans* 型グリコシド結合（α-グリコシド結合）は2位水酸基上の保護基による隣接基効果によって立体選択的に構築でき，GPIアンカーオリゴ糖のコア三糖構造の液相電解自動合成を実現した（図9）。さらに，合成したオ

289

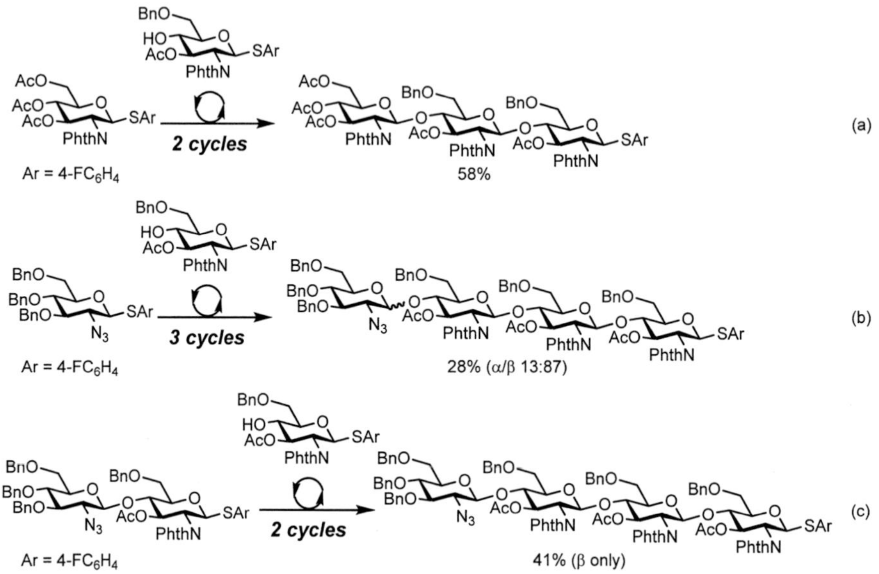

中分子創薬に資するペプチド・核酸・糖鎖の合成技術

図8 液相電解自動合成装置を用いたキトトリオースならびに TMG-キトトリオマイシン前駆体の合成

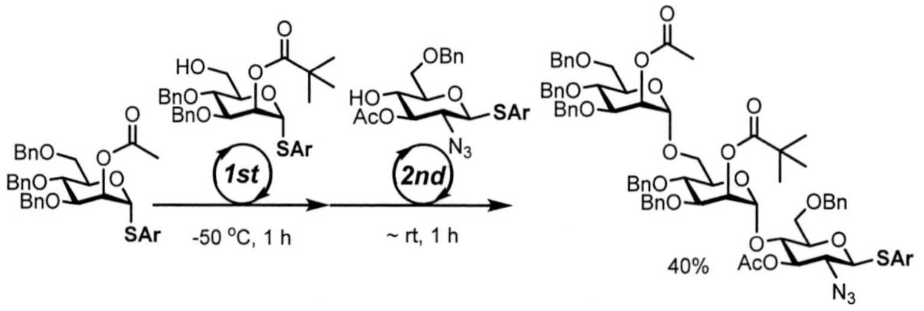

図9 GPI アンカーオリゴ糖の液相電解自動合成

リゴ糖の単離精製の効率化を目指して，イオン液体タグを導入した糖鎖ビルディングブロックの開発[22]やそれらを用いた支持塩フリー条件下での電解グリコシル化反応も実現しており[23]，電解グリコシル化反応の可能性が広がりつつある。

5 まとめ

　糖鎖の生化学的重要性が明らかになるにつれ，構造が単一で純度の高いオリゴ糖をプローブ分子などとして提供する意義は確実に高まっている。歩調を合わせるようにオリゴ糖の化学合成も酵素法との組み合わせなどによって，目覚ましい発展を続けている。化学的にも装置的にもまだまだ解決すべき課題は多いが，装置メーカーのサポートや学生さんの努力もあり，液相電解自動

第 8 章　液相電解自動合成法によるオリゴ糖合成

合成は着実に進歩を遂げている。これまでは構築が難しいとされていたグリコシド結合にも挑戦しており，液相電解自動合成法は中分子医薬品シーズとしてのオリゴ糖を安定かつ大量に供給する方法として期待される。

文　　献

1)　H. Ando *et al.*, *J. Synth. Org. Chem. Jpn.*, **75**, 1162（2017）

2)　S. Hotha *et al.*, *Nat. Commun.*, **8**, 14019（2017）

3)　X.-S. Ye *et al.*, *Nat. Commun.*, **8**, 14851（2017）

4)　P. H. Seeberger *et al.*, *Science*, **291**, 1523（2001）

5)　A. V. Demchenko *et al.*, *Org. Lett.*, **14**, 3036（2012）

6)　S. J. Danishefsky *et al.*, *J. Am. Chem. Soc.*, **111**, 6661（1989）

7)　S. Yamago *et al.*, *Org. Lett.*, **3**, 3867（2001）

8)　S. Yamago *et al.*, *Angew. Chem., Int. Ed.*, **43**, 2145（2004）

9)　X.-S. Ye *et al.*, *Angew. Chem. Int. Ed.*, **43**, 5221（2004）

10)　C. Amatore *et al.*, *J. Chem. Soc., Chem. Commun.*, 718（1990）

11)　A. Lubineau *et al.*, *Tetrahedron Lett.*, **31**, 5761（1990）

12)　T. Nokami *et al.*, *J. Am. Chem. Soc.*, **129**, 10922（2007）

13)　T. Nokami *et al.*, *Chem. Eur. J.*, **15**, 2252（2009）

14)　T. Nokami *et al.*, *Org. Lett.*, **13**, 1544（2011）

15)　T. Nokami *et al.*, *Org. Lett.*, **15**, 4520（2013）

16)　H. Kanzaki *et al.*, *J. Am. Chem. Soc.*, **130**, 4146（2008）

17)　B. Yu *et al.*, *J. Am. Chem. Soc.*, **131**, 12076（2009）

18)　T. Nokami *et al.*, *Org. Lett.*, **17**, 1525（2015）

19)　T. Nokami *et al.*, *Beilstein J. Org. Chem.*, **13**, 919（2017）

20)　野上敏材，伊藤敏幸，特開 2017-165725

21)　T. Nokami *et al.*, *Carbohydr. Res.*, **450**, 44（2017）

22)　T. Nokami *et al.*, *ChemElectroChem.*, **3**, 2012（2016）

23)　T. Nokami *et al.*, *Chem. Lett.*, **46**, 683（2017）

第9章　無保護糖アノマー位の直接活性化を基盤とする糖鎖高分子の保護基フリー合成

田中知成[*]

1　はじめに

　オリゴ糖は細胞表層に多様に存在し，様々な生命現象に関与することが明らかとなってきた[1]。1分子での生理機能は強くないオリゴ糖でも，複数の分子が密集して高密度に存在することにより，タンパク質やウイルス，毒素などのレセプターと強い相互作用を示すことが知られている。これは"糖クラスター効果"と呼ばれている[2,3]。糖クラスター効果を保持したままオリゴ糖を天然から抽出・精製することは，非常に困難である。また，天然のオリゴ糖は構造が不均一であることに加えて，入手できる量は極めて少ない。そのため，生体内での糖クラスター効果を模倣した糖分子の集合体を有機化学および高分子化学的手法を用いて合成するアプローチが1980年代頃から盛んに試みられてきた。合成高分子を主鎖とし，その側鎖に糖分子を結合した糖鎖高分子[4~10]や，デンドリマーの末端に糖分子を配したグライコデンドリマー[11~13]，微粒子表面に糖分子を担持した糖修飾微粒子[14~17]が代表的な例であり，医療分野や材料科学分野での利用が期待されている。

　しかし，これらの合成は，原料の入手が容易かつ合成化学的に取り扱いが容易な単糖や二糖での報告がほとんどであり，複雑な構造を有するオリゴ糖を用いた合成報告は非常に少ない。特に，無保護糖を原料とした場合には，所望の官能基を有する糖誘導体の合成に糖分子上のヒドロキシ基の保護・脱保護を含む多段階の反応工程が必要となることがオリゴ糖への適用を困難としている一因である。筆者らは近年，無保護糖を原料として保護基を使用することなく（これを"保護基フリー"と呼ぶ）糖モノマーを合成し，得られた糖モノマーを重合することで，さまざまなオリゴ糖に適用可能な無保護糖を原料とした糖鎖高分子の保護基フリー合成法を開発した。本稿では，脱水縮合剤を用いた無保護糖アノマー位の直接活性化による糖誘導体合成法を紹介した後，糖鎖高分子の保護基フリー合成法，および得られた糖鎖高分子の機能評価について概説する。

---

[*]　Tomonari Tanaka　京都工芸繊維大学　大学院工芸科学研究科
　　　バイオベースマテリアル学専攻　准教授

第9章　無保護糖アノマー位の直接活性化を基盤とする糖鎖高分子の保護基フリー合成

2　無保護糖アノマー位の直接活性化

糖鎖高分子合成において糖モノマーとなる糖誘導体を合成することは重要な工程の一つである。糖分子のどの位置に官能基を導入するかによって手法が異なることが多いため，ここでは糖分子の1位（アノマー位）の誘導化についてのみ述べる。無保護糖を原料とした糖誘導体の合成は一般的に，①ヒドロキシ基の保護，②糖アノマー位の活性化，③アノマー位への官能基の導入，④脱保護，の多段階工程が必要である（図1c→d→e→f）。しかし，このような多段階の合成法は保護基の導入と脱保護が必要なことに加えて，アノマー位の活性化に使用する酸試薬により結合力の弱いグリコシド結合が切断されるなどの副反応も懸念されることから，オリゴ糖への適用は高度な合成技術と多大な労力を必要とする。また，カルボキシ基や硫酸基，アミノ基などヒドロキシ基以外の官能基を有する糖分子の場合には，別途，保護基の導入および脱保護が必要となるため，工程はますます複雑となる。このような問題を解決するため，無保護糖から保護基フリーで直接的に糖誘導体を合成することは極めて魅力的な合成方法である（図1a）。最も古典的な方法は，フィッシャーグリコシル化法であるが，加熱条件下で強酸を用いるため，オリゴ糖への適用はグリコシド結合が切断されるために不可能である[18]。糖ラクトン誘導体[19,20]やグリコシルアミン[21~25]を経由する方法は，近年でも利用されている汎用性の高い方法である。小林らが3'-シアリルラクトース（3'SALac）と6'-シアリルラクトース（6'SALac）の混合物を用いてグリコシルアミンを経由した糖担持スチレンモノマーを合成した報告が，シアロオリゴ糖への数少ない実施例である[26]。無保護糖のアノマー位をアミノ基と直接反応することでN-グリコシ

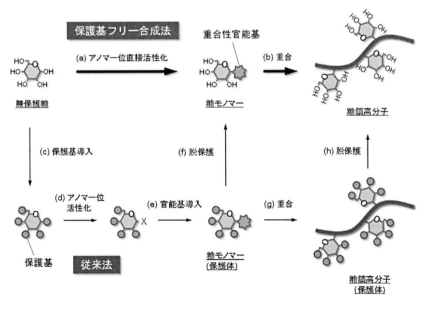

図1　糖鎖高分子合成の従来法と保護基フリー合成法

中分子創薬に資するペプチド・核酸・糖鎖の合成技術

ド型の糖モノマーを合成する報告も複数ある[27~29]。また，糖加水分解酵素を触媒とする糖転移反応を利用した糖モノマー合成も報告されているが，有機合成法に比べて合成可能な基質は限定される[30]。

　近年，筆者らは水溶性脱水縮合剤2-クロロ-1,3-ジメチルイミダゾリニウムクロリド（DMC）を用いた無保護糖アノマー位の直接活性化法を開発した。本合成法は"Shoda activation（正田活性化法）"と呼ばれ[31]，無保護糖アノマー位のみを水中で直接活性化することで，保護基フリーでグリコシルアジド[32]，チオグリコシド[33~35]，1,6-アンヒドロ糖[36]，糖オキサゾリン誘導体[37]などが一段階合成できる（図2）。アノマー位のヒドロキシ基はヘミアセタール性であり，他の第1級および第2級ヒドロキシ基に比べて酸性度が高く反応性に富んでおり（図3），DMCと選択的に反応することができるためである。図4にグルコースを例にしたβ-グルコシルアジド合成の反応機構を示す。反応はアノマー位のヒドロキシ基がDMCの2位炭素を求核攻撃することで始まり，β-およびα-O-グルコシド中間体 **1b**，**1a** が生成する。これらは非常に不安定で

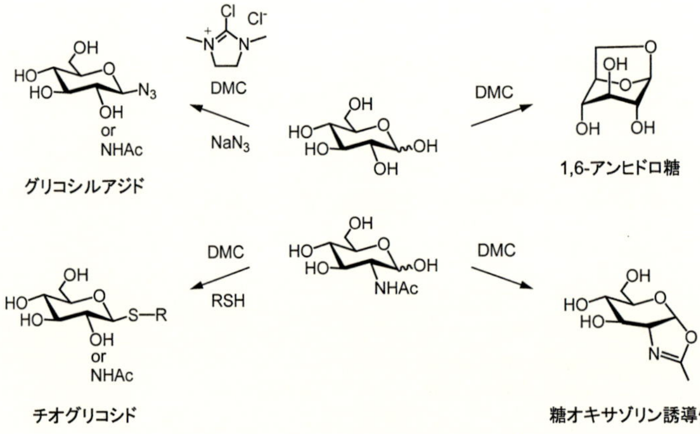

図2　DMCを用いた糖誘導体の直接合成

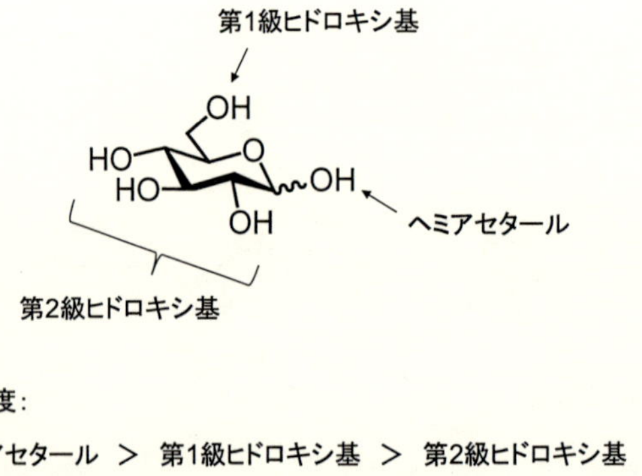

図3　糖のヒドロキシ基と酸性度

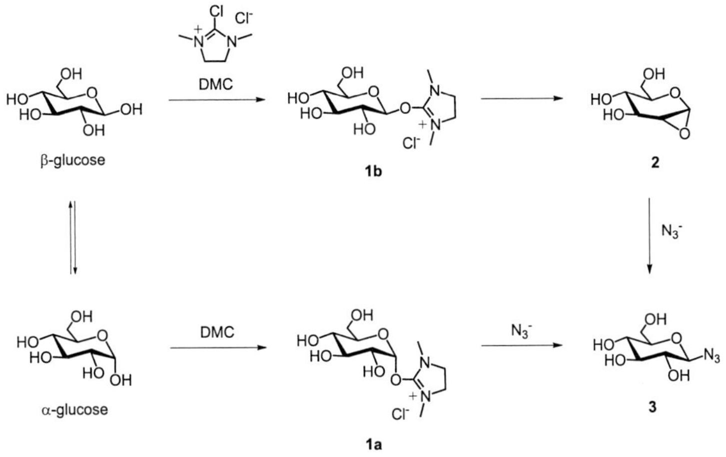

第9章　無保護糖アノマー位の直接活性化を基盤とする糖鎖高分子の保護基フリー合成

図4　DMC を用いた *β*-グルコシルアジド合成の反応機構

あり，**1b** では2位ヒドロキシ基がアノマー炭素を攻撃することにより1,2-アンヒドロ中間体**2**へと変換された後[38)]，アジ化物イオンが**2**のアノマー炭素を攻撃することで無保護糖から*β*-グルコシルアジド**3**が一段階で立体選択的に生成する。中間体**1a**にはアジ化物イオンが直接アノマー炭素を攻撃することで**3**が生成する。本反応において2位ヒドロキシ基がアキシャルのマンノースの場合には，アノマー位の立体が反転した*α*-マンノシルアジドが生成する。また，2位がアセタミド基の*N*-アセチルグルコサミンの場合には，**2**の代わりにオキサゾリニウムイオン誘導体が中間体となり，*β-N*-アセチルグルコサミニルアジドが生成する。

　次節では，上記のDMC を用いた無保護糖アノマー位の直接活性化により得られるグリコシルアジドおよびチオグリコシドを用いた糖モノマーおよび糖鎖高分子の保護基フリー合成（図1a → b）に関する筆者らの研究成果を紹介する。

3　糖鎖高分子の保護基フリー合成

3. 1　グリコシルアジドを経由する糖鎖高分子の合成

　DMC を用いる無保護糖アノマー位の直接アジド化反応によって得られるグリコシルアジド**4**を鍵物質として糖モノマー**5**を合成した後，**5**を重合することで糖鎖高分子**6**を無保護糖から保護基フリーで合成することに成功した（図5）[39~41)]。以下にその詳細を示す。

　無保護のラクトース（Lac），マルトオリゴ糖（Glc$_x$），6'SALac，3'SALac，シアロ *N*-結合型糖鎖（SNG）の還元末端ヒドロキシ基を塩基性条件下，水中でDMC およびアジ化ナトリウムに作用させることでアジド化した。得られた*β*-グリコシルアジド**4**と*N*-プロパルギルアクリルアミドを，銅(I)を触媒とするアジド-アルキン環化付加反応（CuAAC）によってトリアゾール環を介して結合することで，糖モノマー**5**を得た。CuAAC は，硫酸銅(II)五水和物とL-アス

295

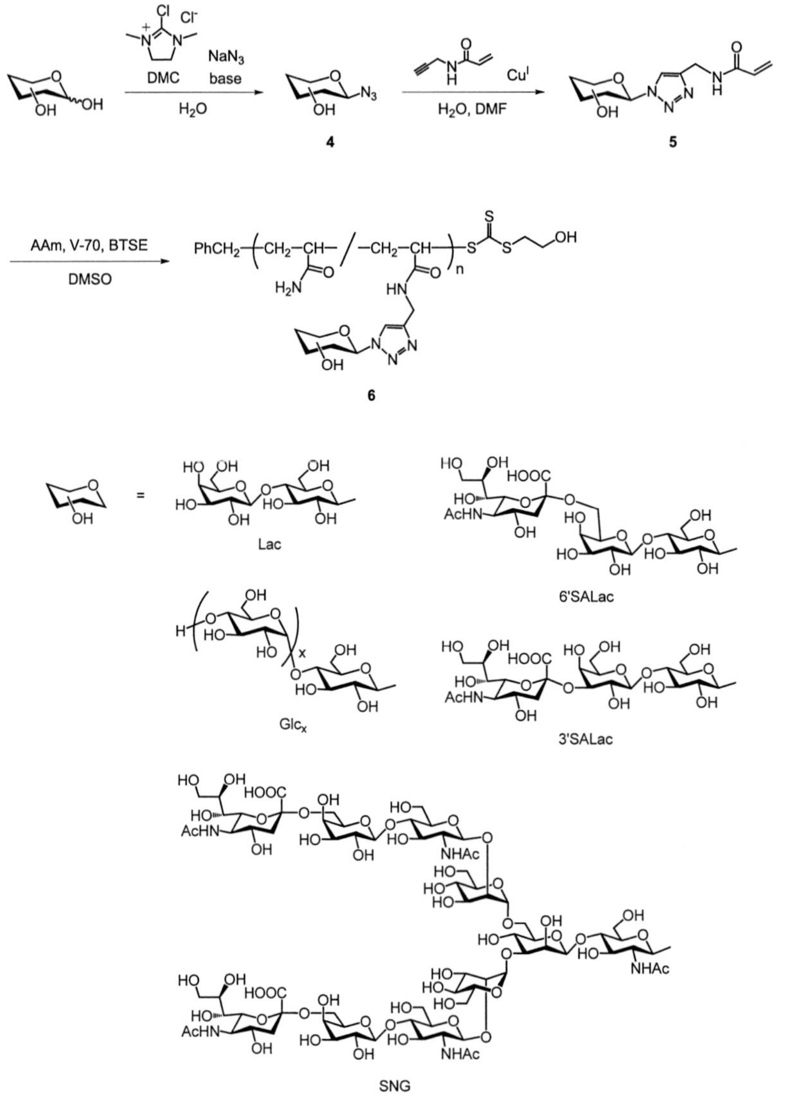

中分子創薬に資するペプチド・核酸・糖鎖の合成技術

図5 グリコシルアジドを経由する糖鎖高分子の保護基フリー合成

コルビン酸ナトリウムを用いて，水／DMF混合溶媒中で行った。銅(I)のリガンドとしてトリス[(1-ベンジル-1*H*-1,2,3-トリアゾール-4-イル)メチル]アミン（TBTA）の添加は，収率の向上に効果的であった。CuAACは糖鎖高分子やその他の糖クラスター効果を有する化合物だけでなく，近年，さまざまな分野で非常に有効な合成ツールとして利用されているので，詳しい総説などを参照して頂きたい[42～46]。

　続いて，合成した **5** を用いた重合反応によって目的の糖鎖高分子 **6** を合成した。重合反応はDMSO中，2,2'-アゾビス-(4-メトキシ-2,4-ジメチルバレロニトリル)（V-70）を開始剤として，

第9章　無保護糖アノマー位の直接活性化を基盤とする糖鎖高分子の保護基フリー合成

糖を付与していないアクリルアミド（AAm）との共重合を行った。得られた**6**中の糖モノマーユニット導入率は，糖モノマーの仕込比に比べてやや低い値（糖モノマーの仕込割合10％の時で約7％）となった。精密ラジカル重合の一つである可逆的付加開裂連鎖移動（RAFT）重合を，2-(ベンジルスルファニルチオカルボニルスルファニル)エタノール（BTSE）を連鎖移動剤として用いて行った場合，分子量分布の狭い（$M_w/M_n \leqq 1.2$）ポリマーが得られた。ただし，SNGの場合にはM_w/M_n値は高くなった。これはSNG分子の嵩高さが影響していると考えられる。これまでに数多くの糖鎖高分子が，様々な方法によって合成されてきたが，そのほとんどは合成化学的に取扱いが容易な単糖や二糖である。上述の筆者らの報告は，生体内で生物学的な役割を有するN-結合型糖鎖を用いた初めての糖鎖高分子合成例である。

3. 2　チオグリコシドを経由する糖鎖高分子の合成

　DMCを用いる無保護糖アノマー位の直接活性化反応において，チオール誘導体を求核剤に用いた場合，チオグリコシドが立体選択的に得られる。4-アミノベンゼンチオールを用いて合成した4-アミノフェニル-1-チオグリコシド**7**を単離せずにアクリロイルクロリドと反応することで，チオグリコシド型の糖モノマー**8**が無保護糖からワンポットで合成した。その後，得られた**8**を重合することで糖鎖高分子**9**の合成に成功した（図6）[47]。以下にその詳細を示す。

　無保護糖の還元末端ヒドロキシ基をトリエチルアミン（TEA）存在下，水／アセトニトリル混合溶媒中でDMCおよび4-アミノベンゼンチオールに作用させることでチオグリコシド**7**を合成した。Lacの場合にはβ型，マンノース（Man）の場合にはα型のチオグリコシドが立体選択的に生成した。生成するチオグリコシドのアノマー位の立体配置は，反応中間体である1,2-

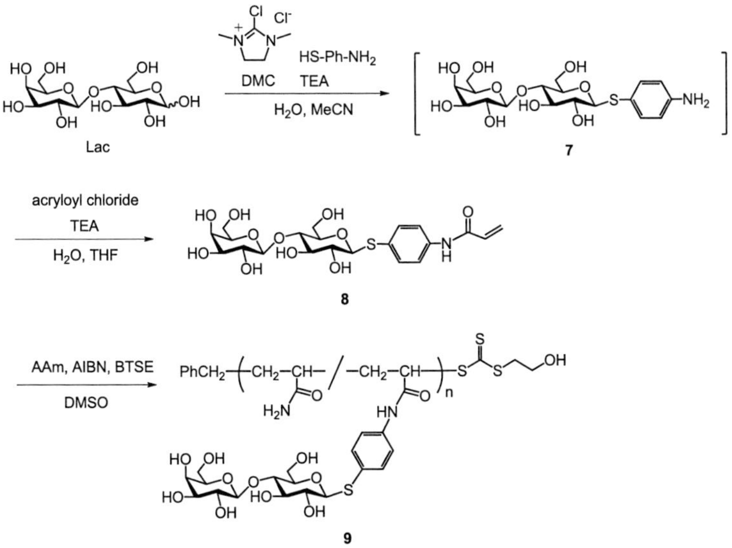

図6　チオグリコシドを経由する糖鎖高分子の保護基フリー合成

エポキシド2の立体構造，すなわち，2位ヒドロキシ基の立体配置によって決まる。反応終了後，クロロホルムによる洗浄によって過剰量添加した4-アミノベンゼンチオールを除去し，アクリロイルクロリドとの反応を連続して行うことで，7を単離することなく無保護糖からワンポットで糖モノマー8が得られた。

続いて，合成した8を用いた重合反応によって糖鎖高分子9を合成した。重合反応はDMSO中，α,α'-アゾビスイソブチロニトリル（AIBN）を開始剤，BTSEを連鎖移動剤として，AAmとのRAFT共重合を行った。得られた9の分子量分布は狭く（$M_w/M_n \leq 1.3$），糖モノマーユニット導入率は，糖モノマーの仕込比と等しい値となった。

4　糖鎖高分子の機能評価

4.1　金表面への固定化とレクチンとの結合評価

RAFT重合により合成した糖鎖高分子6および9は，高分子主鎖の末端にBTSEに由来するトリチオカーボネート（TTC）基を有している。TTC基は容易にチオール基へと還元できるため，末端にチオール基を有する糖鎖高分子10を調製し，Au-S結合によって金ナノ粒子（GNP）表面や水晶発振子マイクロバランス（QCM）の金基板上に糖鎖高分子を固定化して機能を評価した（図7）。糖鎖高分子修飾したGNPをリン酸緩衝生理食塩水に分散してレクチンを添加すると，GNPに由来する吸収波長強度が減少し，レクチンとの相互作用が確認された[41,47]。また，QCM金基板上に糖鎖高分子を固定化し，対応するレクチン（Lacの場合ピーナッツレクチ

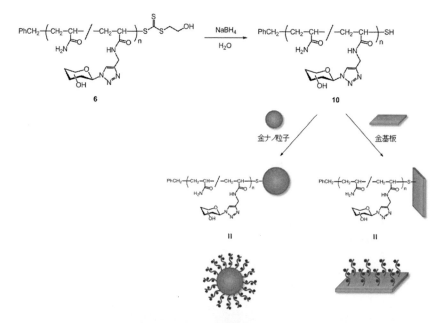

図7　糖鎖高分子の金ナノ粒子および金基板への固定化

第9章　無保護糖アノマー位の直接活性化を基盤とする糖鎖高分子の保護基フリー合成

ン，Glc_x の場合コンカナバリン A，6'SALac および SNG の場合ニホンニワトコレクチン）との相互作用を定量的に評価したところ，結合定数 K_a はいずれの場合にも 10^7 M^{-1} オーダーの高い値が算出された[39]。これらの結果は，合成した糖鎖高分子が糖クラスター効果を有することを示唆している。

4. 2　インフルエンザウイルスとの結合評価

　インフルエンザの感染において，ウイルス表面に存在する糖結合性タンパク質であるヘマグルチニン（HA）が細胞上のシアロオリゴ糖に結合することはウイルスが細胞に侵入する足がかりである。ヒトインフルエンザ A 型ウイルスはシアル酸（SA）がガラクトース（Gal）の 6 位に α 結合した SAα2-6Gal 構造を，トリインフルエンザ A 型ウイルスは SA が Gal の 3 位に α 結合した SAα2-3Gal 構造を認識することが知られている[48~52]。そこで，合成した糖鎖高分子を用いてヒトまたはトリインフルエンザ A 型ウイルスとの結合性を評価した。

　赤血球凝集阻止（HI）試験において，ヒトインフルエンザ A 型ウイルス A/Memphis/1/1971（H3N2）には，SAα2-6Gal 構造を有する 6'SALac，SAα2-3Gal 構造を有する 3'SALac，および SAα2-6Gal 構造を有する SNG の糖鎖高分子 **6** が結合した[39, 40]。特に，SNG は非常に強く結合した。一方，トリインフルエンザ A 型ウイルス A/duck/Hong Kong/313/4/1978（H5N3）には，3'SALac および SNG が結合した。SNG はヒト型リガンドである SAα2-6Gal 構造しかないにもかかわらず，トリインフルエンザ A 型ウイルスに結合したことは非常に興味深い結果である。6'SALac および 3'SALac を有する **10** を用いて QCM 基板上でヒトまたはトリ由来の HA との結合を評価したところ，HI 試験と同様の傾向の結果が得られた。筆者らの糖鎖高分子の保護基フリー合成法によって，無保護のシアロオリゴ糖を原料として簡便に糖鎖高分子を合成することが可能となったことで，オリゴ糖と種々のレセプターとの結合特性がより詳細かつ精密に解析され，医療へと応用されることが期待される。

5　おわりに

　本稿では，保護基を使わない糖アノマー位の直接活性化法（Shoda activation：正田活性化法）による糖誘導体の合成について紹介した後，得られた糖誘導体のモノマー化，その後の重合反応による糖鎖高分子合成について紹介した。無保護糖を原料とした本保護基フリー合成法は，保護基導入・脱保護の工程が不要なためプロセスを簡便にすることができる。加えて，シアロオリゴ糖など様々な無保護の還元糖に適用できる汎用性の高い合成法である。さまざまなオリゴ糖を簡便に糖鎖高分子化することができるようになったことにより，糖鎖高分子による医薬品や医療材料開発への寄与が今後一層，期待される。

　最後に，本研究の基礎となる DMC を用いた糖誘導体の合成は，東北大学の正田晋一郎教授のご指導と研究室の皆様のご尽力による研究成果である。また，糖鎖高分子の合成に関する研究

は，京都工芸繊維大学で行われたものであり，本研究に携わって頂いた研究室の皆様，および共同研究者の皆様に謝意を表する。

文　　献

1) 正田晋一郎，稲津敏行，"複合糖質の化学と最新応用技術"，シーエムシー出版（2009）
2) Y. C. Lee & R. T. Lee, *Acc. Chem. Res.*, **28**, 321（1995）
3) M. Mammen *et al.*, *Angew. Chem, Int. Ed.*, **37**, 2754（1998）
4) R. Narain, "Engineered Carbohydrate-based materials for biomedical applications: Polymers, surfaces, dendrimers, nanoparticles, and hydrogels", John Wiley and Sons（2010）
5) B. Le Droumaguet & J. Nicolas, *Polym. Chem.*, **1**, 563（2010）
6) S. Slavin *et al.*, *Eur. Polym. J.*, **47**, 435（2011）
7) Y. Miura, *Polym. J.*, **44**, 679（2012）
8) R. Sunasee & R. Narain, *Macromol. Biosci.*, **13**, 9（2013）
9) M. Ahmed *et al.*, *Eur. Polym. J.*, **49**, 3010（2013）
10) Y. Miura *et al.*, *Chem. Rev.*, **116**, 1673（2016）
11) E. K. Woller & M. J. Cloninger, *Org. Lett.*, **4**, 7（2002）
12) Y. M. Chabre & R. Roy, *Curr. Top. Med. Chem.*, **8**, 1237（2008）
13) K. Tanaka *et al.*, *Angew. Chem., Int. Ed.*, **49**, 8195（2010）
14) J. M. de la Fuente *et al.*, *Angew. Chem., Int. Ed.*, **40**, 2257（2001）
15) J. M. de la Fuente & S. Penadés, *Tetrahedron: Asymmetry*, **16**, 387（2005）
16) S. G. Spain *et al.*, *Chem. Commun.*, 4198（2006）
17) A. Housni *et al.*, *Langmuir*, **23**, 5056（2007）
18) S. Kitazawa *et al.*, *Chem. Lett.*, **19**, 1733（1990）
19) K. Kobayashi *et al.*, *Polym. J.*, **17**, 567（1985）
20) R. Narain & S. P. Armes, *Biomacromolecules*, **4**, 1746（2003）
21) R. L. Whistler & J. L. Goatley, *J. Polym. Sci.*, **50**, 127（1961）
22) R. L. Whistler *et al.*, *J. Org. Chem.*, **26**, 1583（1961）
23) J. Klein & D. Herzog, *Die Makromol. Chem.*, **188**, 1217（1987）
24) J. Klein & A. H. Begli, *Die Makromol. Chem.*, **190**, 2527（1989）
25) J. Klein *et al.*, *Die Makromol. Chem., Rapid Commun.*, **10**, 629（1989）
26) A. Tsuchida *et al.*, *Glycoconjugate J.*, **15**, 1047（1998）
27) W.-J. Zhou *et al.*, *Macromolecules*, **30**, 7063（1997）
28) W.-J. Zhou *et al.*, *J. Polym. Sci., Part A: Polym. Chem.*, **36**, 2971（1998）
29) D. Togashi *et al.*, *J. Polym. Sci., Part A: Polym. Chem.*, **53**, 1671（2015）
30) I. Gill & R. Valivety, *Angew. Chem. Int. Ed.*, **39**, 3804（2000）

第9章　無保護糖アノマー位の直接活性化を基盤とする糖鎖高分子の保護基フリー合成

31) A. Novoa *et al.*, *Chem. Commun.*, 7608（2013）

32) T. Tanaka *et al.*, *Chem. Commun.*, 3378（2009）

33) T. Tanaka *et al.*, *Chem. Lett.*, **38**, 458（2009）

34) N. Yoshida *et al.*, *Chem. Asian J.*, **6**, 1876（2011）

35) N. Yoshida *et al.*, *Chem. Lett.*, **42**, 1038（2013）

36) T. Tanaka *et al.*, *Tetrahedron Lett.*, **50**, 2154（2009）

37) M. Noguchi *et al.*, *J. Org. Chem.*, **74**, 2210（2009）

38) K. Serizawa *et al.*, *Chem. Lett.*, **46**, 1024（2017）

39) T. Tanaka *et al.*, *ACS Macro Lett.*, **3**, 1074（2014）

40) T. Tanaka *et al.*, *J. Appl. Glycosci.*, **64**, 43（2017）

41) T. Tanaka *et al.*, *Trans. Mat. Res. Soc. Japan*, **42**, 113（2017）

42) H. C. Kolb *et al.*, *Angew. Chem. Int. Ed.*, **40**, 2004（2001）

43) Z. J. Witczak & R. Bielski, "Click Chemistry in Glycoscience", John Wiley & Sons（2013）

44) A. Dondoni, *Chem. Asian J.*, **2**, 700（2007）

45) W. H. Binder & R. Sachsenhofer, *Macromol. Rapid Commun.*, **28**, 15（2007）

46) 高田十志和，小山靖人，深瀬浩一，"クリックケミストリー ―基礎から実用まで―"，シーエムシー出版（2014）

47) T. Tanaka *et al.*, *J. Polym. Sci., Part A: Polym. Chem.*, **52**, 3513（2014）

48) Y. Suzuki, *Biol. Pharm. Bull.*, **28**, 399（2005）

49) G. Neumann & Y. Kawaoka, *Virology*, **479**, 234（2015）

50) Y. Watanabe *et al.*, *Trends Microbiol.*, **20**, 11（2012）

51) M. Umemura *et al.*, *J. Med. Chem.*, **51**, 4496（2008）

52) H. Oka *et al.*, *Bioorg. Med. Chem.*, **17**, 5465（2009）

第10章　Endo-M 酵素による糖鎖付加と均一化

加藤紀彦[*1]，山本憲二[*2]

1　はじめに

　分泌タンパク質や膜タンパク質の大部分，また一部のペプチドはさまざまな構造の糖鎖によって修飾された糖タンパク質，糖ペプチドとして存在する。天然分子の糖鎖の構造は多様性に富み，同一の糖鎖付加部位に結合した糖鎖においても分子間で構造的多様性（ミクロヘテロジェネイティ）が観察される。このような糖鎖構造の違いは，それら分子の生理的機能に大きな影響を及ぼすことが知られており，一例として，抗体分子の Fc 領域のエフェクター機能に関わるコアフコースが挙げられる。すなわち，糖鎖の結合部近傍に L-フコース基が付加された N-グリコシド結合糖鎖を有する免疫グロブリン分子（IgG）は付加されていない糖鎖を有する IgG 分子に比べて，その薬効である抗体依存性細胞傷害（antibody-dependent cellular cytotoxicity：ADCC）活性や補体依存性細胞傷害（complement-dependent cytotoxicity：CDC）活性が極めて低いことが示されている[1]。したがって，高い生理活性を有する構造を持つ糖鎖によって均一に修飾された均質な糖タンパク質や糖ペプチドは高付加価値を持った糖タンパク質，糖ペプチドとして有用であり，産業上のニーズも高い。さらに個々の糖鎖構造とその分子の活性の相関性を調べる上においても均一な糖鎖を持つ分子の調製は重要である。このような均一な糖鎖を持つ糖タンパク質や糖ペプチドの調製方法として，最近，注目を集めているのが微生物のエンドグリコシダーゼを用いた化学-酵素合成法である。本章では Endo-M と呼ばれている糸状菌 *Mucor hiemalis* 由来のエンド-β-N-アセチルグルコサミニダーゼを改変したグリコシンターゼ（glycosynthase）様変異体酵素を利用したタンパク質やペプチドへの糖鎖の付加とその均一化について述べる。

2　エンドグリコシダーゼの糖転移反応

　エンド-β-N-アセチルグルコサミニダーゼは N-グリコシド結合型糖鎖の基部に存在する N,N'-ジアセチルキトビオース構造（GlcNAcβ1-4GlcNAc）に作用して糖鎖を intact な形で遊離するエンド型グリコシダーゼである。本酵素活性は種々の細菌や真菌，植物，動物細胞に幅広く見出され，放線菌 *Streptomyces plicatus* 由来の Endo-H や *Elizabethkingia meningoseptica*

---

*1　Toshihiko Katoh　京都大学　大学院生命科学研究科　助教
*2　Kenji Yamamoto　石川県立大学　生物資源工学研究所　特任教授

第 10 章　Endo-M 酵素による糖鎖付加と均一化

由来の Endo-F は糖鎖の構造や機能を解析するツールとして広く用いられている。Endo-M は土壌より単離された糸状菌 *Mucor hiemalis* 由来のエンド-β-*N*-アセチルグルコサミニダーゼで，加水分解活性を示す一方，糖転移活性をも有し，*N*-アセチルグルコサミン（GlcNAc）を有するペプチドやタンパク質を受容体として糖鎖を転移付加するグリコシレーション反応（糖転移反応）を示す[2]。この糖転移活性は Endo-M が分類されている glycoside hydrolase（GH）85ファミリー（CAZy データベース）の酵素に多く見られる。そのなかでも，Endo-M は高い糖転移活性を示し，さらに *N*-グリコシド結合型の高マンノース型糖鎖のみならずシアロ複合型糖鎖にも作用するという特徴がある。一方，GH18 に分類されるエンド-β-*N*-アセチルグルコサミニダーゼ（Endo-H など）は一般的に糖転移活性を示さないとされている。

3　Endo-M の糖転移活性とグリコシンターゼ化

　Endo-M は高い糖転移活性を有することから，糖鎖付加の有用なツールとして利用されてきた。しかしながら，糖転移反応によって生成した糖転移生成物が Endo-M 本来の糖加水分解活性によって分解され，長時間の反応によって収率が低下することが大きな問題であった。そこで，Endo-M に特有な触媒メカニズムに着目した部位特異的変異導入を行い，生成物の分解がほとんど行われないグリコシンターゼ様活性を示す改変型酵素を作出した。グリコシンターゼは一般的にグリコシダーゼの触媒部位の求核性アミノ酸を非求核性アミノ酸で置換した変異体で，加水分解活性をほとんど示さないが，糖受容体の存在下で酵素反応中間体をミミックした構造を持つフッ化糖を糖供与体の基質として作用させると糖転移反応のみが進行して高収率で反応生成物を得ることができる。GH85 に分類される Endo-M は GH18 に属するキチナーゼや GH20 に属する β-*N*-アセチルヘキソサミニダーゼと同様に，求核残基として働く触媒残基を有さず，代わりに基質の(-1)GlcNAc 部位の 2-アセトアミド基が求核残基として機能し，反応中間体としてオキサゾリン化合物が形成される substrate-assisted catalytic mechanism と称される特有の機構によって酵素反応が進行する。したがって，一般的なグリコシダーゼと同じようにして求核残基として働くアミノ酸残基に変異導入することによるグリコシンターゼ化ができない。筆者らは，GH85 に属する酵素のホモログ間で完全に保存されている Endo-M の 175 番目のアスパラギン残基（N175）が反応中間体のオキサゾリン化合物の形成に重要な機能を果たすことを見出し，さらに N175 をアラニン残基に置換した N175A 変異体が，化学合成したオキサゾリン構造を有する種々の糖オキサゾリン誘導体を基質として反応させることによって，生成した糖転移生成物をほとんど分解しないグリコシンターゼ様の酵素として機能することを見出した（図 1）[3]。GH85 に属する酵素に保存されているこのアスパラギン残基は *Arthrobacter protophormiae* 由来の Endo-A と *Streptococcus pneumoniae* 由来の Endo-D の X 線結晶構造解析から，(-1)GlcNAc の 2-アセトアミド基の配向性の決定，あるいはアスパラギン側鎖がイミジン酸互変異性体をとることで一般塩基触媒として機能する可能性が考えられている[4]。

303

中分子創薬に資するペプチド・核酸・糖鎖の合成技術

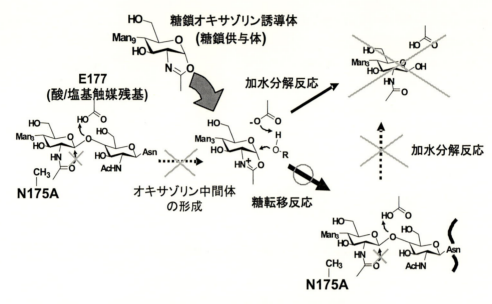

図1　Endo-M の glycosynthase-like 変異体酵素の反応

　さらに，Endo-M の N175 残基をグルタミンに置換した N175Q 変異体は飛躍的に糖転移活性が向上した[5]。これは糖オキサゾリン誘導体の糖転移反応における k_{cat} 値の上昇が一因と考えられる。本変異酵素は $Man_9GlcNAc$ オキサゾリン誘導体を糖鎖の供与体基質として，1 残基の GlcNAc を持つペプチドを受容体とした糖転移反応において，生成物の収量は反応 10 分後には受容体の 80% 程度にも達し，生成物の分解がほとんど見られない。さらに N175H 変異体ではグリコシンターゼ様の酵素として N175Q と同程度の活性を示すとともに，トランスグリコシダーゼ様の活性も示した[6]。すなわち，糖オキサゾリン誘導体ではない天然型の糖供与体基質を用いた反応においても比較的高い糖転移活性を示した。

4　グリコシンターゼを利用したシアロ糖ペプチドの合成

　前述のとおり，Endo-M は非還元末端にシアル酸を含むシアロ複合型糖鎖にも作用し，それを基質とした糖転移反応をも触媒する。シアル酸はヒト由来の多くの糖タンパク質に存在し，糖鎖末端にシアル酸が付加していることが生理活性に重要な影響を与える場合が多い。Endo-M はそのようなシアロ複合型糖鎖を糖供与体基質として，反応を行うことが可能なため，GlcNAc が付加したペプチドやタンパク質にヒト型糖鎖と呼ばれるシアロ複合型糖鎖を転移付加して，均一な糖鎖を持つヒトに適応した糖ペプチドや糖タンパク質を調製することが可能である。

　従来，グリコシンターゼの基質となるオキサゾリン型の糖鎖の合成は，①水酸基の保護，②還元末端 GlcNAc のオキサゾリン誘導体化，③水酸基の脱保護の 3 段階の化学反応によって行われてきたが，脱離しやすいシアル酸を含む複合型糖鎖の場合，反応が非常に煩雑となるために合

第 10 章　Endo-M 酵素による糖鎖付加と均一化

成は困難であった。しかし，正田らによって糖鎖の還元末端の GlcNAc を 1 段階でオキサゾリン誘導体化するという画期的な方法が開発された[7]。本手法はトリエチルアミンの存在下で 2-クロロ-1,3-ジメチルイミダゾリニウムクロリド（2-chloro-1,3-dimethylimidazolinium chloride：DMC）による縮合反応を行うことによって，糖鎖の水酸基の保護・脱保護を要することなく，ほぼ 100％の効率でさまざまな糖鎖の還元末端の GlcNAc をオキサゾリン誘導体化できる。そこで，シアロ複合型糖鎖のオキサゾリン誘導体の調製のために卵黄由来シアロ糖ペプチド（SGP）を野生型 Endo-M の加水分解活性によって糖鎖を完全に切断して遊離した後，DMC を用いてオキサゾリン誘導体を合成した。得られたシアロ糖鎖オキサゾリン誘導体とグリコシンターゼ Endo-M-N175Q を用いてエリスロポエチンの部分ペプチドに GlcNAc が付加した GlcNAc-pentapeptide への糖転移反応を経時的に解析したところ，野生型 Endo-M 酵素による最大生成収量の 5 倍以上のシアロ糖転移生成物が得られ，長時間反応させても糖転移生成物はほとんど加水分解されなかった[5]。そこで，このグリコシンターゼを用いて，Fmoc-アミノ酸および Fmoc-アスパラギン／グルタミン-GlcNAc を原料としたペプチド合成法により合成された GlcNAc-ペプチド[8]にシアロ糖鎖を付加したシアロ糖ペプチドの化学-酵素合成を行い，血圧降下作用を有するペプチド性ホルモンである PAMP-12 および Substance P，血糖値の低下を抑制する生理活性ペプチドである glucagon[9]などのシアロ糖ペプチドを 90％以上の高収量で得た。

5　グリコシンターゼによる糖タンパク質糖鎖の均一化

本法を応用して，不均一な構造の糖鎖を持つ糖タンパク質の糖鎖を均一な構造の糖鎖へすげ替え（リモデリング）することが可能である。すなわち，ウシ膵臓リボヌクレアーゼ B（RNase B）は高マンノース型糖鎖を持つ糖タンパク質であり，その糖鎖の構造はマンノースが 5～9 残基含み構造的に不均一である。そこで，高マンノース型糖鎖に特異的に作用する Endo-H をこの糖タンパク質に作用させて糖鎖を除去し，1 残基の GlcNAc を残した GlcNAc-RNase B を調製した。これを受容体として，シアロ糖鎖オキサゾリン誘導体を糖鎖供与体基質として Endo-M-N175Q による糖転移反応を行ったところ，シアロ糖鎖を有する電気泳動的に均一な糖タンパク質が得られた[5]。さらに，Endo-M-N175Q を用いた同様の方法によって抗がん剤として用いられているヒト化モノクローナル抗体のモガムリズマブ（Mogamulizumab）などの抗体医薬に対しても有用性を示すことが明らかとなった。すなわち，IgG 分子の 2 つの重鎖の Fc 領域に各 1 本ずつの N-グリコシド結合型糖鎖が付加しているが，Streptococcus pyogenes 由来の Endo-S によって 1 残基の GlcNAc をタンパク質側に残して糖鎖を除去し，続いてシアロ糖鎖オキサゾリン誘導体と Endo-M-N175Q を用いて糖転移反応を行った（図 2）。その結果，α2,6-結合したシアル酸を認識するセイヨウニワトコ由来の SNA レクチンを用いたレクチンブロットによってシアロ糖鎖が付加した IgG 分子に変換されたことが確認された[10]。

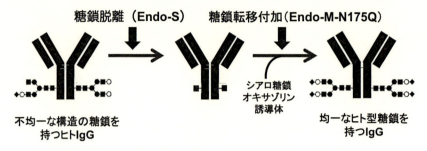

図2　リモデリングによる IgG の糖鎖の均一化

6　その他の改変エンドグリコシダーゼによる糖転移反応

　Endo-M と同じく GH85 に属する他のエンドグリコシダーゼ変異体についてもグリコシンターゼ様の活性を示すことが報告されている。Endo-A-N171A は高マンノース型糖鎖のオキサゾリン誘導体を効率的に転移付加させる[11]。また，Endo-D-N322A および N322Q は Man$_3$GlcNAc-オキサゾリン誘導体を糖鎖供与体として転移付加する。さらにキノコ由来の Endo-CC1 についても Endo-CC1-N180H がシアロ複合型糖鎖のオキサゾリン誘導体を基質とした反応で転移付加を行うことが報告されている[12]。

　さらに，GH18 に属するエンドグリコシダーゼである，*Elizabethkingia meningoseptica* 由来の Endo-F3 の変異体 D165A は 2 糖 Fucα1-6GlcNAc が付加された受容体基質に対して 3 本鎖複合型糖鎖を転移付加し，コア α1,6-フコース残基を有する 3 本鎖複合型糖鎖の合成が可能である[13]。同じ GH18 に属する Endo-S はコアフコースの有無に関わらず IgG 抗体に特異的に *N*-グリコシド結合型糖鎖を加水分解する活性を示すエンドグリコシダーゼであるが，Endo-S-D233A および D233Q はグリコシンターゼとして機能し，本変異体は IgG 抗体の糖鎖リモデリングに初めて応用された[14,15]。さらに近年，*Streptococcus pyogenes* NZ131（serotype M49）由来の Endo-S2-D184M 変異体はさらに高い糖転移活性を示し，より幅広い基質に対して機能することが示された[16]。このように，近年，微生物由来の様々なエンドグリコシダーゼのグリコシンターゼ化が進み，それぞれの酵素の特徴を生かした糖転移反応を応用して，抗体医薬を含む幅広い糖タンパク質の糖鎖の均一化に関する報告が増えている。

7　コアフコース含有糖鎖に作用する Endo-M の作出

　Endo-M は高い糖転移活性とシアロ糖鎖に対する基質特異性，さらにはグリコシンターゼ化による有用性の拡大で糖ペプチドや糖タンパク質の化学-酵素合成法において重要なツールとなっているが，本酵素はコアフコースを有する複合型糖鎖に対しては作用しない。そこで筆者らは，既に報告されている Endo-A と Endo-D の結晶構造をもとにして糖鎖認識に関わる

第 10 章　Endo-M 酵素による糖鎖付加と均一化

Endo-M のアミノ酸残基を推定し，部位特異的変異導入を行って，コアフコースを有する複合型糖鎖に対しても加水分解活性を示す変異体を検索した[17]。その結果，Endo-M-W251A および W251N 変異体はコア α1,6-フコース残基を有するビオチン化トリマンノシルコア構造（Man$_3$GlcNAc$_2$Fuc$_1$-biotin）に対して著しく高い加水分解活性を示した。Endo-M-W251N 変異体を，コアフコースを有する糖鎖が結合している抗体分子リツキマブ（Rituximab）由来の糖ペプチドやヒト由来ラクトフェリン糖タンパク質に対して作用させたところ，糖鎖の遊離が確認され，本変異体がコアフコースを有する複合型糖鎖に対しても加水分解活性を示すことが明らかになった。また，Endo-M-N175Q/W251N 変異体について，シアロ複合型糖鎖オキサゾリン誘導体を供与体とし，Fucα1-6GlcNAc-biotin を受容体として糖転移反応を行ったところ，糖転移生成物が確認された。このように部位特異的変異導入によって Endo-M の基質特異性を改変し，コアフコースを有する糖鎖に対して作用可能な変異体を作出することができた。今後，さらなる部位特異的変異導入によってより応用性が拡大した改変型酵素の作出が期待される。

8　おわりに

　糖鎖構造のミクロヘテロジェネイティに起因する糖ペプチドや糖タンパク質の生物学的な機能のばらつきをなくした，均一な糖鎖構造を持つ糖ペプチドや糖タンパク質の調製は，バイオ医薬品の生産などの産業レベル，あるいは構造活性の相関に関わる研究レベルにおいて，今後ますます必要となると考えられる。Endo-M のグリコシンターゼ様変異体を初めとしたさまざまな改変エンドグリコシダーゼと糖鎖のオキサゾリン誘導体化技術の利用によって，任意の糖鎖を有する糖ペプチドや糖タンパク質を効率的に酵素合成することが可能になった。今後，本技術の開発がさらに進み，さまざまな糖鎖複合体の合成に広く活用されることが期待される。

文　　　献

1)　T. Shinkawa *et al.*, *J. Biol. Chem.*, **278**, 3466（2003）
2)　K. Yamamoto *et al.*, *Biochem. Biophys. Res. Commun.*, **203**, 244（1994）
3)　M. Umekawa *et al.*, *J. Biol. Chem.*, **283**, 4469（2008）
4)　D. W. Abbott *et al.*, *J. Biol. Chem.*, **284**, 11676（2009）
5)　M. Umekawa *et al.*, *J. Biol. Chem*, **285**, 511（2010）
6)　K. Sakaguchi *et al.*, *Biotechnol. Appl. Biochem.*, **63**, 812（2016）
7)　M. Noguchi *et al.*, *J. Org. Chem.*, **74**, 2210（2009）
8)　K. Haneda *et al.*, *Methods Enzymol.*, **362**, 74（2003）
9)　T. Higashiyama *et al.*, *Carbohydr. Res.*, **455**, 92（2017）

中分子創薬に資するペプチド・核酸・糖鎖の合成技術

10) Y. Mimura *et al.*, *Protein Cell*（2017）. doi: 10.1007/s13238-017-0433-3
11) W. Huang *et al.*, *J. Am. Chem. Soc.*, **131**, 2214（2009）
12) Y. Eshima *et al.*, *PLoS One*, **10**, e0132859（2015）
13) J. P. Giddens *et al.*, *J. Biol. Chem.*, **291**, 9356（2016）
14) J. J. Goodfellow *et al.*, *J. Am. Chem. Soc.*, **134**, 8030（2012）
15) W. Huang *et al.*, *J. Am. Chem. Soc.*, **134**, 12308（2012）
16) T. Li *et al.*, *J. Biol. Chem.*, **291**, 16508（2016）
17) T. Katoh *et al.*, *J. Biol. Chem.*, **291**, 23305（2016）

第11章 酵母細胞および酵素法を組み合わせた糖タンパク質合成

千葉靖典*

1 はじめに

　糖タンパク質や糖脂質などの糖鎖は，細胞内の小胞体やゴルジ体で各種糖転移酵素の修飾を受け生合成される。糖タンパク質ではタンパク質の種類や糖鎖付加位置，また細胞の環境に応じて糖鎖構造が変化する。また多くの場合，その糖鎖構造は不均一であるが，これらの不均一性の生理学的意義についてはいまだ不明な点が多い。よって糖タンパク質の機能解明のためには，まず糖鎖構造が均一な糖タンパク質を生産し，その機能を解明していくことが一つの方法として考えられる。また，抗体やサイトカインなどのバイオ医薬品は糖タンパク質である場合が多く，特に医薬品としての応用の観点から考えると，有効性や安全性に変化を与えず，タンパク質としての物性が一定となる糖鎖構造が均一な糖タンパク質の製造法開発が期待されている。

　タンパク質の生産については，各種の動物細胞，植物細胞，昆虫細胞，酵母などの細胞とそれらに特化したベクターが市販されており，現在は研究室で容易にタンパク質を生産できるようになっている。またカイコやニワトリなどの個体を利用したタンパク質発現系も多く利用されるようになってきている。しかしながら，動物細胞以外の細胞では糖鎖構造が哺乳類型でない場合もあり，動物細胞であっても使用する細胞種によってはその細胞特徴的な糖鎖構造が付加される場合がある。そもそも細胞を使う以上，糖鎖の不均一性を回避することは難しいが，近年では細胞での糖鎖不均一性を回避するための技術開発が進められている。

　一方で，均一な糖鎖構造を有する糖アミノ酸を用いて糖ペプチド合成を行い，それらを連結して糖タンパク質とする方法や，トランスグリコシレーション反応を用いて均一な糖鎖を糖タンパク質に転移する方法，糖転移酵素により糖鎖を均一化する方法，さらにこれらを組み合わせた方法で糖ペプチド，糖タンパク質を製造する技術開発も進んでいる。本章においては，酵母細胞を利用した糖タンパク質合成と酵素法による糖鎖合成・糖鎖改変について概論する。

2 酵母を利用したヒト型糖タンパク質生産

酵母は小胞体やゴルジ体などのオルガネラを有する真核生物である。1997年には真核生物で

＊　Yasunori Chiba　（国研）産業技術総合研究所　生命工学領域　創薬基盤研究部門
糖鎖技術研究グループ　上級主任研究員

中分子創薬に資するペプチド・核酸・糖鎖の合成技術

初めて出芽酵母 *Saccharomyces cerevisiae* の全ゲノム配列が決定され[1]，優れた遺伝学的解析技法との組み合わせにより，様々な基礎研究に利用されている。

出芽酵母の糖鎖については，1970年代にBallouのグループによってその構造が推定され[2]，ヒトと類似のコア糖鎖と酵母特有の糖外鎖から形成されることが明らかとなった。そして，酵母特異的な N-型糖鎖の合成の初発反応に関わる α-1,6-マンノース転移酵素の遺伝子（*OCH1*）の単離が行われ[3]，ヒト型への糖鎖改変の研究が進められた。真核生物での N-型糖鎖の生合成においては，小胞体内腔で N-型糖鎖中間体（$Glc_3Man_9GlcNAc_2$-P-P-Dolichol）が合成され，その後 α-グルコシダーゼのトリミングにより $Man_9GlcNAc_2$ が合成される。動物細胞では，この糖鎖に小胞体やゴルジ体で α-マンノシダーゼが作用し，さらに各種糖転移酵素が作用して多様な糖鎖構造を形成する。これに対し，酵母では小胞体で α-マンノシダーゼによる1残基のトリミングと *OCH1* 遺伝子産物である α-1,6-マンノース転移酵素が作用する。この特徴的な糖鎖修飾ののち，多種のマンノース転移酵素が作用して糖外鎖と呼ばれる多数のマンノース残基が付加される（図1）。多数の酵母株で *OCH1* 遺伝子は単離されており，この糖転移反応が酵母 N-型糖鎖を特徴付けていると言っても過言ではない。

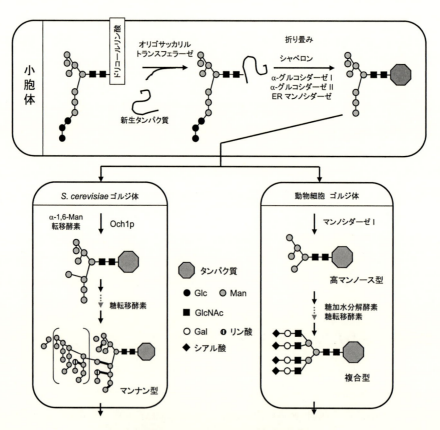

図1 酵母とヒトのゴルジ体での糖鎖修飾の違い

第11章 酵母細胞および酵素法を組み合わせた糖タンパク質合成

この*och1*変異体の糖鎖構造解析から，*OCH1*遺伝子の変異により*S. cerevisiae*での糖外鎖が欠失することが確認された。そして*OCH1*遺伝子のほか，α-1,3-マンノース転移酵素遺伝子（*MNN1*），マンノースリン酸の転移に関与する遺伝子（*MNN4*）の三重遺伝子破壊株の作製が行われた。その結果，糖鎖はヒト小胞体で合成される中間体と同じ高マンノース型の糖鎖を有することが確認された[4]。*S. pombe*や*P. pastoris*，*Ogataea minuta*などいくつかの酵母株で糖鎖改変が行われているが，*OCH1*遺伝子の破壊は酵母*N*-型糖鎖のヒト型への改変には必須であることが示されている[5~7]。

次にヒト型へ変換するための糖転移酵素群の発現が必要となる。我々は*S. cerevisiae*でMan残基のトリミングを行うα-1,2-マンノシダーゼの遺伝子を発現し，ヒト複合型の中間体である$Man_5GlcNAc_2$型糖鎖を生産することを確認した[4]。一方，Gerngrossのグループは酵母由来のタンパク質の膜貫通領域とヒト糖転移酵素の触媒領域の融合タンパク質のコンビナトリアルライブラリーを作製した[6]。*OCH1*遺伝子を破壊した*P. pastoris*にそれらを導入した後，レポータータンパク質上の糖鎖をハイスループットに解析することで最も効率のよい組み合わせを見出すことに成功した。さらに2分岐複合型の糖鎖を有する抗体の生産やシアル酸を含有する糖鎖の合成を報告している[8, 9]。

O-型糖鎖の改変についてはさらに複雑である。酵母の*O*-型糖鎖はSer/Thrにマンノースが付加する*O*-Man型糖鎖であり，初発の糖転移反応はProtein:*O*-mannosyltransferase（Pmt）によって行われる。出芽酵母ではこの酵素をコードする遺伝子として*PMT1~6*までが知られており，複数の*PMT*遺伝子を破壊することで生育できなくなる[10]。ほかの酵母でも1ないし複数個の*PMT*遺伝子が破壊されると致死性を示すことが報告されており，酵母にとって*O*-Man型糖鎖は必須であると考えられる。このため*N*-型糖鎖の改変とは異なり，遺伝子破壊による酵母特異的な*O*-型糖鎖付加の抑制は困難である。

我々は*Candida albicans*のPmt1タンパク質の阻害剤として報告されているローダニン-3-酢酸誘導体（Rhodanine-3-acetate derivative：R3AD）を利用し，メタノール資化性酵母*Ogataea minuta*での*O*-Man型糖鎖の付加抑制を検討した[11]。*O. minuta*で発現させたイムノグロブリンGは*O*-型糖鎖の付加により長鎖と短鎖の会合不全が起こり，分泌発現量も大幅に低下する。この発現細胞の培養時にR3ADを添加すると，*O*-Man型糖鎖の抑制が起こるとともに発現量の増大が確認された。さらに*O. minuta PMT5*と*PMT6*の遺伝子破壊については生育に影響がなかったため，これらの遺伝子を破壊した株に抗体遺伝子を導入しR3ADを添加して培養を行ったところ，CHO細胞で発現した抗体と同等の結合活性を有する抗体を生産できることを確認している。

ヒトの*O*-型糖鎖は様々な構造が確認されており，ムチン型（*O*-GalNAc），*O*-GlcNAc，*O*-Fuc，*O*-Glc，ジストログリカン型（*O*-Man）などがある。このうち分泌タンパク質ではムチン型の糖鎖修飾がよくみられる。我々は出芽酵母にUDP-Gal 4-epimerase遺伝子，UDP-GalNAc/UDP-Galトランスポーター，ppGalNAc-T1，core1合成酵素などの遺伝子を導入する

ことにより，MUC1ペプチド上にムチン型糖鎖を発現させることに成功した[12]。さらにがん細胞表面などに発現しているポドプラニンタンパク質を発現し，特定のアミノ酸残基（Thr52）上のsialylcore1構造（Siaα2-3Galβ1-3GalNAc-）がポドプラニンの血小板凝集活性に重要であることを確認した。また発現したMUC1ペプチド上にO-Man型糖鎖がほとんど検出されなかった[16]。このことは，発現するタンパク質の配列に依存してO-Man修飾が起こることを示唆しており，発現する異種タンパク質の配列によってはR3ADのような化合物を添加することなくヒト型糖鎖を合成できる可能性がある。

　一方，core3型糖鎖（GlcNAcβ1-3GalNAc-）の合成のため，出芽酵母にUDP-Gal 4-epimerase遺伝子，UDP-GalNAc/UDP-Galトランスポーター，ppGalNAc-T1，core3合成酵素を発現させたところ，予想に反しTn型（GalNAc-）の糖鎖しか確認できなかった。発現したcore3合成酵素の活性は確認されたため，異なる要因で目的の糖鎖ができないと推察された。結論として酵母のゴルジ体ではcore3合成酵素の活性に必要なMn^{2+}イオンが枯渇しており，core3型糖鎖の合成には培地中へのMn^{2+}イオンの添加が必要であることを明らかにしている[13]。このようにヒト型糖鎖の合成には単に糖転移酵素群を発現させればよいというわけではなく，培養条件などの検討も必要である。

3　トランスグリコシレーションによる糖タンパク質糖鎖の均一化

　酵素による糖タンパク質の糖鎖改変については，幾つかの方向で検討が行われている。昔からよく使われる方法としては，エンド-β-N-アセチルグルコサミニダーゼ（ENGase）やpeptide:N-グリカナーゼ（PNGase）などによりN-型糖鎖を除去し，糖鎖の機能を検討する方法である。これらは糖鎖の均一化という観点では有効であるが，すべてのN-型糖鎖を切断してしまい，特定の付加位置の糖鎖の機能を解明できない。またENGaseは基質特異性が厳密である場合が多く，糖鎖が切断されない糖タンパク質が生じる可能性がある。一方，PNGaseはほぼすべてのN-型糖鎖構造を切断できるが，変性条件下でないとタンパク質から切りはなせない場合が多く，タンパク質の機能解明には不向きである。一方，ある種のENGaseを細胞内で発現させ，N-型糖鎖を切断し，さらに糖転移酵素を作用させて非天然型短鎖のN-型糖鎖構造を持つ糖タンパク質を発現させた例が報告されている[14]。これらの細胞は糖タンパク質医薬品の生産に利用されることが検討されている。

　近年，ENGasseのトランスグリコシレーション反応を利用した糖鎖転移技術が注目されている。ENGaseはN-型糖鎖の還元末端のGlcNAc-GlcNAc間を切断する酵素であるが，水酸基を含む適切な構造を持つアクセプターが存在する場合，切断された非還元末端側の糖鎖をアクセプターに転移する。ENGaseはGlycoside Hydrolase（GH）family18と85に分類されるが，これらでは基質であるGlcNAcの2-アセトアミド基が求核基となり，オキサゾリン反応中間体を形成する。その後触媒残基の塩基性触媒によって活性化された水または受容体と結合することに

第 11 章　酵母細胞および酵素法を組み合わせた糖タンパク質合成

より，加水分解または糖転移反応が起こることが提唱された。さらに *Mucor hiemalis* 由来の
ENGase（Endo-M）において，反応中間体であるオキサゾリン化合物の形成や安定化に関係す
ると考えられる 175 番目のアスパラギン残基をグルタミンに置換した酵素が作製され，オキサ
ゾリン化糖鎖と組み合わせることによりトランスグリコシレーション反応が効率よく進むことが
確認された[15]。このオキサゾリン化糖鎖については，正田らのグループにより水溶液中で簡便に
合成するための試薬が開発された[16]ことにより合成が容易となり，トランスグリコシレーション
反応の開発が革新的に進んだと言える。

　これまでにオキサゾリン化糖鎖と各種 ENGase を利用して様々な糖タンパク質糖鎖の改変が
精力的に行われてきている。中でも Wang らはトランスグリコシレーション反応を駆使して，
糖タンパク質の品質管理における糖鎖構造との相関[17]や，イムノグロブリン G（IgG）[18]や
EPO[19]の糖鎖改変，ヒト免疫不全ウイルス（HIV）に対する抗体のエピトープ解析[20]などを報告
している。また白井らは IgG の糖鎖を 4 種類の異なる糖鎖に均一化し，Fcγ レセプターIIIa と
の結合能に糖鎖構造が影響することを明らかにした[21]。我々は抗体の Fc 領域を酵母で発現し，
この糖鎖を ENGase で切断後，トランスグリコシレーション反応で G0，G1，G2 型糖鎖を転
移，さらに 4 節に述べる糖転移酵素を利用してフコース残基を転移した標品を合成・精製した。
さらに合成した G0，G1，G2 型糖鎖が付加した Fc 領域を 1：1：1 で混合し，このサンプルか
ら *N*-型糖鎖を切り出して蛍光標識し，HPLC で解析したところ，G0，G1，G2 型糖鎖が定量的
に回収された。この標品は抗体糖鎖の分析を行う装置（質量分析装置や LC，CE など）の校正
用キャリブレータとしての活用が期待されている（図 2）。

　ENGase によるトランスグリコシレーションについてはまだ課題が残されている。一つ目は
ENGase および基質となる糖鎖が高価であることであるが，これについては需要が増えれば価
格も下がることが期待できる。二つ目は ENGase の基質特異性に依存して導入できる糖鎖構造
やアクセプターが限られる点である。例えば Endo-A は高マンノース型のみを切断するが，
Endo-M は複合型糖鎖も切断可能である。このため複合型糖鎖の転移には Endo-M や Endo-
Om，Endo-CC などが利用されてきたが[15, 22, 23]，これらはコアフコース付きの複合型糖鎖や 4
分岐型糖鎖を切断する活性が非常に低いため，これらの糖鎖合成には不向きである。また
Streptococcus pyogenes 由来の Endo-S は IgG の糖鎖を効率よく切断するため，抗体糖鎖の改
変にはよく利用される[18]が，それ以外の糖タンパク質に対して適応が難しい。現在，様々な新奇
ENGase の単離や遺伝子クローニングが試みられており，今後は ENGase とドナーとなる糖
鎖，アクセプター糖タンパク質の組み合わせのバリエーションが増えることで様々な糖タンパク
質合成や糖鎖の均一化に利用されるであろう。三つ目はオキサゾリン化糖鎖がタンパク質の α
アミノ基に対して酵素非依存的に反応することが報告されている点である[24, 25]。これに対しても
ENGase，ドナー糖鎖，アクセプターの組み合わせで回避できる場合もあるが，最近はオキサゾ
リン化せずに ENGase の糖鎖切断活性をうまく利用してドナー糖鎖の転移反応を行う条件も開
発されている。四つ目は糖鎖構造の非還元末端側に GlcNAc や Glc が存在する場合，その糖を

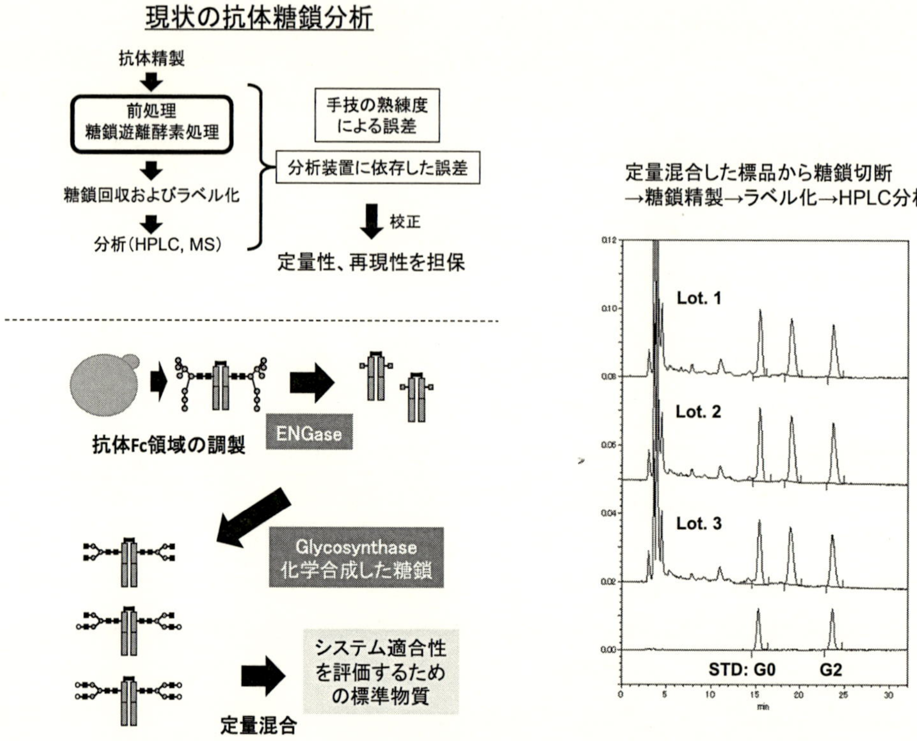

図2 糖鎖を均一化した抗体 Fc 領域の調製による糖鎖分析の校正方法の開発

アクセプターとして糖鎖転移が起こり，糖鎖上に糖鎖が付加された構造を作ることがある点である。特に G0 型（アガラクト 2 分岐型）では非還元末端側に GlcNAc が 2 残基存在するため，G0 型糖鎖の転移においては反応条件を厳密に管理し，過剰な糖鎖付加を避けることが大切である。

4 糖転移酵素による糖鎖修飾

糖転移酵素は基質特異性が厳密であり，糖ペプチドや糖タンパク質上の糖鎖も修飾できることから重要なツールとして期待されている。しかしながら，特に基質特異性が厳密な哺乳類由来の糖転移酵素は一般的に安定性が低く，大量調製が困難であるとされている。またドナー基質である糖ヌクレオチドが高価であるため，産業用に用いる糖タンパク質の修飾にはコストが掛かりすぎることが懸念されている。

我々はメタノール資化性酵母でのヒト糖転移酵素の大量発現を検討してきており，分岐を増やす酵素（MGAT4，MGAT5）やシアル酸修飾に関係する酵素（ST3Gal-IV，ST6Gal-I），O-型糖鎖合成酵素（ppGalNAcT，core1 synthase）など，計 34 種類のヒト糖転移酵素を可溶型として発現することに成功している。特に ST3Gal-I では 0.4 g/L 以上の生産性を達成しており，さ

第11章　酵母細胞および酵素法を組み合わせた糖タンパク質合成

らに精製も His タグなどを利用して効率よくできるようになっている。実際にこれらを用いて連続的に反応を行うことにより，アガラクト2分岐複合型糖鎖からシアル酸付加4分岐複合型糖鎖を One-pot 合成することに成功している[26]。また抗体糖鎖の簡便かつ安価な分析のため，トリプシン消化して得られる Fc 領域の糖ペプチドライブラリーを作製した。具体的には，アスパラギン残基の側鎖に GlcNAc 残基を付加した Fc 領域の糖ペプチドを化学合成し，ここにトランスグリコシレーション反応でコアとなる糖鎖を転移し，さらに各種糖転移酵素で延長していくことで17種類の糖ペプチドを合成した（図3）。このペプチドはキャピラリー電気泳動装置で分離可能であることを確認しており，糖ペプチド分析の標準品として活用できる[27]。

　ヒト糖転移酵素の大腸菌での発現については，ガレクチン-1 と β4 ガラクトース転移酵素7との融合[28]やマルトースバインディングプロテインとの融合[29~31]，シャペロンとの共発現により成功している例[31]など近年多数報告されつつある。我々もヒト ppGalNAc-T についてほかのタンパク質と融合することなしに大腸菌内での発現に成功しており，今後酵母とともにより安価な生産系として期待される。

　糖ヌクレオチド合成については，1990年代に協和発酵のグループが UDP-Gal や CMP-Sia などの糖ヌクレオチド生産について発表しているほか[32,33]，幾つかのグループから報告がある[34~36]。今後したがって，遺伝子工学における制限酵素のようにユーザーフレンドリーなプロトコル開発が進めば糖転移酵素の需要も高まり，それに伴い，糖ヌクレオチドの価格が下がれ

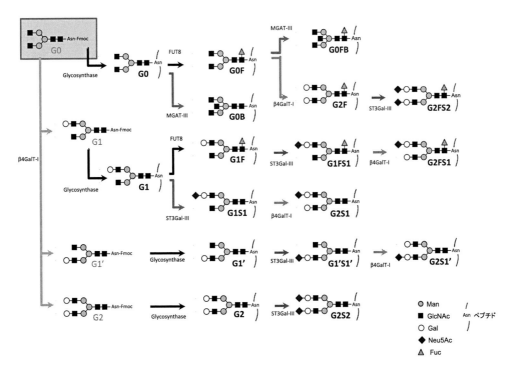

図3　グライコシンターゼと糖転移酵素を組み合わせた糖ペプチドライブラリーの調製

315

ば，糖転移酵素による産業用糖タンパク質の糖鎖修飾も現実的なものになるであろう。

5 まとめ

　以上の通り，幾つかの生物学的手法による糖ペプチド・糖タンパク質合成技術を概説した。当然のことながら，これらは単独でも使用されるほか，前述の例の通り，化学合成法を含め幾つかの技術を組み合わせることも有効である。例えば，酵母で合成した糖タンパク質の糖鎖をENGaseで付け替え，さらにコアフコースやバイセクティングGlcNAcなどトランスグリコシレーション反応では転移できない糖残基を糖転移酵素で修飾していくことで，異なる糖鎖構造を有する糖タンパク質の合成も可能であり，高機能化した糖ペプチド・糖タンパク質製剤も期待できる（図4）。

　糖タンパク質糖鎖の均一化は医薬品製造において重要な課題であるが，さらに近年では糖鎖修飾によるペプチドの安定化や，核酸医薬の糖鎖修飾によるデリバリー，また糖ペプチドワクチンへの活用が検討されている。研究段階では糖鎖を自由自在に付加することが可能となってきており，今後さらに産業へ活用されるためには，より低コストの修飾方法の開発は必須であるが，加えて糖鎖構造の機能解明や，医薬品においての糖鎖の物性，有効性，安全性との関係，体内動態における構造相関などの基礎研究に立ち返って研究開発を進めるべきであろう。

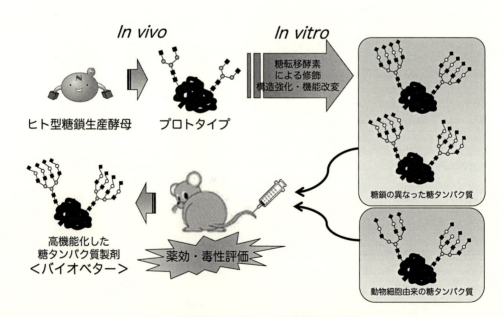

図4　高機能化した糖タンパク質製剤の検討法

第 11 章　酵母細胞および酵素法を組み合わせた糖タンパク質合成

文　　　献

1) H. W. Mewes *et al.*, *Nature*, **387** (6632 Suppl), 7 (1997)
2) T. Nakajima & C. E. Ballou, *Proc. Natl. Acad. Sci. U. S. A.*, **72**, 3912 (1975)
3) K. Nakayama *et al.*, *EMBO J.*, **11**, 2511 (1992)
4) Y. Chiba *et al.*, *J. Biol. Chem.*, **273**, 26298 (1998)
5) T. Yoko-o *et al.*, *FEBS Lett.*, **489**, 75 (2001)
6) B. K. Choi *et al.*, *Proc. Natl. Acad. Sci. U. S. A.*, **100**, 5022 (2003)
7) K. Kuroda *et al.*, *FEMS Yeast Res.*, **6**, 1052 (2006)
8) H. Li *et al.*, *Nat. Biotechnol.*, **24**, 210 (2006)
9) S. R. Hamilton *et al.*, *Science*, **313**, 1441 (2006)
10) M. Gentzsch & W. Tanner, *EMBO J.*, **15**, 5752 (1996)
11) K. Kuroda *et al.*, *Appl. Environ. Microbiol.*, **74**, 446 (2008)
12) K. Amano *et al.*, *Proc. Natl. Acad. Sci. U. S. A.*, **105**, 3232 (2008)
13) F. Saito *et al.*, *Biochim. Biophys. Acta*, **1860**, 1809 (2016)
14) L. Meuris *et al.*, *Nat. Biotechnol.*, **32**, 485 (2014)
15) M. Umekawa *et al.*, *J. Biol. Chem.*, **285**, 511 (2010)
16) M. Noguchi *et al.*, *J. Org. Chem.*, **74**, 2210 (2009)
17) M. N. Amin *et al.*, *J. Am. Chem. Soc.*, **133**, 14404 (2011)
18) J. P. Giddens & L. X. Wang, *Methods Mol. Biol.*, **1321**, 375 (2015)
19) Q. Yang *et al.*, *ACS Chem. Biol.*, **12**, 1665 (2017)
20) C. Toonstra *et al.*, *J. Org. Chem.*, **81**, 6176 (2016)
21) M. Kurogochi *et al.*, *PLoS One*, **10**, e0132848 (2015)
22) S. Murakami *et al.*, *Glycobiology*, **23**, 736 (2013)
23) Y. Higuchi *et al.*, *Biotechnol. Lett.*, **39**, 157 (2017)
24) M. Suda *et al.*, *Tetrahedron Letters*, **57**, 5446 (2016)
25) N. Wang *et al.*, *Carbohydr. Res.*, **436**, 31 (2016)
26) Y. Chiba *et al.*, *J. Appl. Glycosci.*, **57**, 131 (2010)
27) 千葉靖典ほか，PCT/JP2015/059874 (2015)
28) M. Pasek *et al.*, *Biochem. Biophys. Res. Commun.*, **394**, 679 (2010)
29) G. Skretas *et al.*, *Microb. Cell Fact.*, **8**, 50 (2009)
30) J. Lauber *et al.*, *Microb. Cell Fact.*, **14**, 3 (2015)
31) M. E. Ortiz-Soto & J. Seibel, *PLoS One*, **11**, e0155410 (2016)
32) S. Koizumi *et al.*, *Nat. Biotechnol.*, **16**, 847 (1998)
33) T. Endo *et al.*, *Appl. Microbiol. Biotechnol.*, **53**, 257 (2000)
34) S. G. Lee *et al.*, *Biotechnol. Bioeng.*, **80**, 516 (2002)
35) T. Hamamoto *et al.*, *Biosci. Biotechnol. Biochem.*, **69**, 1944 (2005)
36) Z. Zhang *et al.*, *J. Bacteriol.*, **192**, 3287 (2010)

中分子創薬に資するペプチド・核酸・糖鎖の合成技術

2018 年 2 月 28 日　第 1 刷発行

監　　修　　千葉一裕　　　　　　　　　　　　　　（T1070）
発 行 者　　辻　賢司
発 行 所　　株式会社シーエムシー出版
　　　　　　東京都千代田区神田錦町 1 − 17 − 1
　　　　　　電話 03（3293）7066
　　　　　　大阪市中央区内平野町 1 − 3 − 12
　　　　　　電話 06（4794）8234
　　　　　　http://www.cmcbooks.co.jp/
編集担当　　渡邊　翔／山本悠之介

〔印刷　日本ハイコム株式会社〕　　　　　　　　　© K. Chiba, 2018

　　落丁・乱丁本はお取替えいたします。

本書の内容の一部あるいは全部を無断で複写（コピー）することは，
法律で認められた場合を除き，著作者および出版社の権利の侵害
になります。

ISBN978-4-7813-1320-7　C3047　¥82000E